中医名家学术经验集（四）

# 陈超临床经验辑要

陈 超 著

中医古籍出版社

**图书在版编目（CIP）数据**

中医名家学术经验集.4/《中医名家学术经验集》编委会主编. -北京：中医古籍出版社，2009.11

ISBN 978-7-80174-693-1

Ⅰ.中… Ⅱ.中… Ⅲ.中医学临床-经验 Ⅳ.R249.1

中国版本图书馆 CIP 数据核字（2009）第 012257 号

**陈超临床经验辑要**

陈 超 著

---

责任编辑 孙志波

封面设计 陈 娟

出版发行 中医古籍出版社

社 址 北京东直门内南小街 16 号（100700）

印 刷 北京金信诺印刷有限公司

开 本 850mm×1168mm 1/32

印 张 10

字 数 250 千字

版 次 2009 年 11 月第 1 版 2009 年 11 月第 1 次印刷

印 数 0001~2000 册

ISBN 978-7-80174-693-1

定 价 15.00 元（全套 150.00 元）

弘揚祖國醫學整理
繼總結名老中醫經
驗為人類健康服務

二〇〇九年初夏 陳喆

# 作者简介

陈超，男，汉族，湖北省嘉鱼县人，生于1925年10月。著名中医内科、儿科专家，中国中医科学院教授、主任医师、硕士研究生导师，1990年被卫生部、劳动人事部、国家中医药管理局确定为配备继承人的全国500名老中医之一。

陈超教授曾任中华全国中医药学会老年病组顾问，1991年被聘请赴马来西亚同善医院进行医疗和讲学，并被马来西亚中医药学院聘请为客座教授，入选《中国当代医药界名人录》、《世界科企咨询专家》（中国卷）、《中国名医大辞典》。作者为祖传世医，从14岁起拜当地著名老中医李秀峰为师，三年期满后，又跟师深入学习5年。1947年起悬壶于家乡，1953年参加湖北省孝感地区中医进修学校学习，1954年又在北京中医进修学校学习，结业后回归故里，1954年11月在嘉鱼县人民医院工作，1956年8月调至中国中医研究院西苑医院儿科，曾对麻疹及麻疹肺炎、中毒型痢疾、急性传染性肝炎等课题进行临床研究观察，均取得了很好的疗效。1972年又调至中国中医研究院针灸研究所负责中医科工作，对过敏性哮喘进行专题研究观察，总结了300例，取得了百分之九十以上的疗效，论文发表在《中医杂志》上。在哮喘病的论治方面，提出了首重肺肾，又顾及心脾和气血痰瘀，不论是发作期还是缓解期，都应标本同治、扶正驱邪的原则。此即寓防于治、寓治于防的重要意义。在著作方面，公开在各种杂志上发表论文数十篇，多种专著如《名医名方录》、《中医人物荟萃》、《中国名老中医专家经验集》等均收录有作者名方、中医理论和临床经验等长篇论著约数万言。在治疗呼吸道疾病方面亦有独到之处，除过敏性哮喘外，对肺炎、支气管炎的治疗有特长，被京城广大人民群众誉为“京城治气管炎之最”。

作者中医学术精湛，方药严谨，药少而精，理法方药调理清晰，临床疗效卓著。这些宝贵临床经验，对于中医临床工作都有很好的参考价值。

# 内 容 提 要

陈超先生是著名的中医内科、儿科专家，从医六十余年，积累了丰富的临床经验。

本书共分 3 个部分。第一部分为医案，其中有内科病 58 个，105 例；儿科病 24 个，48 例；外科病 15 个，24 例；妇科病 10 个，12 例。以内科、儿科病为主，每个病例阐释了主症、病史、诊察、辨证、治则、方药、按语等，进行了深入的分析，有理有据，且易懂易学。在疾病诊断方面，采用辨证与辨病、中西医结合的方法，灵活运用。第二部分为医学论著，对 8 个病证进行了分析和辨证论治的探讨。第三部分介绍了临床上碰到的经验教训，这是其他医书很少见的，为后学树立了很好学习的典范。

本书的医案、论著、经验教训，阐明了作者的个人见解，以及在临床治疗的经验，是一本论理简要明晰、切合临床实用的参考书，对于学习中医和继承老中医经验，不无裨益。

# 序　言

我与陈老相识已五十余年，当前他作为国家首批学验传承、师带徒名中医，学验丰富，自不符言。据我所知，陈老家世业医，除家传外，先后拜轩岐名家李秀峰、赵心波先生为师，尽得其传。我在泛阅《陈超临床经验辑要》后，有以下几点感触，今述之如下。

1. 此书稿于临床各科中，侧重于内科、儿科，施治疾患又以常见多发病和疑难重证为主。列述病证的病名，能根据时代的需求，突出现代医学病名，并能适当保留中医传统病证名称，便于读者“与时俱进”地予以遵循和认识。

2. 书中阐介之医案医话，重视辨证与辨病论治相结合。疏方不拘经方、时方，择善而从。而所列述之诊疗经过十分完整，临证的思路与方法则又力求规范、切实。更为突出的是，治病效验卓著，这是医案、医话著述的关键要点。

3. 陈老的医案、医话，诚如明代医家汪瓘所说，能“宣明往范，昭示来学”（见《名医类案》）。这又重点体现于陈老所写的病证“按语”。鄙见认为：书中的按语，可用述理精详、明晰加以概括。陈老诊病在病因、病机和治法的论述方面，多有发明、辩驳之词。

4. 难能可贵的是，书中介绍的诊疗案例，既有承袭前贤诸家之长的特点，又有某些变化与创意性。让读者从中学到经治病证的常法、变法及其加减运用法，令人易于理解与应用。再者，书中将陈老平生在诊治中的经验教训，能不避讳地予以表述，这是一般临床医著中难以获见的。

综上所述，我认为这是一本“泽被医林，嘉惠后学”的临床经验辑要。

中国中医科学院

余瀛鳌

2009年3月

# 自　序

余祖籍湖北省嘉鱼县鱼岳镇人，男，汉族，生于1925年10月。吾家三世业医，幼年即继先叔父之志，喜习岐黄，年长又业师于吾邑名医李秀峰老师，三年学成；随后跟业师深造数年，年刚弱冠，即继祖业，悬壶市肆。由于学识有限，见闻浅陋，每遇疑难重症，颇感棘手，常自勤求古训，切磋琢磨，以求得解决患者痛苦之术为快，因之业与年进，临床疗效卓著，故逐渐誉驰遐迩。

解放后，在党的中医政策关怀下，1954年参加北京中医进修学校学习，学业有了进一步的提高，结业后回归故里，即参加县人民医院工作。1956年应调至北京中国中医研究院西苑医院儿科工作，曾亲聆名老中医赵心波老师之教导，获益匪浅，启迪良多。后被调至中国中医研究院针灸研究所中医科，业内科、儿科。在六十余年的临床、教学、科研实践中，每遇点滴体会或一鳞半爪，即收集记录，以便系统地进行整理，公诸于世，对于后学，不无裨益。

近年来利用诊余时间，将毕生心得、临证记实、医案医论、经验教训等搜集成册，题曰“陈超临床经验辑要”。但自知学识水平有限，非敢自矜，其中谬误之处，在所难免，愿虔诚有识同道匡正之。

陈　超

2009年3月

# 目　录

## 一、医　案

## 二、论 著

## 三、经验教训

# 一 医　案

## 内科医案

### 1. 感　冒

例一：风寒

郑××，男，54岁，1977年12月18日初诊。

［**主症**］感冒头痛1天。

［**病史**］患者于昨天上午始鼻塞流涕，头痛身痛，周身发紧，脊背更甚，微恶寒，无汗，咽干不喜饮，神倦乏力，纳差。

［**诊察**］舌苔白腻，脉略弦紧。

［**辨证**］外感风寒束表，以致腠理密闭，鼻塞流涕，头痛身痛，发紧，脊背尤甚，微恶寒无汗；神倦乏力，纳差，为脾胃运化失司之候。

［**治则**］辛温解表，祛风散寒，健脾。

［**方药**］荆芥穗9克，防风9克，枳壳9克，桔梗9克，柴胡9克，羌活、独活各9克，川芎9克，秦艽9克，豆豉9克，甘草6克，葱白3寸，焦三仙30克。3剂。剂尽即愈。

例二：风温

李××，男，30岁，1983年1月19日初诊。

［**主症**］感冒发热3天。

［**病史**］3日前因感冒着凉，咳嗽痰不多，流清涕，口干，咽痛，周身酸懒，体温最高达39℃，曾肌注庆大霉素、柴胡注射液，口服羚翘解毒丸等发热未退，仍微恶寒，自汗出，头晕头

胀，纳差，大便日 2 ~ 3 次，带黏液及血已半年余，经某医院肛肠科检查，诊为“直肠溃疡”。

**[诊察]** 舌尖红，苔薄白，扁桃体肿大充血，脉象浮数，体温 38.5℃。血象：白细胞计数 $6.0 \times 10^9$/L 个。

**[辨证]** 素有脾胃失调，湿热内滞，故腹泻，便带黏液及血；近又新感风温之部，失于表散，以致发热不退，微恶寒，自汗出，头晕头胀，鼻流清涕，咽痛干，咳嗽痰少；全身酸懒，纳差，腹泻，便带黏液及血，为久泻脾虚，食滞化生湿热之症征；参之以脉舌，浮为在表，数则为热，舌赤苔薄白等，均系表未解而邪热有入里之势。

**[治则]** 急则治标，先予和解表里法。

**[方药]** 银花 20 克，连翘 20 克，甘草 10 克，桔梗 10 克，牛蒡子 10 克，板蓝根 20 克，黄芩 15 克，柴胡 15 克，南沙参 15 克，炙杷叶 10 克，姜半夏 10 克，生姜 3 片，大枣 3 枚。3 剂。

喉症消炎丸 3 瓶，每服 10 粒，日 3 次。

二诊：进前方 2 剂后热退，咳嗽明显减轻，咽痛亦除，纳增，大便如故，舌苔薄黄，脉已缓和，为表解而肺气尚不清肃，原方减柴胡、银花、生姜、大枣，加麦冬 10 克，川贝母面 6 克（分冲），炙百部 15 克，以助清肺止咳化痰之功，继服 5 剂而诸证平。

例三：伤暑

殷×，女，15 岁，1984 年 8 月 20 日初诊。

**[主症]** 发热口干咽痛 3 日。

**[病史]** 患者 3 日来发热，体温曾高达 39℃，口渴，无汗，咽痛，鼻塞流清涕，某医院给注射青霉素，服退热药等，病情不见好，昨天鼻衄一次，量多，今日衄止，余好。

**[诊察]** 舌苔根薄黄，脉浮濡而数，体温 38℃。

［辨证］暑为阳邪，暑邪袭表，以致发热无汗，鼻塞清涕，咽痛，口干渴；鼻衄为热迫血妄行之候；脉浮濡而数，舌苔薄黄，乃暑热闭表也明矣。

［治则］辛凉解表清暑。

［方药］香薷10克，薄荷6克（后下），桔梗10克，牛蒡子10克，黄芩10克，射干10克，豆豉10克，银花15克，连翘15克，六一散20克（包煎），生石膏30克（先下），扁豆花20克。3剂。

二诊：昨始热退，咽痛亦除，仍鼻塞流黄涕，咳嗽有痰，易汗出，时有头痛，纳差，苔中心薄黄，脉象细滑。外感已解，肺气不肃，宜清肺止咳化痰。

［方药］桑叶10克，菊花10克，桔梗10克，甘草10克，炙杷叶10克，黄芩10克，瓜蒌仁15克，连翘20克，芦根20克，南沙参15克，焦三仙30克，薄荷5克（后下）。3剂。

三诊：头痛鼻塞已无，纳增，仍咳无痰，流清涕，易汗出，昨又鼻衄一次，脐周阵痛，舌苔薄白，脉细缓滑，肺热未平，复感风邪，仍步原法，佐以祛风之剂。

［方药］桑皮10克，炒杏仁10克，黄芩10克，前胡10克，生地15克，南沙参15克，连翘15克，甘草9克，桔梗9克，荆芥穗9克，白茅根20克，川贝母面5克（分冲）。

3剂后咳平衄止，唯腹阵痛如故，后以痛泻要方化裁调理而愈。

例四：太少合病

赵××，男，30岁，1980年4月8日初诊。

［主症］恶寒发热3日。

［病史］患者3日来恶寒发热，微汗，头晕痛，肢节烦痛，鼻流清涕，轻咳，纳差，便调，曾服西药效不显。

**[诊察]** 舌苔薄白，脉象弦缓。

**[辨证]** 外感风邪后，失于表散，以致头晕头痛，周身骨节酸痛，恶寒发热，微自汗出，轻咳，鼻流清涕；伤风脉缓，邪入少阳则脉弦，舌苔薄白，为表未解而邪有入里之势。

**[治则]** 调和营卫，和解少阳。

**[方药]** 桂枝10克，白芍10克，甘草10克，柴胡15克，黄芩15克，半夏曲10克，生姜3片，大枣4枚，焦三仙30克。3剂即愈。

### 例五：少阳症兼胃痛

**[主症]** 发热恶寒、胃痛20余日。

**[病史]** 患者20余日来发热、恶寒、无汗，且发热多在半夜，体温最高达40℃，口干、口苦，恶心，纳差，周身酸痛，神倦乏力，伴胃脘胀痛，曾服中西药等均不见效。

**[诊察]** 舌苔薄白黄，脉象细弦。

**[辨证]** 外感表邪未解，邪入少阳半表半里，以致20余日来发热恶寒无汗，周身酸痛，口干口苦，恶心，脉象细弦，舌苔薄白黄；而神倦乏力，纳差，胃脘胀痛，为病久正虚，运化失司，胃气不和故也。

**[治则]** 和解表里，理气和胃止痛。

**[方药]** 柴胡15克，黄芩15克，姜半夏10克，陈皮10克，甘草10克，南沙参20克，生姜3片，大枣3枚，白芍15克，元胡10克，羌活10克，连翘20克，板蓝根30克，焦三仙30克。3剂。

二诊：恶寒发热已退，精神好转，周身酸痛及胃脘胀痛均减轻，仍恶心纳差，气短乏力，舌苔薄白，脉细弦，少阳之邪已解，胃气亦趋和缓，但健运未复，治以健脾调胃为法。

**[方药]** 广木香10克，砂仁3克，陈皮10克，姜半夏10

克，党参15克，炒白术10克，茯苓15克，甘草10克，白芍15克，焦三仙30克，生姜3片，大枣3枚，生龙骨、牡蛎各30克（先煎）。5剂后痊愈。

［**按语**］感冒是临床上比较常见的呼吸道疾病，由于其发病的病因病机之不同，临床证候有异，一般有风寒、风温、伤暑、伤寒、中风等证型之别，故其治疗方法亦殊。

案中例一为风寒束表，方用荆防败毒散化裁，方中荆芥穗、防风、柴胡、羌活、独活、秦艽、川芎、豆豉辛温疏散，发汗解表；甘草、桔梗、枳壳宣肺降气，止咳利咽；焦三仙健脾助运，仅服3剂而病霍愈。

例二为风温外袭，方用银翘散化裁，方中银花、连翘、板蓝根清热解毒；甘草、桔梗、牛蒡子、炙杷叶、姜半夏利咽止咳化痰；柴胡、黄芩、南沙参、生姜、大枣和解表里；加用喉症丸以增强解毒利咽之功。进3剂而热退，诸症减轻，后以原方加减继进5剂而诸症平。

例三属于伤暑，方用香薷饮、六一散化裁，方中香薷、薄荷、豆豉、六一散、扁豆花解表祛暑；银花、连翘、黄芩、生石膏清热解毒；桔梗、牛蒡子、射干止咳利咽。进3剂而热退，咽痛除，但肺热未清，改用桑菊饮化裁，继进5剂而咳止热平矣。

例四为太少合病，方用桂枝柴胡汤化裁，方中桂枝、白芍、甘草、生姜、大枣调和营卫；柴胡、黄芩和解表里；南沙参、焦三仙益气健脾助运，仅服3剂而表解里和，诸症若失。

例五为少阳症兼胃痛，方用小柴胡化裁，方中柴胡、黄芩、姜半夏、南沙参、生姜、大枣、羌活和解表里；连翘、板蓝根清热解毒；陈皮、白芍、甘草、玄胡理气缓急止痛；焦三仙健脾助运。进3剂而热退，诸症大减，唯胃气未和，服用香砂六君化裁，连进5剂而胃痛亦止。

## 2. 咳　嗽

例一：风热咳嗽

马×，女，24岁，1979年8月29日初诊。

[主症] 发热、咳嗽、咽痛3天。

[病史] 3天来全身不适，精神差，由其姐扶持而来就诊。患者发热忽高忽低，体温在37.5℃至38.9℃之间，某医院给服土霉素及退热药等热不退，伴咳嗽咽痛，吞咽困难，昨始胸背部疼痛，胸闷憋气，咳剧时胸痛加重，不思饮食，便调。

[诊察] 舌质边红，舌苔薄白，脉滑稍数。听诊：右肺后下呼吸音粗。胸透：两肺纹理增重。血象：白细胞 $11\times10^9$/L，中性粒细胞79%，淋巴细胞21%。

[辨证] 外感风邪化热，内蕴肺络，热邪炼液成痰，浊痰壅阻，以致发热不退，咳嗽咽痛，胸闷发憋，咳甚则胸背引痛，纳差神倦；而舌边红，苔薄白，脉象滑数，为表邪未解已化热入里之势。

[治则] 宣肺解表，清热化痰止咳。

[方药] 生麻黄6克，炒杏仁12克，甘草6克，生石膏30克（先下），桔梗9克，银花15克，连翘15克，川贝母面5克（分冲），瓜蒌仁15克，丝瓜络9克，马勃9克，射干9克。3剂。

喉症丸3片，每次服10粒，日服3次。

二诊：药后热退，咽痛、咳嗽引胸背痛已明显减轻，精神亦好转，仍纳差，口干，舌尖红，苔薄白黄，脉滑已不数，风热渐平，肺之余焰未楚，治以清肃。

[方药] 桑叶12克，炒杏仁12克，甘草9克，桔梗9克，

银花15克，连翘15克，南沙参15克，玄参12克，川贝母面5克（分冲），瓜蒌仁15克，丝瓜络9克，射干9克，焦三仙30克。3剂。

喉症丸继服，随访药后病愈。

例二：呛咳

黄×，女，43岁，1978年12月17日初诊。

[主症] 咳嗽发呛，嗳气月余。

[病史] 月余前因感冒后咳嗽，一直服西药土霉素及红霉素等，病情不见好转，且咳嗽逐渐加重，咳时发呛，嗳气，痰多白黏，有时吐黄痰，纳差，大便溏薄。

[诊察] 舌苔薄白，右脉沉细无力，左斜飞脉。

[辨证] 久咳风邪化热，热灼津液而成白黄黏液，痰阻肺胃，胃气上逆，故咳嗽日重而发呛，嗳气，纳差；然大便溏薄，又系肺移热于大肠故也。

[治则] 调和肺胃，清热止咳化痰。

[方药] 桑皮9克，黄芩9克，炒杏仁12克，甘草6克，半夏曲9克，炙杷叶9克，炙旋复花9克（包煎），代赭石24克（先下），南沙参12克，川贝母面4.5克（分冲）。6剂。

二诊：嗳气发呛已平，咳嗽亦明显减轻，仍痰多白黏，咳引胸痛，气短，大便已正常。舌脉仍前。胃气已和，唯痰阻肺络，气机不畅，治以肃肺化痰通络。

[方药] 橘红9克，半夏曲9克，瓜蒌仁12克，炒杏仁12克，甘草6克，桔梗9克，黄芩9克，炙杷叶9克，炙旋复花9克（包煎），桑皮9克，南沙参15克，炒葶苈子9克，丝瓜络9克，川贝母面4.5克（分冲）。3剂。

三诊：咳已十去七八，痰亦减少，胸痛气短已不显，舌苔薄黄，脉象细弦，原方继服3剂而诸症平。

例三：肺寒咳嗽

付××，女，40岁，1981年7月2日初诊。

［**主症**］咳嗽3月，3周来加重。

［**病史**］患者于4月初始咳嗽，吐白泡沫痰，咽部发凉，舌体亦发凉发麻，如含冰状。近3周来日渐加重，咽喉部需紧扣衣领，怕风，曾注射青毒素（每次注射180U，日2次）、口服新诺明各一周，并服用中药清热化痰之剂，不但病情不见好转，且日渐加重，咽部发凉较前更甚，纳可，大便不成形。

［**诊察**］舌苔薄白，脉象沉细。

［**辨证**］外感风寒咳嗽，治当辛温宣肺，但前医过用寒凉，雪上加霜，故咳嗽日剧，咽及舌体发凉如含冰状；然舌苔薄白，脉象沉细，大便溏薄，乃寒凉内伤脾胃而致阳虚故也。

［**治则**］温化痰饮，健脾止咳。

［**方药**］陈皮10克，姜半夏12克，茯苓10克，炙甘草10克，党参15克，炒白术10克，炒杏仁12克，细辛3克，干姜10克。8剂。

二诊：咳嗽明显好转，痰亦减少，已转黄黏，咽及舌体发凉等均减轻，舌麻亦除，大便转稠，唯胸部仍感发紧，舌脉同前。痰饮有温化之机，脾阳有来复之象。效不更方，原方5剂后病已十去八九，唯近几日四肢轻度浮肿，再步原方加炒苡仁15克，继服5剂而痊。

例四：阴虚咳嗽

胡××，男，64岁，1987年2月21日初诊。

［**主症**］咳嗽近1年，加重4月。

［**病史**］患者自去年2月底始因感冒而咳嗽，吐白黏痰，一直服中西药不见好转，且日渐加剧。现咳嗽较甚，痰不多而黏

稠，不易咳出，咳时胸痛自汗出，纳可，大便偏干。

［诊察］舌质红，舌苔薄黄，脉细滑。

［辨证］久咳肺阴已虚，故痰黏稠不易咳出，自汗出，大便干；浊痰内阻肺络，脉络不畅，以致咳嗽剧烈而胸痛；参之舌脉，脉细为虚，滑则为热，而舌尖红，舌苔薄黄，均系阴虚有热之症征。

［治则］养阴清肺，止咳化痰通络。

［方药］桑叶12克，炒杏仁12克，桔梗10克，甘草10克，南沙参30克，麦冬12克，瓜蒌仁20克，川贝母面10克（分冲），姜半夏10克，炙杷叶10克，炙百部15克，丝瓜络15克，连翘20克，黄芩10克。5剂。

二诊：咳嗽明显减轻，咳引胸痛亦除，自汗减少，唯口干，大便仍干，舌脉同前，原方减丝瓜络，加芦根30克以滋阴生津止渴，7剂。

三诊：咳嗽已十去八九，自汗亦上，大便已畅，余好，舌苔转薄白，脉象缓和，仍步原方7剂以善后。

［按语］咳嗽是临床上最常见的呼吸道疾病。其病因有外感、内伤之分。若因于外感风邪者，辛平解之；因于寒者，辛温散之；因于暑热，苦辛微凉以淡渗之；因于湿者，以理肺燥湿化痰之法。若因秋燥，当清之润之；若因于火者，当以甘寒清火之法。至于内伤为病，有劳瘵、虚损、脾虚、肾虚、肝旺、心火犯肺等，其治疗当虚者补之、实者损之之法。

案中例一属于风热咳嗽，以麻杏石甘汤化裁。方中生麻黄、杏仁、丝瓜络宣通肺络而止咳喘；甘草、桔梗、射干、马勃清利咽喉；川贝母、瓜蒌仁清肺止咳化痰；生石膏、银花、连翘辛凉解表，甘寒清里；加喉症丸以助清利咽喉之功。进3剂而热退，咳嗽、咽痛、胸背痛均明显减轻，后以原方略有增损继服3剂即愈。

例二为肺胃不调之呛咳，以桑杏汤、旋复代赭化裁。方中桑皮、黄芩、杏仁、川贝母、甘草清肺止咳化痰；南沙参、姜半夏、陈皮、炙旋复花、代赭石、炙杷叶益气养阴，调和肺胃，降逆化痰止嗽。进3剂而嗳气、发呛平，咳嗽亦明显减轻，仍咳引胸痛，原方减代赭石，加桔梗、丝瓜络、瓜蒌仁、葶苈子一升一降、宽胸理气化痰通络，又进3剂病情十全八九，后以原方继进3剂以清余焰。

例三为寒邪闭肺，以姜辛二陈汤化裁，方中干姜、细辛、五味子温化寒饮；杏仁、陈皮、姜半夏、茯苓、甘草宣肺化痰止咳；党参益气扶正，服8剂后病已除大半，原方继进5剂咳嗽基本治愈。唯四肢轻度浮肿，乃寒痰已除，而湿未尽，原方加苡仁再进5剂而诸症悉平。

例四为久咳阴虚，以沙参麦冬汤、桑杏汤化裁，方中南沙参、麦冬、瓜蒌仁、川贝母、炙杷叶、炙百部滋阴润肺止咳化痰；桑叶、杏仁、桔梗、甘草、姜半夏宣肺化痰宁嗽；丝瓜络通肺络而止痛；连翘、黄芩清肺热解毒。服5剂后咳嗽著减，胸痛除，自汗亦减少，唯口干，原方减丝瓜络，加芦根以生津止渴，继服7剂后，仅有偶咳，自汗亦止，原方再进7剂而病痊愈。

本案四例均系咳嗽，由于症状表现不一，病因各殊，而用药则异，均能收到很好的疗效，此乃辨证准确，方药合体，才能事半功倍。

## 3. 哮 喘

例一：寒喘

巴××，女，40岁，1986年11月2日门诊。

[主症] 哮喘8年。

［病史］患者于8年前冬日因着凉冒寒后引起咳嗽气喘治愈后，以后每因感冒风寒、劳累或闻异味即易犯喘，逐年加重，冬日更甚，喘重时胸憋闷，气短，自汗出，不能平卧，咳嗽痰多稀白。近4日来因气候变冷又犯病，咳喘症状如前述，服用中西药不见好转。

［诊察］唇紫暗，口鼻发青，舌质淡赤，舌苔薄白，脉象细紧，听诊两肺哮鸣音较多。胸透：诊为慢性支气管炎、轻度肺气肿。

［辨证］素有痰饮内停，近因风寒外袭，肺气不宣，气道不利，故咳嗽喘促，胸憋闷，不能平卧；肺主气，肺气虚，腠理不密，则气短而自汗出；风寒之邪，郁阻气道，脉络不畅，则口鼻周发青而唇紫暗；然舌质淡，舌苔薄白，脉细而紧，为肺虚风寒袭表不得宣散于外故也。

［治则］温肺化痰，平喘止嗽。

［方药］炙麻黄10克，细辛3克，五味子10克，陈皮10克，姜半夏10克，炒苏子15克，炒杏仁12克，射干10克，肉桂6克，太子参30克，炙款冬花10克，乌梅15克，地龙15克，甘草10克。6剂。

二诊：哮喘明显减轻，自汗亦减少，已能平卧，饮食和精神好转，大便溏薄，舌苔薄白，口唇鼻周青紫已不显，脉细缓无力，两肺偶闻哮鸣音。前方大效，原方6剂，后以此方化裁继进24剂后病情基本控制。

例二：肺热喘

耿××，女，46岁，1985年8月6日初诊。

［主症］哮喘12年，半月来加重。

［病史］患者于25年前始咳嗽，常因感冒而反复发作，12年前始犯哮喘，发病无明显季节性，夏季较重，每遇劳累、感冒

及闻异味等易发作。曾在协和医院查变态反应，对尘土、花粉、霉菌、皮毛等过敏，诊断为“过敏性哮喘”，服用氨茶碱、百喘朋、海珠喘息定、强的松等治疗，症状可暂时缓解，但易反复。近半月来因外感而症状加重，咳嗽喘促，喉鸣，痰多白黏，胸憋闷不能平卧，平时怕热，手足心亦烦热，口干喜冷饮，纳便调。

［**诊察**］唇暗，舌质红，苔薄黄，脉沉滑，心率68次/分，律齐，双肺散在哮鸣音，未闻及湿啰音，双下肢可凹性浮肿I度。血象：白细胞 $9.5\times10^9$/L，中性粒细胞62%，淋巴细胞37%，嗜酸性粒细胞1%，X线：两肺纹理增重，肺气肿象征，主动脉增宽。

［**辨证**］久病肺虚，腠理不密，易感外邪或过敏等诱因，导致本病反复发作；肺为贮痰之器，浊痰壅阻，郁而化热，痰热内蕴肺络，脉络不畅，故咳嗽喘促气急，喉鸣，胸憋闷不能平卧，渴喜凉饮，心五烦热，唇暗舌质红，舌苔薄黄，脉沉滑等一派痰热阻络之象。

［**治则**］清补兼施，止咳化痰平喘。

［**方药**］炙麻黄10克，炒杏仁12克，甘草10克，炙款冬花10克，姜半夏10克，桑皮10克，炒苏子10克，炙马兜铃10克，黄芩10克，川贝母10克，桃仁10克，乌梅10克，生石膏30克（先下），南沙参20克，炒白果15克，胎盘6克。14剂。

二诊：服药一周后，停用各种西药，喘咳明显减轻，诸症好转，后以原方略有增损，继服60余剂，病情基本控制而停药。

例三：肺肾虚喘

刘××，女，29岁，1985年5月16日初诊。

［**主症**］喘咳反复发作4年。

［**病史**］患者4年前因产后感冒而咳喘，服用中药治愈，以后每遇劳累、感冒、闻油烟味等而发病，以冬春季为重。曾在某

医院查变态反应，对尘土等过敏。近半年来喘咳发作频繁，症状逐渐加重，去年3月经某医院以“支气管哮喘”、“肺气肿”而收入院，给用氨茶碱、非那根、红霉素、强的松等治疗，住院一月，停用激素后，病情好转而自动出院，出院后即来门诊治疗。

现患者仍喘促发憋，胸闷气短，呼多吸少，喉鸣，自汗出，夜间不能平卧，咳嗽痰多黄稠，纳便调。

［**诊察**］唇暗，舌质红，舌苔薄白，脉沉细滑，心率92次/分，律齐，双肺呼吸音粗，散在哮鸣音。血象：白细胞8.6×$10^9$/L，中性粒细胞75%，淋巴细胞19%，嗜酸性粒细胞6%。X线：诊为慢性支气管炎轻度肺气肿。

［**辨证**］喘久肺气先虚，后必及肾，肺虚气无所主，肾虚不能纳气，故喘促发憋，胸闷气短，呼多吸少，动则喘甚，不能平卧；肺主皮毛，肺气虚则卫外不固而自汗出；肺肾两虚，气痰壅阻肺络而出现口唇青暗、脉沉细等虚瘀并见之症征。

［**治则**］补肾纳气，益肺平喘。

［**方药**］太子参20克，五味子10克，麦冬10克，补骨脂10克，桃仁10克，红花10克，陈皮10克，姜半夏10克，核桃肉10克，炙款冬花10克，炒苏子15克，磁石30克（先下），炒葶苈子15克，炒白芥子10克，地龙15克，胎盘粉3克（分冲）。

患者服用中药后即停用全部西药，进前方25剂后，症状基本消失。以后偶因感冒而轻喘，继用本方亦效果很好，且逐渐体质增强，体重增加5公斤，也很少感冒。

［**按语**］哮喘是一种以呼吸急促，喉间痰鸣有声，甚则张口抬肩为临床特征的呼吸道疾病。其病因病机多为外寒内饮，痰热壅盛，肺肾虚损等而致。《景岳全书》说：“哮有宿根，遇寒即发，或遇劳即发者，亦名哮喘。”张氏所说的宿根，可能指本病过敏原而言。其治疗原则，张氏亦指出：“未发时以扶正为主，

既发时以攻邪为主。”

本案例一属于外寒内饮，方用射干麻黄汤化裁。方中射干、麻黄、炒苏子、炙款冬花、炒杏仁、地龙宣肺化痰降气平喘；细辛、姜半夏、陈皮温化痰饮；太子参、五味子、乌梅补肺、酸甘化阴而敛耗散之气；肉桂温肾命之真阳以补肾纳气；甘草调和诸药。进6剂而症减，后以原方加减继服30剂而喘平。

例二属于肺热痰喘，方用麻杏石甘汤、定喘汤化裁。方中麻黄、杏仁、苏子、马兜铃、白果、款冬花、姜半夏宣肺、止咳、化痰、平喘；桑皮、黄芩、生石膏、川贝母清肺热而止咳化痰；南沙参、胎盘、甘草益气补肺肾而调中；乌梅酸甘化阴而敛肺气；桃仁活血化瘀通络。服药1周后即停用西药，咳喘明显减轻，后以原方增损继服60余剂后，病情基本控制。

例三为肺肾两虚，肾不纳气，方用生脉饮、青娥丸、三子汤化裁。方中太子参、麦冬、五味子补益心肺；核桃肉、补骨脂、胎盘、磁石补肾纳气平喘；陈皮、姜半夏、苏子、葶苈子、白芥子、款冬花降气化痰，止咳平喘；红花、桃仁活血化瘀而通脉络。服28剂后而诸症平，以后偶因感冒而犯喘，继用原方加减亦效，且体重明显增加，增强了机体的抗病能力，因之感冒也很少。

## 4. 肺　痨

刘××，女，38岁，1980年8月1日初诊。

［主症］咳嗽痰中带血丝4月。

［病史］患者于今年4月始咳嗽，痰中带血丝少许，即至某医院就诊，胸部摄片诊断为：肺结核浸润期。给注射卡那霉素，口服雷米封，4~5天后痰中血丝消失，咳嗽减轻。至7月中旬痰中又带血丝较前稍多，经服中西药1周，痰中血丝又止。今晨

始又咳嗽痰中带血，气短乏力，五心烦热，午后低热，自汗，左侧后胸时有隐痛不适，纳差，大便时溏，日2~3次。既往有十二指肠球部变形，去年曾做子宫肌瘤切除术。

[**诊察**] 舌苔腻黄，脉细略滑。

[**辨证**] 久病肺阴已虚，阴虚潮热，热迫血络，以致咳嗽痰中带血，低热，自汗，五心烦热，气短乏力；痰阻肺络，络脉不畅，故时有左侧后胸隐痛；肺脾为子母之脏，子病及母，则脾虚运化失司，而纳差便溏；苔腻而黄，脉象细滑，为肺虚湿盛，痰热内蕴故也。

[**治则**] 益肺阴，清虚热，止咳化痰，活血止血。

[**方药**] 银柴胡10克，黄芩10克，地骨皮15克，桑皮10克，知母10克，甘草10克，白薇15克，荷叶10克，藕节炭10克，炒杏仁12克，半夏曲12克，炙百部15克，玄参12克，炒白术10克，陈皮10克，南沙参20克，川贝母面5克（分冲），白茅根30克。10剂。

雷米封0.2克，日服3次。

二诊：低热已退，自汗亦止，仍轻咳痰中时带血丝，气短乏力，口苦，食欲欠佳，大便稍溏，日2~3次，舌苔转白已不腻，脉象细弦。低热虽退，但肺之络热尚存，仍步原法而化裁之。

[**方药**] 南沙参20克，阿胶珠10克，炙紫菀10克，黄芩10克，知母10克，侧柏炭10克，桑皮12克，川贝母面5克（分冲），瓜蒌仁15克，炙百部15克，白茅根30克，生地炭30克，三七面3克（分冲），10剂。

三诊：痰中已无血丝，咳嗽亦明显好转，唯有时气短，大便仍溏薄，饮食稍增，舌脉同前，肺之络热有平复之渐。原方减三七面、瓜蒌仁，加白芍15克，焦三仙30克，以增强养阴健脾助运之功，12剂。

养阴清肺丸，每次服1丸，日服2次。

四诊：精神体力增进，偶咳有痰，大便仍溏，日 3～5 次，苔白微黄，脉缓略细，脾运尚未复，拟脾肺双补法。

［**方药**］南沙参 30 克，党参 15 克，炒白术 10 克，茯苓 10 克，炙杷叶 10 克，阿胶珠 10 克，桔梗 10 克，炙远志 10 克，桑皮 10 克，炒杏仁 12 克，炙百部 15 克，白芍 15 克，川贝母面 6 克（分冲）。14 剂。

养阴清肺丸，服法同前。

上方服后一般情况好，腹泻亦减轻，日 1～3 次，偶咳，后以原方略有加减，继服 35 剂，大便正常，仅有偶咳乏力。胸透复查：左侧肺部病灶已钙化，病情基本治愈。再步原法改为丸剂以巩固疗效。

［**方药**］南沙参 30 克，太子参 20 克，百合 30 克，阿胶珠 10 克，麦冬 10 克，五味子 10 克，桑皮 10 克，黄芩 10 克，炙杷叶 10 克，炙远志 10 克，炙马兜铃 10 克，炙百部 15 克，白芍 15 克，川贝母面 5 克，橘红 10 克，炙款冬花 10 克，冬虫夏草 3 克。6 剂，另加蛤蚧 2 对。共碾细面，炼蜜为丸，每丸 10 克，每服 1 丸，日服 2 次，服完后停药，经随访 6 年，病情一直未再犯。

［**按语**］“痨瘵”属于虚劳病的范畴。其致病之因，是由于某种因素而使机体抗病能力下降，痨虫（结核杆菌）从呼吸道而侵袭肺脏，所以又称“传尸痨”，这是指一种传染性疾病。其主要证候表现为咳嗽、咳血或痰中带血，潮热，盗汗，消瘦等，治疗当以补肺阴，清虚热，止咳化痰，宁血和络为法。《赤水玄珠》说：“咳血多是火郁肺中，治宜清肺降火，开郁消痰，咳止而血亦止也。”说明止血不是主要治疗手段。

本案属于阴虚劳热咳血，方用柴胡清骨饮、紫菀汤化裁。方中银柴胡、地骨皮、黄芩、白薇、南沙参补肺阴，退虚热；桑皮、知母、川贝面、半夏曲、炒杏仁、炙百部清肺止咳化痰；荷叶、玄参、白茅根、藕节炭清络热而凉血止血；白术、陈皮、甘草健脾助运。进10剂而热退，盗汗止，仍咳嗽痰中带血，故在二诊时加用了阿胶珠、三七面、生地炭补肺止血之品后，痰中带血亦止，唯大便溏薄而频如故，故在四诊时服用了以四君等补脾之味为主，而腹泻亦愈。前后共服药71剂，病情基本治愈，胸部X线复查，肺部病灶亦钙化，后改用丸药一料以巩固疗效。经随访6年，病未复发，健康状况良好。

注：在治疗过程中，一直服用雷米封。

## 5. 低　热

例一：心脾两虚，虚劳潮热

孙××，女，34岁，1983年12月13日初诊。

［主症］低热5月余。

［病史］患者于7月份因献血后，始出现午后低热，体温在37.5℃左右，全身无力，时有心慌，梦多，心烦气急，右胁下隐痛，纳差，逐渐消瘦，体重下降5公斤。前日曾突然晕倒一次而头痛发胀，服西药未见好转。

［诊察］舌质淡，苔少，脉沉细弦。

［辨证］病起于献血后，心脾受损，气阴两虚而出现低热，心慌、乏力、多梦，纳差，消瘦；心脾虚则生化无源，肝木失养，故心烦气急而胁下隐痛，脉沉细弦。

［治则］益心脾，退虚热，佐以疏肝。

［方药］生黄芪30克，太子参15克，炒白术10克，茯苓15克，甘草10克，当归10克，白芍15克，柴胡10克，制香附10克，郁金10克，白薇15克，川芎10克，陈皮10克，炒枣仁20克，生龙骨、牡蛎各30克（先下）。24剂。

二诊：低热已退，头痛头胀，右胁下痛均除，仍心慌乏力，纳差，每日4两（200g）左右，口干心烦。近1周来盗汗，头晕，舌痛发木，舌尖红，苔薄白黄，脉沉细弦，心脾有来复之机，低热有减退之象，再步原法加用养心敛汗之味。

[**方药**] 生黄芪30克，党参20克，炒白术10克，茯苓15克，甘草10克，白芍15克，当归10克，炙远志10克，炒枣仁30克，生龙骨、牡蛎各30克（先下），地骨皮15克，银柴胡15克，白薇15克，浮小麦30克，大枣3枚，麦冬10克。7剂。

三诊：体温稳定，盗汗头晕已无，仍乏力纳差，多梦，口干，舌痛发木，脉舌同前，病已基本治愈，原方加丹参15克，焦三仙30克，继服7剂以巩固之。

例二：阴虚发热，邪羁少阳

石××，女，56岁，1983年4月25日初诊。

[**主症**] 午后低热已数月。

[**病史**] 患者数月来午后发热，体温在37.5～37.8℃之间，发热前恶寒，热退则汗出，轻咳，口干口苦，纳差，腹胀，神倦乏力。

[**诊察**] 舌边有齿痕，舌苔白黄，脉弦。

[**辨证**] 低热日久，邪羁少阳半表半里，故日晡潮热，发热前恶寒，热退则汗出，轻咳，口干口苦，舌苔白黄，脉弦；热邪久羁而伤脾阳，运化失司，则纳差腹胀，神倦无力。

[**治则**] 和解少阳而退虚热。

[**方药**] 柴胡15克，黄芩15克，甘草10克，法半夏10克，党参15克，生姜3片，大枣3枚，花粉15克，白薇15克，忍冬藤30克，青蒿15克，生地15克，丹皮10克。5剂即愈。

例三：阴虚低热，伴发紫癜

任×，男，18岁，1980年6月25日初诊。

[主症] 低热、下肢起紫癜20余日。

[病史] 患者1个多月前因外感而发高热，体温曾高达39.6℃，经服西药治疗后高热虽退，但转为低热已20余日，体温多在37.3℃左右，日晡发热，汗出热退，气短乏力，纳差，并两下肢出现紫癜，此起彼伏。某医院给注射青霉素10余天，无明显效果。

[诊察] 舌质红，舌苔薄黄，脉细稍数，右膝关节周围可见散在紫癜，大小不等。检查血象：血小板 $19.33\times10^9/L$，白细胞 $1.5\times10^9/L$。

[辨证] 始由于外感温邪而发高热，因表散不力，邪热未能宣散于外，继则低热，日晡为甚，汗出则热退，且邪热由气分而入血分，下肢出现紫癜；热邪日久，伤及脾阴，故纳差，气短乏力；参以舌脉，细则为虚，数则为热，舌红苔黄等，均为邪热伤阴之候。

[治则] 滋阴退热，凉血解毒。

[方药] 青蒿15克，柴胡15克，知母15克，生地15克，白薇15克，地骨皮15克，南沙参15克，丹皮10克，赤芍10克，银花20克，连翘20克，焦三仙30克，广犀角6克。3剂。

二诊：低热已退，下肢紫癜亦消失，食欲增进，仍气短乏力，手心热，近几日尿频数，舌苔转薄白，脉细微数。复查白细胞 $8.4\times10^9/L$，中性粒细胞55%，淋巴细胞42%，嗜酸性粒细胞3%。邪热虽减，余焰未净，脾阴未复，拟清余热健脾助运为法。

[方药] 南沙参20克，生地20克，麦冬10克，地骨皮10克，白薇10克，山药10克，炒扁豆10克，玉竹15克，连翘15

克，银花15克，焦三仙30克。3剂。

三诊：气短乏力、精神、食欲较前均有好转，仍夜尿频，每晚约十余次，不痛，但影响睡眠，舌脉同前。查尿常规：白细胞0~1个，余无异常，脾阴渐复，肾气仍虚，宜脾肾双补。

[**方药**] 太子参20克，炒白术10克，茯苓10克，熟地20克，山药10克，白芍10克，炙远志10克，枸杞子10克，益智仁10克，煅龙骨、牡蛎各30克（先下），焦三仙30克。继服6剂后，诸症悉愈。

[**按语**] 低烧又名“低热”或“潮热”，和海水发潮一样，即每天到了一定的时候体温就升高，一般多为低热在午后出现。其病因有由于各种慢性疾病而产生的虚热，或发热日久而伤阴、邪入半表半里之间的恶寒发热，或温热病不解邪热入于营血而午后潮热。其治则当以补益、和解、清热养阴、凉血和营为法，方用归脾汤、小柴胡汤、泻白散、青蒿鳖甲汤、清营汤、犀角地黄汤等。

例一为心脾两虚之虚劳潮热，以归脾汤化裁，方中黄芪、太子参、白术、茯苓、甘草益气健脾；当归、白芍、川芎补血；柴胡、白薇退虚劳潮热；香附、郁金、陈皮舒肝理气止痛；枣仁、生龙骨、牡蛎养心安神。连服24剂而低热退，心脾复，后以原方略有增损，继服14剂而痊。

例二为阴虚潮热，邪羁少阳，方以小柴胡汤加减。方中柴胡、黄芩、半夏、参、草、姜、枣以和解少阳；青蒿、生地、丹皮、白薇、花粉滋阴清热生津，仅服5剂而热退症平。

例三为温热未解，热邪内蕴血分，以犀角地黄汤和柴胡青蒿饮化裁，方中广犀角、生地、赤芍、丹皮清营血之热；柴胡、青蒿、白薇、知母、地骨皮清虚热；银花、连翘清热解毒；南沙参、焦三仙益气健脾助运，进3剂而低热退，紫癜亦消失，饮食增进，唯夜间尿频数，乃阴损及阳，肾虚下元不固，以补肾健脾固下元而收功。

## 6. 自汗、盗汗

例一：自汗

李××，女，46岁，1984年8月29日门诊。

［主症］自汗、头晕心慌4天。

［病史］患者于4天前突然头晕，心慌乏力，自汗出，伴胸憋闷，善太息，食欲尚可，二便正常。

［诊察］舌质红，苔薄白润，脉象细弦，血压136/90mmHg。

［辨证］自汗属于阳虚，今患者舌质红，苔薄白润，脉象细弦，为气阴两虚之证，以致突然头晕心慌，神倦乏力，自汗出；阴虚则肝旺，肝旺则气郁而胸憋闷善太息也。

［治则］益气养阴敛汗，舒肝解郁。

［方药］南沙参15克，炒枣仁20克，煅龙骨、牡蛎各30克（先下），麦冬10克，柴胡10克，枳壳10克，甘草10克，川芎10克，制香附10克，郁金10克，白芍12克。5剂。

二诊：自汗已除，头晕、心慌、乏力等明显好转，精神转佳，偶有胸憋闷和肝区不适，生气后则隐痛，舌脉同前。前方大效，原方继服5剂而诸症平。

例二：盗汗

武××，女，74岁，1977年3月9日初诊。

［主症］盗汗、失眠2月余。

［病史］患者于2月前始睡醒后汗湿衣被，寐差多梦，少腹发凉，纳差，乏力，曾服中药20余剂未见明显好转。

［诊察］舌苔白黄厚，脉象弦细。

［辨证］夫汗乃心之液，患者年老体弱，心血不足，故盗汗，寐差多梦；心血虚而脾阳亦受损，以致纳差乏力，少腹发凉等心脾两虚之候。

［治则］益气固表，养心敛汗健脾。

［方药］黄芪 18 克，生龙骨、牡蛎各 30 克（先下），浮小麦 30 克，炒白术 9 克，当归 9 克，白芍 12 克，酸枣仁 12 克，甘草 6 克，大枣 5 枚，焦三仙各 10 克。3 剂。

二诊：盗汗明显减轻，头眠、纳差乏力均好转，仍少腹发凉，大便溏薄，舌脉同前，原方加制附片 9 克（先煎），炒吴茱萸 4.5 克。3 剂。

三诊：盗汗已止，少腹发凉亦除，睡眠基本正常，原方继服 3 剂以巩固之。

例三：自汗、盗汗

刘某，女，44 岁，1979 年 6 月 6 日初诊。

［主症］自汗盗汗已 6～7 年。

［病史］患者 6～7 年前始有自汗盗汗，五心烦热，腰酸痛，全身无力，周身肌肉跳动，易感冒发热，1～2 月发高热一次，体温在 38～39℃之间。经外院注射青霉素退热，自汗盗汗一直未能治愈。

［诊察］舌质赤，苔白，脉细弱。

［辨证］汗出于心，若心血不足，表卫不固，阴液失收敛之能，故五心烦热，自汗盗汗；由于表虚，腠理不密，则易受外邪侵袭而间断发高热；心血不足，损及脾肾，则腰酸痛，周身肌肉跳动，纳差乏力等心脾肾俱虚之证。

［治则］益气敛汗，滋阴清热。

［方药］黄芪 30 克，黄芩 10 克，黄柏 10 克，生地、熟地各 15 克，甘草 10 克，煅牡蛎 30 克（先下），炒白术 10 克，防风

10克，大枣4枚，浮小麦30克，当归10克，白芍15克。6剂。

二诊：五心烦热、周身肌肉跳动、腰酸痛已基本消失，自汗、盗汗亦减轻，仍口干喜饮，头晕头胀，舌质红，苔白黄，稍干，脉细无力。前方见效，原方加减。

［**方药**］黄芪30克，黄芩10克，黄柏10克，生地、熟地各15克，甘草10克，煅牡蛎30克（先下），大枣4枚，浮小麦30克，当归10克，白芍15克，五味子9克，乌梅9克，麻黄根10克，菊花12克。

上方进6剂后，自汗盗汗、头晕、口干等均明显好转，后以原方化裁继服24剂，病情基本痊愈返里。

［**按语**］自汗盗汗是一组症状。夫汗乃心之液，说明汗出于心，与阴阳气血营卫失调有关。《医学正传》："其自汗者，无时而濈濈然汗出，动则为甚，属阳虚……。盗汗者，寐中而通身如浴，觉来方知，属阴虚……" 此乃大法、常法，但需知常中有变，即《景岳全书》说："然以余观之，则自汗亦有阴虚，盗汗亦多阳虚也。" 据我在临床所见，自汗盗汗证，单纯阳虚或阴虚者较少，大多属于气阴两虚、营卫失调所致。其主要原因为阴阳失调、营卫不和、腠理开阖不利故也。治当益气养阴、清热敛汗、调和营卫为法，方用当归六黄汤、桂枝加龙骨牡蛎汤、生脉饮、甘麦大枣汤化裁。

例一为自汗，方用生脉饮、桂枝加龙骨、牡蛎汤加减，方中沙参、麦冬、白芍、生龙骨、牡蛎、酸枣仁益气养心，安神敛汗；柴胡、枳壳、香附、郁金疏肝理气解郁；甘草和中。进5剂而自汗止，头晕、心慌、乏力明显好转，原方继进5剂而痊。

例二为盗汗，方用甘麦大枣汤、当归补血汤加减，方中浮小麦、甘草、大枣、生牡蛎、酸枣仁养心敛汗安神；黄芪、当归、白芍益气养血；焦三仙健脾助运。全方酸甘化阴，补中有消，共奏益气血、养心敛汗健脾之功。进3剂而症减，效不更方，原方

3剂后症状基本消失，守方再进3剂以巩固疗效。

例三为自汗盗汗，气阴两虚，方用当归六黄汤、甘麦大枣汤加减，方中黄芪、浮小麦、甘草、大枣、白术、煅牡蛎、防风益气养心、固表敛汗；黄芪、黄柏清热；生地、熟地、当归、白芍凉血补血。进6剂而症显减，后以原方略有增损，继服30剂后，使数年难愈之痼疾，霍然而愈。

## 7. 牙　痛

例一：心胃火盛牙痛

朱××，男，30岁，1987年6月15日初诊。

［**主症**］牙痛已1周。

［**病史**］患者于7天前始右侧下牙$\overline{4|}$疼痛，昨又右侧上牙$\underline{45|}$痛，牙龈红肿，不能进食，每进热、冷食物均痛，大便偏干，服四环素及索米痛等不见好转。

［**诊察**］舌质红，舌苔白厚，脉缓滑。

［**辨证**］阴虚火旺，胃火上升，则齿痛牙龈红肿，进热、冷食物均痛，大便偏干等心胃热盛之症征。

［**治则**］清心泻火，祛风止痛。

［**方药**］荆芥穗9克，薄荷6克（后下），生地18克，丹皮9克，生石膏45克（先下），黄芩9克，栀子9克，黄连9克，升麻9克，细辛4.5克，白芷9克，焦军9克，银花24克。6剂。

二诊：牙痛已止，纳增，大便通畅，唯右侧上$\underline{54|}$牙龈仍红肿，舌质赤，苔薄黄，脉缓滑，余热未清，步原法以清余热。

［**方药**］薄荷4.5克（后下），竹叶9克，生地18克，丹皮9克，生石膏30克（先下），升麻9克，白芷9克，黄连9克，

焦军9克，蒲公英30克，银花24克，赤芍12克，玄参12克。3剂，剂尽即愈。

例二：风火牙痛

雷××，女，30岁，1983年8月20日门诊。

[**主症**] 牙痛、头痛4日。

[**病史**] 患者于4日前因洗澡着凉后始上牙疼痛，两侧太阳穴痛，四肢指关节痛亦加剧（以往有关节炎史），并有时脘腹痛，多梦，纳便调。

[**诊察**] 舌苔黄薄，脉象缓滑。

[**辨证**] 素有风湿，新感风邪，风邪化火，虚火上炎，以致牙痛、头痛、四肢指趾关节疼痛；风邪入里犯胃，则胃脘时痛；睡眠多梦，乃胃不和则卧不安故也。

[**治则**] 清火止痛，疏风祛湿。

[**方药**] 生地20克，丹皮10克，白芷10克，桑叶12克，菊花12克，川芎12克，羌活10克，甘草10克，白蒺藜10克，连翘20克，忍冬藤30克，牛膝15克，鸡血藤15克。5剂后而诸症悉平。

例三：肾虚火旺牙痛

郑×，男，58岁，1985年8月10日门诊。

[**主症**] 牙龈肿痛已1周。

[**病史**] 患者1周来牙龈肿痛，牙齿松动，牙痛以夜间为甚，曾服西药消炎片及止痛片等不见好转，伴口干，纳差，寐少，大便干，二三日一行，小溲短黄。

[**诊察**] 舌质红，苔薄黄津少，牙龈淡红而肿，脉象弦细。

[**辨证**] 肾阴不足，阴虚火旺，胃热上冲，以致牙龈肿痛，牙齿松动，口干、便秘、溲黄；参以舌脉，脉细为虚，弦为肝

旺，舌质红，苔薄黄，津少，牙龈淡红而肿，为虚实夹杂之症征。

**[治则]** 拟急则治标，先清里热，泻心胃之火为法。

**[方药]** 生地20克，丹皮10克，生石膏30克（先下），白芷10克，川黄连6克，炒栀子10克，甘草10克，薄荷6克（后下），酒军10克，银花20克，连翘20克。4剂。

二诊：大便已畅，一二日一行，不干，仍牙龈肿痛，易出血，牙根松动，寐少，纳差，舌脉同前，前进清热泻火、凉血解毒之品而效不显，巩系徒治标而标不去，需标本兼顾。

**[方药]** 知母15克，黄柏10克，生地、熟地各20克，山药10克，丹皮10克，山萸肉10克，牛膝10克，白芷10克，银花20克，连翘20克，细辛3克，白茅根30克，继进5剂而牙龈肿痛止，牙龈出血亦未再出现。

**[按语]** 肾主骨，齿乃骨之余，由此可见，牙痛与肾有密切关系。《景岳全书》说："齿牙之病有三证，一曰火，二曰虫，三曰肾虚。凡此三者病，治各不同，辨得其真，自无难治之齿病矣。"确系经验之谈，所谓：辨得其真，即辨证准确，方药合体，才能起到好的效果。

本案例一属于心胃火盛，方用清胃散、三黄石膏汤化裁，方中生石膏、黄芩、黄连、栀子、焦军清心胃之热而泻火；生地、丹皮、升麻、银花清热凉血解毒消肿；荆芥穗、薄荷、细辛、白芷祛风散火止痛。进6剂而牙痛止，大便通，唯牙龈仍红肿，原方略有加减，继进3剂而愈。

例二属于风火牙痛，兼夹风湿，方用川芎茶调散加减，方中川芎、菊花、薄荷、桑叶、羌活、白蒺藜祛风散火；生地、丹皮、甘草、连翘、忍冬藤清热凉血解毒；白芷、牛膝、鸡血藤活血止痛，仅服5剂而诸症悉平。

例三为肾阴不足，虚火上炎，首剂用清胃散化裁以治标，但效不显，余思本例肾虚为主要矛盾，仅以清热泻火之法而治标，焉能取效？必须标本兼顾，故在二诊时改用知柏地黄汤化裁，旨在滋肾阴，泻命火，方中知母、黄柏、生地、熟地、山药、丹皮、山萸肉滋肾以泻命门之火；白芷、细辛祛风止痛；白茅根、银花、连翘清热凉血解毒。仅服5剂而病霍愈。

## 8. 口腔溃疡

### 例一：复发坏死性黏膜周围炎

邓××，男，34岁，1977年3月10日初诊。

［主症］咽部疼痛溃烂40余天。

［病史］患者40天前始有咽部溃疡疼痛，声音嘶哑，语言困难，不能进食（仅能进稀粥及牛奶等），曾在院外注射青霉素、链霉素各14支，服激素23天，并服中药18剂等，均未能控制病情。前天始又发热，体温38℃左右，发热时恶寒出汗，神倦乏力，口干不喜饮，溲黄便秘。

［诊察］急重病容，精神萎靡，脉象细数，舌质暗赤，舌苔白黄厚，右侧前弓处有2cm大小溃疡，周围黏膜处充血，溃疡边缘突起，中心黄白凹陷。某口腔医院作表面分泌物培养：卡他尔球菌、甲类链球菌、大肠杆菌。诊断为“复发坏死性黏膜周围炎”。体温38.2℃。血象：白细胞$5.3\times10^{9}/L$，中性粒细胞69%，淋巴细胞31%，血沉8mm/h。

［辨证］舌乃心之苗，舌根属肾，舌中心属脾胃，肾阴不足，心胃火旺，以致舌根疼痛糜烂，影响语言和进食；火热内蕴日久，深入营血，正虚邪盛，故发热恶寒，汗出，口干不喜饮，神倦乏力，溲黄便秘；参之以舌脉，脉细为虚，数则为热，而舌根溃烂，舌质暗红，苔白黄厚，均为毒热盛而营血暗耗之候也。

[**治则**] 清心泻火，凉血和营解毒。

[**方药**] 广犀角6克（先煎），黄连6克，生地18克，赤芍12克，丹皮9克，竹叶9克，生石膏30克（先煎），板蓝根30克，蒲公英30克，连翘15克，甘草4.5克，升麻9克。3剂。

养阴生肌散涂患处，日3次。

二诊：发热已退，精神好转，咽腭部疼痛亦减轻，上腭前弓处溃疡缩小，仍声音嘶哑，语声不出，纳差，大便3日未行，溲短黄，脉细微数，舌质稍暗，苔根白黄，心营之热大减，唯腑实不畅，步原法加滋阴润肠通腑之味。

[**方药**] 生地18克，元参12克，南沙参12克，赤芍12克，丹皮9克，升麻9克，火麻仁18克，黄连4.5克，生石膏30克（先下），蒲公英30克，连翘15克，甘草9克。3剂。

三诊：咽部疼痛又减，声音已出，右侧前弓腭处溃疡亦明显缩小，约1cm，溃疡面变浅，中心已不凹陷，色淡赤，出汗亦减少，精神食纳增进，大便已畅，仍心烦躁，舌质转红，苔根薄黄，脉细。方已显效，原方减少麻仁，加麦冬9克。3剂。

养阴生肌散，继续外搽涂。

四诊：声音嘶哑及咽痛已愈，右上腭溃疡面较前又有缩小，约0.5cm，中心黄白色溃疡面已变为赤色，烦躁、自汗亦减轻，余好，脉细弦，苔根微黄，余热未尽，拟养胃阴而清余焰。

[**方药**] 生地18克，南沙参15克，玉竹15克，玄参12克，连翘12克，丹皮9克，甘草9克，黄连3克。

3剂后病即痊愈。

### 例二：疱疹性口腔溃疡

付××，女，40岁，1982年9月1日门诊。

[**主症**] 口腔糜烂、咽痛已12天。

[**病史**] 患者于12天前始嗓子痛，扁桃体化脓，口腔起溃

疡，不发热。曾服复方新诺明、土霉素等，4 天后症减而停药。昨始又嗓子痛加重，头痛，唇肿，口腔溃疡增多，纳差，大便干，小便黄。

**[诊察]** 口唇起疱肿胀，口腔疮疡性溃疡多个，右侧扁桃体有脓点，舌苔微黄，脉象细滑缓。

**[辨证]** 外感风邪后，风为阳邪，风邪化大，心胃火炎，故头痛、嗓子痛，唇起疱肿胀，口腔起疱疹溃烂，右侧扁桃亦化脓；大便干，小便黄，为心胃之火下移大小肠故也。

**[治则]** 滋阴泻火，清热解毒。

**[方药]** 竹叶 10 克，生地 15 克，麦冬 10 克，玄参 10 克，丹皮 10 克，黄连 10 克，甘草 10 克，桔梗 10 克，升麻 10 克，连翘 20 克，银花 20 克，板蓝根 30 克。5 剂。

二诊：进前方 3 剂后咽痛、头痛减轻，但口唇周围水疱较前增多，部分已变成脓疱。昨晚始又发热，体温 37.7℃，口渴喜饮，大便秘，舌苔薄黄，脉象同前，舌不能外伸，口腔溃疡增多。为病重药轻，毒热有炽盛之势，原方减升麻、桔梗，加生石膏 30 克（先下），炒栀子 10 克，熟军 10 克。3 剂。

养阴生肌散，涂口唇，日 3 次。

三诊：下唇疱疹及口腔溃疡已明显好转，发热退，咽痛亦除，大便通畅，精神食欲增进，舌苔转薄白，下唇已不肿，仍脓点较多。脉象细缓，心胃毒热已十愈七八，原方减熟军继进 3 剂而诸症平。

**[按语]** 复发坏死性黏膜周围炎、疱疹性口腔溃疡，是由于病毒引起的一种口腔疾患，中医属于口疮病的范畴。其病因多属于风火上攻或阴虚火旺所致，治宜清热泻火，滋阴凉血，和营解毒，方用清胃散、三黄石膏汤、犀角地黄汤、导赤增液汤等。

例一属于久病阴虚，火热炽盛，邪入营血，以犀角地黄汤、清胃散化裁，方中广犀角、生地、赤芍、丹皮、黄连清营血之热；竹叶、生石膏清气分之热；板蓝根、连翘、蒲公英、升麻、甘草清热解毒；养阴生肌散为清热养阴去腐生肌之用。进3剂而热退，溃疡面缩小，咽腭部疼痛减轻，后以原方略有加减，继服9剂而愈。

例二为阴虚心胃火盛，以增液汤、清胃散化裁，方中竹叶、黄连、生地、玄参、麦冬、丹皮滋阴润燥而清心火；甘草、桔梗宣肺利咽；升麻、连翘、银花、板蓝根清热解毒。进3剂后咽痛虽减，但口唇周围水疱及口腔溃疡增多，体温上升，毒热有炽盛之势，巩病重药轻，未能截断病情，原方减升麻、桔梗以防升发太过，加生石膏、炒栀子、熟军以增强清胃热泻腑之功；外用养阴生肌散以养阴去腐生肌，继进3剂后热退，下唇疱疹及口腔溃疡均明显减轻，咽痛亦除，病愈大半，原方减熟军再进3剂而诸症悉平。

## 9. 急性传染性肝炎

李××，女，17岁，1980年3月18日初诊。

[主症] 恶心呕吐，纳差乏力10余天。

[病史] 患者于3月2日始发高热，恶心呕吐，四肢酸痛，即至崇文某医院急诊，按一般感冒治疗，经用退热药3天后热退，仍恶心呕吐，纳差，困倦乏力，巩膜轻度发黄，小溲深黄。又到某医院检查尿常规：白细胞1~3个，“尿三胆”弱阳性，诊断为急性黄疸型传染性肝炎，给服维生素及保肝药后，症状稍见好转，但查肝功能不见好，乃来门诊求治。

[诊察] 舌苔薄黄，脉象弦滑，巩膜黄染已不明显，检查肝功能：转氨酶606U，麝浊7U，麝絮（+）。

[辨证] 由于温毒湿热侵袭肝胆，肝胆湿热郁阻，不能发越于外，故始发高热，四肢酸痛，困倦乏力；湿热之邪犯胃，胃气

不和，则恶心呕吐，纳差；湿热蒸发于外，则巩膜发黄，舌苔亦黄；湿热下注膀胱，则小溲黄赤；参之以脉，弦为肝脉，滑乃湿热，审脉辨证，为肝胆湿热、脾胃不和之黄疸病。

[**治则**] 清热利湿解毒，调理脾胃。

[**方药**] 茵陈15克，土茯苓15克，太子参15克，车前子15克（包煎），板蓝根30克，败酱草30克，六一散30克（包煎），炒栀子10克，黄芩10克，熟军10克，五味子面10克（分冲），夜交藤20克。7剂。

二诊：进前方后精神食欲增进，神倦乏力亦好转，昨因情绪不好，又感头晕乏力，腰骶部酸痛，胸闷发憋，不欲食，恶心呕吐，口干苦，溲黄，便溏。今晨始又发热，体温38.6℃，舌苔黄厚津少，脉浮数而细，乃新感引动伏邪，仍步原法，兼和解表里。

[**方药**] 茵陈30克，板蓝根30克，炒栀子10克，甘草10克，藿香10克，陈皮10克，姜半夏10克，焦军10克，焦三仙30克，柴胡15克，黄芩15克，太子参15克，车前子15克（包煎），生姜3片，大枣5枚。3剂。

三诊：发热已退，头晕乏力、周身酸懒、胸闷发憋、恶心呕吐等均消失，精神食欲亦正常，唯大便仍溏，舌苔薄黄，脉弦滑稍数，表解里渐和，再以清热利湿健脾为法。

[**方药**] 茵陈30克，败酱草30克，板蓝根30克，焦三仙30克，炒栀子10克，甘草10克，陈皮10克，焦军10克，黄芩12克，太子参15克，车前子15克（包煎），土茯苓15克，紫丹参20克。14剂。

四诊：一般情况好，未见明显不适，唯舌苔中心黄厚，右脉细弱，左脉弦滑，复查肝功能，转氨酶96U，麝浊5U，麝絮阴性。病情基本治愈，尚有余热未清，步原方加减，继服21剂后，再次复查肝功能均正常，嘱停药观察，注意休息，随访亦未再犯。

［按语］急性黄疸型传染性肝炎是由于肝炎病毒传播的急性传染病，中医属于黄疸病的范畴。其病因病机多因温毒外袭，湿热内蕴肝胆，脾胃不和所致，其证有阴黄、阴黄之别，阳黄用茵陈蒿汤，阴黄用茵陈附子汤、茵陈四逆汤等加减。

本案属于阳黄，方用茵陈蒿汤化裁，方中茵陈、栀子、黄芩、熟军、六一散、车前子清热利湿；土茯苓、板蓝根、败酱草清热解毒；太子参益气健脾；五味子、夜交藤养心安神。现代药理研究表明，五味子生用有降转氨酶的作用。进 7 剂后诸症好转，因情绪不好及外感发热而致症状加重，故改用小柴胡汤、茵陈蒿汤合方而化裁，服 3 剂而热退，头晕乏力、恶心呕吐等消失，唯舌苔黄厚，大便溏薄，仍余热未尽，仍步清热利湿健脾之法方，继服 14 剂，复查肝功能已正常。为巩固疗效，再步原方化裁继服 20 余剂，二次复查肝功能亦未见异常而停药，后经随访未见复发。

## 10. 迁延型肝炎

### 例一：肝阴不足、肝脾失调

胡×，男，31 岁，1983 年 6 月 11 日初诊。

［主症］右胁痛腹胀、乏力 10 余年。

［病史］患者从 1972 年始罹急性肝炎治愈，1974 年、1976 年和 1982 年先后复发作 3 次，1983 年 6 月 2 日又肝区疼痛，腹胀，神倦乏力，纳差，大便干，小便灼热，淋沥不尽。

［诊察］舌质红，苔光，脉象细弦。本月 7 号复查肝功能：转氨酶 480U，麝浊 4U。

［辨证］患者病情反复发作已数年，肝郁火旺，肝阴受损，

以致右胁痛而腹胀；肝木乘脾，则脾虚神倦乏力，纳差；肝脾阴虚，热注下焦，则大便干，小便灼热而淋沥不尽；参合舌脉，弦为肝旺，细则为虚，舌质赤苔光均系久病阴虚之候。

[**治则**] 调理肝脾，滋阴清热利湿。

[**方药**] 柴胡10克，白芍10克，生地15克，黄柏15克，蒲公英15克，川楝子10克，丹皮10克，乌药15克，麦冬10克，制香附10克，郁金10克，板蓝根30克，南沙参20克，车前子15克（包煎），黄精20克，丹参15克。7剂。

灵芝糖浆10ml，日服2次。

二诊：右胁下疼痛已不明显，大便不干，小便灼热、淋沥不尽均消失，但溲仍短黄，纳少，四肢无力，舌质红，已有薄黄苔，脉弦而细，前方显效，原方加焦三仙30克以助运，21剂。

三诊：一般情况好，仅感乏力，近几日右侧肩胛骨下隐痛（据云与劳累有关），苔转薄白，脉弦滑有力，复查肝功能均已正常，原方继服7剂。服后以原方5剂，共碾细面，炼密为丸，每丸10克，每服1丸，日服2次，后因他病前来门诊，原病未再复发。

例二：肝郁气滞，心脾两虚

蔡××，女，27岁，1979年10月10日初诊。

[**主症**] 间断低热乏力，右胁下痛月余。

[**病史**] 患者于1976年始罹急性肝炎，坚持治疗年余，复查肝功能正常，但一直神倦乏力，自汗出，胸闷，右胁下痛，有时恶心腹胀。本年8月复查肝功能：麝絮8U，麝浊（+），血沉42mm/h。近月来间断低热，体温37.1～37.4℃，四肢关节窜痛，经服木瓜丸及痹痛丸等，关节痛已无。目前仍低热，自汗乏力，胸憋闷，右胁下痛，时有恶心，腹胀，睡眠多梦，二便调，月经量减少。

[**诊察**] 舌苔薄白，脉沉细弦。

[**辨证**] 肝气郁滞，肝脾不调，以致胸憋闷，右胁下痛，恶心，腹胀；久病脾虚，水谷之精微化生无权，则心血失养，而出现低热，自汗，乏力，脉沉细弦等肝气郁滞、心脾两虚之证。

[**治则**] 舒肝理气，补益心脾。

[**方药**] 柴胡10克，当归10克，赤芍、白芍各12克，制香附10克，郁金10克，川楝子10克，黄芩10克，丹参30克，生黄芪20克，党参20克，炒白术10克，浮小麦30克，焦三仙30克，茯苓10克，陈皮10克。10剂。

二诊：低热已退，自汗亦止，近因工作劳累，寐差，右胁下痛稍重，仍乏力，纳差，腹胀，舌尖红，舌苔薄白，脉象弦细。前方已效，原方减黄芩、浮小麦，加首乌藤30克，王不留行12克，元胡粉3克（分冲），15剂。

三诊：右胁下痛较前减轻，神倦乏力均有好转，近日偶有胃脘痛，纳差，腹胀，舌脉同前，原方略有增损继服18剂后，病情基本治愈而停药，曾两次复查肝功能均正常。

例三：肝失疏泄，肝寒腹满

刘××，男，46岁，1976年3月20日初诊。

[**主症**] 右胁下痛，腰背少腹凉5年余。

[**病史**] 患者于5年前始罹无黄疸型传染性肝炎，肝功能一直不正常，转氨酶160~300U之间，麝絮10~20U，麝浊+~++，曾服西药保肝药及中药数百剂病情不见好转。现胸胁及右胁下痛，纳差，乏力，腰背及少腹部均发凉，寐差，二便调。

[**诊察**] 舌苔白黄稍腻，脉弦，腹胀，肝在肋下1.5cm，剑突下3cm，质稍硬，脾未触及。

[**辨证**] 久病肝失疏泄，气血瘀滞，以致胸胁及右胁下痛，腹胀，肝肿大而质稍硬；肝木乘脾，脾胃虚寒，则纳差，乏力，

腰背及少腹发凉；胃不和则卧不安，故寐差；参以脉舌，弦为肝脉，舌苔白黄稍腻，为肝胃湿浊内蕴之候。

［**治则**］疏肝理气活血，健脾祛湿。

［**方药**］柴胡9克，赤芍、白芍各9克，当归9克，丹参24克，制香附9克，郁金9克，青皮、陈皮各9克，元胡9克，川楝子9克，炒白术12克，茯苓12克，乌药12克，莱菔子12克，焦三仙30克。5剂。

二诊：药后胸胁痛及右胁下痛减轻，纳差乏力好转，仍腰背及少腹发凉，舌脉同前，肝脾少和，寒湿仍盛，仿柴胡桂枝干姜附子汤化裁。

［**方药**］柴胡9克，当归9克，青皮、陈皮各9克，制香附9克，乌药9克，丹参30克，桂枝9克，制附块6克（先煎），干姜6克，元胡9克，炒吴茱萸4.5克，大腹皮12克，莱菔子12克。5剂。

三诊：诸症均有好转，唯少腹及腰背部发凉如故，大便稍溏，舌苔转白腻，脉细沉弦，巩病重药轻，原方干姜改为9克，制附块15克（先煎），炒吴茱萸改为9克，加片姜黄9克，7剂。

四诊：少腹胀发凉及腰背部发凉均已明显减轻，仍时有右胸及肋下窜痛，大便已正常，余好，舌苔稍腻，脉细弦。效不更方，原方7剂，诸症较前又有好转，后以原方加减服40余剂，腰背及少腹发凉均消失，唯胁肋有时窜痛，腹稍胀，复查肝功能：转氨霉154U，麝絮7U，麝浊（±），病情基本恢复而停药，以后未再来随诊。

［**按语**］迁延型肝炎，是由于急性肝炎治疗不当或不及时，或发现已不是急性期的一种迁延难愈之肝脏疾患。中医认为多因湿热毒邪侵害肝胆，失于疏泄，清解不力，毒热未尽，病邪久羁，或治疗不及时、不当等所致。其临床证候表现复杂，有肝阴

不足、肝脾失调者；有肝气郁滞，伤及心脾者；有阳虚而肝寒生满病者等等。

本案例一属于肝阴不足，肝脾失调，方用一贯煎、柴胡舒肝散加减，方中麦冬、生地、白芍、丹皮养肝阴、清肝热而凉血；柴胡、川楝子、制香附、郁金、丹参、乌药疏肝理气，活血止痛；黄柏、蒲公英、板蓝根、车前子清热解毒利湿；南沙参、黄精益气扶正，使邪去而正不伤；灵芝糖浆亦有养肝清热解毒之功。进7剂而肝区隐痛明显减轻，小便灼热及淋沥不尽消失，后以原方加焦三仙以健脾助运，继服21剂而症状基本消失，复查肝功能亦正常，再步原方7剂，并按原方配丸药一料以巩固疗效，服后未再反复。

例二属于肝气郁滞，心脾两虚，方用柴胡舒肝散、归芪四君加减，方中柴胡、赤芍、白芍、制香附、郁金、川楝子、丹参理气活血，疏肝解郁；生黄芪、当归、浮小麦、党参、白术、茯苓、陈皮、焦三仙益气健脾，养心敛汗；黄芩、柴胡清泄肝胆之热，进10剂而低热退，自汗止，后以原方加减继服33剂，再次复查肝功能均正常，病情基本治愈而停药。

例三属于阳虚肝寒腹满，首方选用柴胡舒肝散加减，肝脾失调虽有小效，但肝寒腹满不减，二方即改用柴胡桂枝干姜附子汤化裁。方中柴胡、当归、香附、乌药、丹参、元胡疏肝理气、活血止痛；桂枝、干姜、制附块、炒吴茱萸温肝散寒；青皮、陈皮、大腹皮、莱菔子行气消胀，继进5剂而效仍不显何也？余思方药对证，为何不效，显系病久病重药轻，杯水车薪，阴寒焉能消散。三诊将原方中的桂、姜、附、萸等倍量，再进7剂后腰背及少腹发凉即明显减轻，后以原方略存增损，又进40余剂而诸症基本消失，复查肝功能接近正常范围而停药。

## 11. 乙型肝炎

王×，男，15岁，1980年2月4日初诊。

［**主症**］纳差乏力，腹部不适5月余。

［**病史**］患者于5月前始有乏力，腹部不适感，纳差，口淡无味，曾经某医院查肝功能：转氨霉303U，一直服肝泰乐、维生素等效果不明显，于上月29日复查肝功能：转氨霉357U，麝絮（+），澳抗1∶160。现一般症状同前，唯近几日来烦躁，精神不集中，有时说错话，寐少（无明显诱因），便调。

［**诊察**］舌苔薄黄，脉滑稍数。

［**辨证**］脾虚运化失司，故纳差乏力，口淡无味，腹部不适；脾虚不能化湿，湿蕴化热而犯肝胆，以致烦躁，精神不集中，寐少；参合舌脉，滑则为湿，数则为热，舌苔薄黄，均为湿热内蕴肝脾之症征。

［**治则**］泻肝利湿，清热解毒，健脾。

［**方药**］柴胡7克，赤芍10克，茵陈10克，黄柏10克，陈皮10克，龙胆草10克，甘草10克，炒白术10克，丹参20克，土茯苓20克，板蓝根30克，焦三仙30克，太子参15克，五味子面10克（分冲）。连服35剂。

二诊：现一般情况好，未见明显不适，唯纳欠佳，3月6日复查肝功能已正常，舌苔薄白，脉象缓滑，恐其反复，原方继服35剂。

三诊：最近大便稍溏，余好，4月8日复查肝功能正常，但澳抗仍为阳性，舌苔白腻，舌尖红，脉弦滑，再步原法加重解毒化痰之味。

［**方药**］柴胡7克，茵陈15克，丹参15克，太子参15克，黄柏10克，炒苍术10克，陈皮10克，板蓝根30克，焦三仙30

克，28 剂。

青黛90 克，明矾 30 克，共碾细面，每次服 3 克，每日 2 次。

四诊：未见明显不适，唯有时脐周围痛，5 月 6 日复查肝功能正常，澳抗已转阴，舌苔中心厚腻，脉弦滑，肝炎已基本治愈。拟改丸散继服 1 月以巩固之。

香砂六君丸，每次服6 克，日服2 次。

青黛90 克，明矾 30 克，共碾细面，每次服 3 克，日服 2 次。

五味子面 120 克，每次服 2 克，日服 2 次。

上药服后，病情未再反复而停药观察。

[按语] 乙型肝炎，是由于乙型肝炎病毒感染所致，一般在临床上无明显症状和不适感，但这种带菌者可以传染给他人，不过也有部分病人有困倦乏力，纳差，腹胀，肝区及胃肠不适等症状。中医认为属于肝胆湿热、肝脾不调的范畴，若无明显症状者，则应与辨病相结合，其治疗原则一般以调理肝脾，清热解毒，利湿化痰为法。

本案属于肝脾不调，湿热内蕴，选用茵陈蒿汤、四君汤化裁，方中茵陈、黄柏、龙胆草、土茯苓、板蓝根、柴胡清利肝胆湿热而解毒；太子参、白术、甘草、焦三仙健脾助运；赤芍、丹参养血活血；五味子面酸敛养肝，现代药理有降酶之功效。服70 剂后，复查肝功能正常，但澳抗仍为阳性，原方略有增损又服28 剂，另加用黛矾散以增强解毒化痰之功，再次复查肝功及澳抗均已正常，后以香砂六君、黛矾散、五味子面继服 1 月以巩固疗效，俟后经随访疗效巩固，未再复发。

## 12. 慢性胆囊炎

顾××，女，57岁，1977年5月13日初诊。

[主症] 右胁下痛及胃脘痛10余年。

[病史] 患者10余年来罹右胁下痛，胃脘部亦痛，时好时犯，时轻时重，经常发热，每隔3~4日发高热一次，体温39℃以上，持续数日不退，现右胁及胃脘阵发性剧痛，数小时不减，必须服镇痛药及注射止痛针才能减轻，痛剧时呕吐，自汗出，去年经某医院胆囊造影，诊为胆囊炎，纳差，大便干，小便黄。

[诊察] 舌质稍赤，舌苔黄厚腻，脉弦。

[辨证] 肝胆湿热内蕴，气血郁阻，以致胁肋及胃脘剧痛，纳差，呕吐，自汗出，时发高热；湿热下注，则大便干，小便黄；舌脉合参，弦为肝脉，舌赤苔黄厚腻，均系肝胆湿热壅盛之证。

[治则] 清利肝胆湿热，和胃理气止痛。

[方药] 茵陈24克，黄芩9克，黄柏9克，川黄连9克，甘草9克，郁金9克，广木香9克，竹茹9克，陈皮9克，酒军9克，制香附12克，蒲公英30克，元胡面4.5克（分冲），柴胡15克。3剂。

二诊：发热已退，右胁下及胃脘痛亦明显减轻，呕吐已止，大便通畅，但未继续治疗，越一月右胁及胃脘部疼痛加重（非剧痛，不服镇痛药可以忍受），二三小时痛止，仍纳差，大小便正常。舌苔薄白，脉略弦，前方显效，原方减竹茹，继服5剂。

三诊：右胁、胃脘部疼痛基本消失，偶有轻微疼痛，约一小时即痛止，但近日来食后上腹部胀满，口干喜凉饮，余好，舌脉同前，原方加莱菔子15克，5剂后病未再作。

[按语] 慢性胆囊炎，部分是急性胆囊炎的遗患，多数病人

无急性发作史，发现即为慢性，其病因多为胆汁郁积、胆道感染所引起。中医属于肝胆湿热蕴郁，气机不畅所致，其治疗原则，以清利肝胆湿热，疏肝理气止痛为法，方用蒿芩清胆汤、柴胡舒肝散加减。

本案即本此法方，方中茵陈蒿、黄芩、黄柏、黄连、酒军、蒲公英清利肝胆湿热而解毒；柴胡、香附、郁金、广木香、元胡面疏肝理气止痛；竹茹、陈皮和胃而止呕吐；甘草和中并有佐苦寒伤胃之功，进3剂而身热退，呕吐止，诸症亦明显减轻而自行停药，越一月右胁及胃脘疼痛又增剧而来诊，但未再发热和呕吐，前方既已获大效，原方减竹茹，连服10剂后，使十余年反复难愈之痼疾霍然治愈，经随访亦未复发。

## 13. 胃脘痛

例一：胃寒痛

李××，女，57岁，1985年8月12日门诊。

[**主症**] 胃脘痛胀时作20余年。

[**病史**] 患者20余年来经常胃脘部发凉，每因着凉或生气后而犯病。近1周因外感风寒受凉，胃脘痛胀堵闷，凉如冰块状，畏寒喜暖，小腹坠胀，肠鸣多，失眠多梦，纳少，便调。

[**诊察**] 舌质稍暗，舌苔薄白，脉象弦细，腹软喜按。

[**辨证**] 胃喜温而恶凉，且患者为虚寒之体，故经常胃脘部发凉，今又外感风寒受凉，以致胃脘胀痛堵闷，凉如冰块之状，畏寒喜暖；若寒气侵犯下焦，则小腹坠胀而肠鸣多；胃不和则卧不安，故食少而寐差多梦；参合舌脉，弦为肝脉，细则为虚，舌质暗淡，舌苔薄白，均为虚寒之象。

[**治则**] 温中健脾，理气止痛。

[方药] 党参20克，炒白术10克，茯苓10克，炙甘草10克，制香附10克，元胡10克，陈皮10克，制附块10克（先煎)，炒吴茱萸6克。7剂，药后即愈。以后犯病时再按原方数剂，屡屡获愈。

例二：胃热痛

赵××，女，56岁，1977年5月13日初诊。

[主症] 胃脘痛已10余年。

[病史] 患者胃脘痛，泛酸，烧心嘈杂，10余年来每遇寒冷及饮食不注意均易犯病。近2月前因食冷食后胃脘痛又作，恶心，泛酸，腹胀，纳差，神倦乏力，曾在某医院服中药30余剂病情不见好转，且有加重之势，胃脘痛发作频繁，仍恶心泛酸，腹胀，烦急不安，口干，喜进凉食，大便干，溲少，黄。

[诊察] 舌质赤，苔光少津，脉弦细。

[辨证] 胃脘痛已久，寒邪化热，热伤脾胃之阴，以致烦急不安，口干喜凉饮，舌质赤苔光津少，大便干，溲少，黄；土虚木旺，胃失和降，故纳差神倦乏力，恶心泛酸，脉象细弦等肝木犯胃乘脾之症征。

[治则] 清热养阴，和肝胃理气止痛。

[方药] 南沙参15克，石斛15克，麦冬12克，白芍12克，生地18克，川楝子9克，制香附9克，元胡9克，甘草9克，枸杞子9克，煅瓦楞30克。5剂。

二诊：胃脘痛及泛酸已明显好转，烦急不安、口干及大便干均有改善，舌质稍赤，苔转薄白有津，脉弦略细，效不更方，原方5剂。

三诊：口干、烦急不安已无，泛酸亦不显，偶有胃脘痛，纳可，唯食后腹胀，大便已不干，溲仍少，舌净苔少，脉象弦缓，胃热已平，运化未复，再步原法加理气消胀之味。

［方药］南沙参15克，怀山药12克，石斛12克，白芍9克，枸杞子9克，川楝子9克，大腹皮9克，甘草6克，陈皮6克，焦三仙30克。继服5剂后痊愈。

例三：胃痛呃逆

边××，女，60岁，1984年5月24日初诊。

［主症］胃脘痛、呃逆5日。

［病史］患者于5天前吃油饼后引起胃脘及后背痛，胃部发凉，恶心呕吐，呃逆嗳气，不欲食，大便5日未行，溲黄，曾服西药病情不见好转。

［诊察］舌质淡，舌体有瘀斑，苔薄白黄，脉象细弦。

［辨证］脾胃素虚，运化无权，以致进油食后胃脘胀痛，并牵引背痛；寒气蕴于中州，则胃脘部发凉，不欲食；胃失和降，则嗳气上逆而为恶心呕吐；脾病津液输布不利，则舌苔薄白黄，溲黄，大便数日未行；舌体瘀斑，乃气滞血行不畅之象。

［治则］补脾和胃，理气止痛。

［方药］广木香10克，陈皮10克，姜半夏10克，炒白术10克，茯苓10克，甘草10克，元胡10克，砂仁3克，南沙参20克，白芍15克，焦三仙30克。5剂。

二诊：胃脘胀痛、后背牵引痛、恶心呕吐、嗳气已除，纳增，大便通畅，唯胃脘及两胁胀满，舌脉同前，原方减元胡，加炒枳壳10克，5剂。服药后愈。

例四：胃痛泛酸

孟××，男，30岁，1976年4月9日初诊。

［主症］胃痛泛酸5年余。

［病史］患者5年来胃脘痛常犯，多在劳累及饮食不当后犯病。前日因进凉食后胃痛又作，泛酸，纳差，尿黄，大便稍干。

［诊察］舌质赤，苔薄白，脉弦滑。

［辨证］饮食内伤，胃气失和，以致胃脘痛，泛酸；食伤脾胃，运化无权，则纳差食滞而生热。热郁下焦，故尿黄，便干，舌赤，脉弦滑等食滞生热，胃气不和之症征。

［治则］理气和胃，清热制酸止痛。

［方药］炒吴茱萸4.5克，川黄连9克，川楝子9克，甘草9克，生杭芍18克，煅瓦楞30克，石斛15克，生姜9克。服药后愈，以后犯病，均以此方化裁而收效。

例五：脾胃虚寒痛（一）

张××，男，21岁，1975年11月21日初诊。

［主症］胃脘痛、腹泻半年余。

［病史］患者半年前始有胃痛，时轻时重，伴烧心泛酸，腹胀肠鸣，纳可，但食后即泻，大便溏薄，完谷不化，头晕，神倦乏力，10余天前曾呕吐一次，为黑褐色，量少，以后未再吐，口干喜热饮，四肢发凉。

［诊察］精神萎靡，面色暗黄，唇淡，舌质赤如烟脂色，滑润无苔，脉沉细弦，腹部柔软，肝脾未触及，但剑突下有压痛。胃肠钡餐造影无明显异常。

［辨证］脾胃虚寒，失于和降，则胃脘胀痛，烧心泛酸，腹胀肠鸣，纳少，食后即泻，大便溏薄，完谷不化，头晕神倦乏力；脾虚运化失司，水津不能四布，以致舌赤如脂烟色，滑润无苔，唇淡，渴喜热饮，四肢不温，脉象沉细弦。脉症合参，证属脾胃虚寒，气营不足。

［治则］温补脾胃，益气血止痛。

［方药］生黄芪18克，生杭芍18克，桂枝10克，炙甘草10克，炮姜9克，陈皮9克，广木香9克，大枣5枚，焦三仙30克，饴糖30克（分冲），党参15克，炒白术10克。3剂。

二诊：胃脘痛除，腹泻亦止，大便成形，精神好转，纳增，四肢转温，近几天颜面及下肢浮肿，午后更甚，小便较少，时有腹胀，仍面色萎黄，舌质赤，烟脂色已无，滑润无苔，为脾胃之阳已复，虚象仍盛，以致出现浮肿，治以益气养血，健脾胃利湿消肿为法。

[**方药**] 生黄芪18克，党参12克，白芍12克，茯苓12克，炒白术9克，当归9克，陈皮9克，苡仁米30克，莲子肉30克，焦三仙30克，甘草4.5克，蔻壳4.5克。5剂后诸症悉平，按原方5剂，共碾细面，炼蜜为丸，每丸10克，每次服1丸，日服2次。经随访未再犯病。

### 例六：脾胃虚寒痛（二）

蒋×，女，42岁，1981年12月11日初诊。

[**主症**] 胃脘痛10余年。

[**病史**] 患者于1970年初始有胃痛，呕吐酸水，腹胀，进食后加重，服西药阿托品等疼痛可暂时缓解，但常反复发作，冬日尤重，今年还曾大出血一次，同时出现便血，经某医院急诊治疗后，吐血便血均止。近几日因着凉后胃痛又犯，恶心泛酸，怕冷，纳差，神倦乏力，寐少梦多，大便日一行。于3日前经胃镜检查示：①幽门管溃疡，②萎缩性胃炎。

[**诊察**] 舌质淡，苔薄白，脉沉细缓。

[**辨证**] 胃痛日久，反复发作，脾胃虚损。胃虚失于和降，气滞不行，则胃痛腹胀，恶心泛酸；胃不和则卧不安，故寐少梦多；脾虚运化失司，则纳差，神倦乏力，而怕冷。舌质淡，苔薄白，脉沉细弦等，均为脾胃虚寒之象。

[**治则**] 和胃理气止痛，温中健脾。

[**方药**] 黄芪30克，桂枝10克，白芍20克，甘草10克，生姜5片，大枣4枚，元胡10克，陈皮10克，姜半夏10克，

广木香10克，砂仁10克，煅瓦楞30克（先下），饴糖50克（分冲），焦三仙30克。10剂。

二诊：神倦乏力好转，纳增，食后腹胀亦减轻，仍泛酸，胃痛以晚上为甚，怕进凉食，便调，舌脉同前，步原法加强温胃制酸之品。

［方药］黄芪30克，桂枝10克，白芍20克，甘草10克，生姜5片，元胡10克，制香附10克，高良姜10克，炒吴茱萸6克，黄连1克，三七面3克（分冲），煅瓦楞30克（先下），饴糖30克（分冲），焦三仙30克。14剂。

三诊：胃脘痛止，泛酸亦无，精神食欲好转，食后腹胀明显减轻，已不怕冷，脉细弦，舌苔白腻，方见显效。原方减吴茱萸、黄连继服14剂。俟后病情因气候变化或情绪不好而反复，但症状较前轻，均按原方出入共服98剂。于1982年6月13日胃镜复查示：幽门溃疡已愈合，萎缩病变亦有好转，病情基本治愈，步原方加减配丸药一料以巩固之。

［方药］生黄芪30克，桂枝10克，白芍20克，甘草10克，制香附10克，高良姜10克，当归10克，陈皮10克，阿胶10克（烊化），生姜5片，大枣5枚（去核），焦三仙30克。3剂。

上药共碾细面，炼蜜为丸，每丸10克，每次服1丸，日服2次。

［按语］胃脘痛是临床上最常见的多发病。其病因为饮食不节，寒邪阻滞，肝气犯胃，脾胃虚弱等；其病程有久暂之别；其病情有轻重之殊；其证则变化多端，有阴阳气血寒热虚实之异；其治疗则有温清补和消之不同；但其法则一也，皆本通则不痛之法，即寒者温之使通，热者清之使通，虚者补之使通，逆者和之使通，滞者消之使通。

本案例一属于寒证，采用温通之法，方用异功散合良附丸加味，仅服7剂而愈。

例二属于热证，采用热者清之之法，方用一贯煎加减，服5剂后病情明显好转，守原方化裁共服15剂而愈。

例三属于虚证，采用虚者补之之法，方用香砂六君子汤加味，服10剂而诸症平。

例四属于脾胃气逆，采用逆者和之之法，方用左金丸合芍药甘草汤加味，服3剂而痛止，以后犯病再用原方屡效。

例五属于脾胃虚寒之证，采用温补兼施之法，方用黄芪建中汤、理中汤加味，服3剂胃痛腹泻均止，唯出现浮肿，尿少，乃脾虚湿困，改用参苓白术散加减，进5剂后诸症悉平，后以原方5剂为丸以巩固疗效。

例六属于久病，亦系脾胃虚寒之证，采用温补兼施之法，方以黄芪建中汤为主加减进退，共服136剂病情始基本治愈。

由此可见，同属胃脘痛，但由于病程之长短，病情之轻重，体质之强弱，证候表现之差异，而治疗则殊。因此，在治疗中，要因证立法，灵活变通，仿古而不泥古，还要守方守法，才能收到满意的疗效。

## 14. 反胃（胃余留）

李××，女，15岁，1974年8月10日门诊。

［主症］胃痛呕吐2日。

［病史］患者于昨天上午始呕吐频繁，胃脘部剧痛，呻吟不已，坐卧不宁，腹胀拒按，大便2日未行。病后不能进食，腰不能伸直，亦不能下地，曾服西药及注射止痛针等不见好转，由其父背着前来门诊。既往有喘支及脊椎结核病史。

［诊察］急性重病容，精神萎靡，面色㿠白，舌苔白厚，脉象沉弦，脘腹胀满，胃脘部压痛拒按，按之有水波动。胸透：诊断为胃余留（胃积水）。

［辨证］素有痰饮内停，近又实热蕴结胃肠，上下格拒，水食难下，上逆而为呕吐，下则腑实不通，不通则痛，故脘腹胀满拒按，此乃胃气不和阳明腑实之证。

［治则］和胃降逆，理气宽中通腑。

［方药］代赭石 30 克（先下），陈皮 9 克，炙旋复花 9 克（布包），制半夏 9 克，党参 9 克，甘草 6 克，炒厚朴 9 克，枳实 9 克，酒军 12 克，元明粉 15 克（分冲）。2 剂。

二诊：药后胃气已和而呕吐止，腑实通而腹痛除，大便先硬后溏，饮食精神增进，唯腹稍胀，苔转薄白，脉象细滑，腹部较柔软，按之已无水波感，再以调理脾胃法。

［方药］党参 9 克，炒白术 9 克，茯苓 12 克，甘草 6 克，炒厚朴 9 克，砂仁 3 克，炒莱菔子 9 克，焦三仙 30 克。3 剂而病即愈。

［按语］患者素体虚弱，先后天俱不足，易罹感冒和"喘支"。近来由于实热内蕴胃肠，水食难下，上下格拒，以致呕吐频繁，胃脘剧痛，腹胀满拒按，扣之有水波动感，大便秘结不通，舌苔白厚，脉沉弦，显系反胃腑实之证，宜急则治标之法。余本《内经》"诸逆冲上，皆属于火"、"诸腹胀大，皆属于热"之意，火热蕴结，呕吐，腑实不通，下之则愈。方用旋复代赭汤、大承气汤加减。方中代赭石、旋复花、陈皮、半夏和胃降逆而止呕吐；厚朴、枳实理气止痛；酒军、元胡粉泻腑通便；党参、甘草补脾和中，益气扶正，使邪去而正不伤，仅服 2 剂而呕逆止，腹痛除，腑实通，病已十愈八九，后以香附六君调理而痊。

## 15. 呕　吐

韩××，男，29 岁，1984 年 8 月 30 日初诊。

［主症］呕吐已半年。

[**病史**] 患者自2月始因腹泻后而晚上呕吐，腹胀满，每晚呕吐一次，吐物为白色泡沫，味酸，吐后方能进食，并喜饮冷水，但饮冷后即小腹胀痛，伴神倦乏力，嗜睡，自汗出，溲少不畅，色深黄，24小时仅排尿500ml，一直服中西药不见好转。

[**诊察**] 面色萎黄，舌质红，苔白黄厚，血压80/55mmHg。

[**辨证**] 病起于腹泻后脾胃受伤，以致呕吐，吐物为白色泡沫，味酸，吐后方能进食；呕吐既久，脾胃之阴受损，故吐后喜饮冷，饮后水气不行，停蓄膀胱，故小腹胀痛，尿少不畅而色深黄；而神倦乏力，嗜睡，自汗出等，均为脾虚之候。

[**治则**] 补脾和胃，止吐。

[**方药**] 南沙参20克，党参20克，炒白术10克，茯苓10克，甘草10克，陈皮10克，姜半夏10克，山药10克，莲子肉10克，麦冬10克，川黄连3克，焦三仙30克。5剂。

二诊：诸症减轻，仍纳差，近因饮食不适而胃脘痛（以往有胃痛史)，舌苔白腻，脉细弦，前方见效，原方加元胡面3克(分冲)，10剂。

三诊：自汗已无，胃痛亦止，神倦乏力好转，知饥思食，但食后发堵，肠鸣多，有时仍恶心吐，脉象细滑，舌苔黄厚腻，再步原法。

[**方药**] 姜半夏20克，陈皮10克，竹茹20克，党参20克，炒白术10克，茯苓20克，甘草10克，生姜10克，川黄连3克，焦三仙30克。5剂。

四诊：呕吐已止，纳增，胃脘发堵亦除，偶有恶心，舌脉同前，血压110/80mmHg，方已大效，再步原方7剂后，病获痊愈。

[**按语**] 呕吐是一个症状，临床上有胃寒、胃热、伤食、痰浊等。胃寒多呕吐清水，口中多涎沫，喜热恶冷，小便清利，舌苔薄白，脉沉细；胃热多食入即吐，吐物酸腐，喜冷恶热，口

干，溲黄，舌苔黄厚，脉滑数；伤食多胃脘胀闷，嗳气，吐物为宿食不消化，吐后则舒，舌苔厚腻，脉沉实；痰浊多头眩，胸闷，吐物为黏痰或清涎，舌苔白滑，脉滑弦。其治疗胃寒治以温胃止呕，方用附子理中汤、人参丁香散为主；胃热治以清热和胃，方用竹茹汤、麦门冬汤为主；宿食治以消食和胃，方用保和丸为主；痰浊治以和胃化痰，方用半夏茯苓汤、二陈汤为主。

本案为呕吐已久，脾胃气阴两伤，治当益气健脾，养阴和胃，方用六君汤、麦门冬汤化裁，方中六君益气健脾和胃；南沙参、麦冬、山药、莲子肉养脾胃之阴；焦三仙、川黄连助健脾清热和胃之功。进5剂而诸症显减，唯因进食不适而胃痛复发，原方加元胡面以理气止痛，连进10剂而胃痛止，自汗无，倦怠乏力亦好转，唯偶有呕吐，食后发堵，步原方略有增损，再进12剂后而疾瘳。

## 16. 胃下垂

王××，男，24岁，1979年8月20日初诊。

［主症］小腹下坠，胃脘不适已半年。

［病史］患者半年来饮食减少，食后腹胀，有时泛酸，小腹部下坠感明显，大便每日一次，不成形，四肢无力，明显消瘦，体重下降5kg，曾在某医院作胃肠钡餐造影，诊断：①I度胃下垂，②慢性肥厚性胃炎，但未予治疗，要求服中药而来门诊。

［诊察］舌苔薄白，脉象细缓，腹软，肝在肋下2cm。

［辨证］盖胃主降，主受纳，本病由于胃气不和，故纳谷减少，而食后腹胀，时有泛酸；脾主升，主运化，今脾虚气陷，阳气不升，则小腹下坠，大便不成形；脾又主肌肉，为气血生化之源，脾虚则生化无源，以致四肢无力，明显消瘦，体重下降5kg；舌苔薄白，脉细缓亦为虚象。脉证合参，本病属于脾虚气

陷，胃失和降，运化无权之证。

[**治则**] 补脾和胃，升阳举陷。

[**方药**] 黄芪30克，党参18克，炒白术9克，当归9克，丹参18克，白芍9克，柴胡9克，升麻9克，煅瓦楞30克（已煎），大枣5枚，焦三仙30克。6剂。

二诊：少腹下坠感已不明显，未再出现泛酸，精神、体力好转，唯大便带黏液少许，便时腹部不适，纳少，苔薄白，脉稍有力，原方减煅瓦楞，加广木香9克，黄连9克，6剂。

三诊：药后纳增，腹部已无不适，大便已无黏液，舌脉同前，病已显效，原方化裁。

[**方药**] 黄芪30克，党参15克，炒白术9克，陈皮9克，炙甘草9克，当归9克，白芍9克，广木香9克，柴胡6克，升麻6克。连进12剂后，病情基本治愈。

[**按语**] 胃下垂多见于身体虚弱，瘦长无力的病人，常常可同时有肝、肾内脏下垂的体征。胃下垂中医属于脾虚气陷，升降失司所致。其临床症状可见饮食减少，腹胀便溏，腹部有下坠感，神倦乏力，形体消瘦，体重明显下降等脾胃虚弱之证，治当补脾助运，升阳举陷，方用补中益气汤加减，本案即本此方法。方中黄芪、党参、白术、炙甘草、焦三仙、大枣益气健脾；当归、白芍、丹参养血活血；柴胡、升麻升阳举陷；煅瓦楞和胃制酸。进6剂而诸症减，因大便夹有黏液，原方减煅瓦楞，加广木香、黄连理气而清热止利，继进6剂后大便转为正常，余症较前又有好转，步原方略有增损，再进12剂后而病情痊愈。

## 17. 溃疡性结肠炎

例一：

李××，男，30岁，1983年4月4日初诊。

［**主症**］腹泻夹黏液便已2年余。

［**病史**］患者于2年前始腹泻，大便日三四次，带黏液及粉红色便，有下坠感，无明显酸痛。曾经某医院乙状镜检查，诊为溃疡性结肠炎。一直用中西药治疗，但病情未见好转，来本院求治。

［**诊察**］舌苔白厚微黄，脉细弦滑。

［**辨证**］脾虚久泻，运化失司，兼夹湿热，故腹泻久治不愈，日行数次，便带黏液及粉红色，伴有下坠感，舌苔白厚微黄，脉细弦滑，乃脾虚久痢，兼夹湿热，虚实互见之证。

［**治则**］健脾止泻，清热利湿。

［**方药**］党参15克，炒白术10克，炙甘草10克，炮姜10克，广木香10克，白芍15克，黄连6克，石榴皮15克，白头翁10克，地榆炭10克，银花20克，焦山楂、槟榔各10克。4剂。

二诊：腹泻明显减轻，大便日行一二次，已无黏液及粉红色便，偶有下坠感，余好，舌苔薄黄，脉象细滑。前方大效，原方5剂，药后病即告愈。

例二：

刘××，男，51岁，1977年8月16日初诊。

［**主症**］腹泻隐痛年余。

［**病史**］患者于一年前始有腹泻，大便日四五次，为稀水及

不消化物样，有时带黏液及血少许，腹部隐痛，纳差，乏力。经某医院乙状镜检查，诊为慢性溃疡性结肠炎，曾一直服西药及中成药不见好。

［**诊察**］舌苔薄白，脉细缓无力。大便常规检查：红细胞2~4个，白细胞0~2个。

［**辨证**］久泻脾虚，中阳不运，故腹泻便频，大便为稀水及不消化样，纳差，乏力；泻泄日久，食滞而生湿热，以致大便时带黏液及血；参合舌脉，苔薄白而脉细缓无力，亦系脾虚之证。

［**治则**］温中健脾，佐以清利湿热。

［**方药**］党参12克，炒白术9克，炙甘草9克，炮姜9克，制附块9克（先煎），黄连9克，广木香4.5克，焦三仙30克。3剂。

二诊：大便转稠，未见明显黏液，腹部隐痛亦除，精神饮食好转，但大便仍频，日四五次，舌脉同前，方已见效，原方3剂。

三诊：腹泻已减，大便日3次，余无明显不适，苔少，脉较前有力，复查大便常规均为阴性，湿热已清，中阳渐复，原方减黄连3剂。

四诊：大便日2次已成形，唯二日来头晕乏力，系工作累所致，拟四君加白芍、三仙继服3剂而愈。随访2年未犯病。

例三：

肖××，女，50岁，1986年6月28日门诊。

［**主症**］腹泻便脓血2月余。

［**病史**］患者于一年前曾腹泻便脓血，经某医院乙状镜检查：诊为“肠溃疡”，用灌肠法治疗而愈。今年4月病又复发，于6月5日又经某医院乙状镜检查：诊为“溃疡性结肠炎”，给服黄连素和肛注黄连素注射液，病情不见好转而来我院门诊。

现大便带脓血，每日一次，偶有腹部隐痛，恶心，口淡无味，饭后胃脘发堵，嗳气，心慌自汗乏力。

［**诊察**］舌质暗，舌苔薄白，脉弦细，查大便常规：红白细胞满视野。

［**辨证**］脾虚泻泄，胃气不和，故腹泻恶心纳差，胃脘胀满嗳气；脾虚则生化无源，而心血受损，以致心慌自汗乏力；久泻食滞化生湿热，则便脓血而腹部隐痛，酿成脾虚久痢之证。

［**治则**］益气健脾，清热利湿，止血止痢。

［**方药**］党参30克，炒白术10克，茯苓10克，炙甘草10克，广木香10克，川黄连10克，白头翁15克，秦皮10克，地榆炭15克，槐花炭10克，熟军炭10克，白芍15克。7剂。

二诊：大便脓血已止，恶心嗳气、胃脘发堵、乏力均消失，仍有心慌，少量出汗，耳鸣，苔薄，脉细弦滑，前方显效，原方减槐花炭，加生龙骨、牡蛎各30克（先下），再进7剂后诸症悉平，随访一年未再反复。

［**按语**］溃疡性结肠炎是一种以溃疡为主的慢性结肠疾患。中医属于脾虚久痢范畴，其临床证候表现为腹泻，纳差，乏力，大便溏薄不消化或便带黏液及脓血，腹痛下坠等，其治则以补脾清利湿热，调气行血，止血止痢为法，方用四君、理中、香连、白头翁化裁。

本案例一是本理中香连加减，方中党参、白术、炙甘草、炮姜健脾温中止泻；木香、黄连、白芍、白头翁、石榴皮、地榆炭、银花理气和血，清肠热而止血止痢；焦山楂、槟榔消食助运，而助健脾止泻之功。进4剂后病愈中十之七八，原方继进5剂，使2年久治不愈之痼疾霍然而愈。

例二由于以脾胃虚寒为主，方用附子理中含香连丸加味，进6剂而腹泻明显好转，大便转稠，未见黏液及血，后以理中、四君调理而痊。

例三为纯脓血便，伴心慌、自汗、乏力，方用四君、香连丸、白头翁汤加减，方中四君益心气而健脾；白芍、木香、黄连、白头翁、秦皮调气行血，清热利湿；地榆炭、槐花炭、熟军炭止血止痢。进7剂后而脓血止，诸症亦明显减轻，仍心慌耳鸣，原方减槐花炭，加生龙骨、牡蛎以镇心安神，再进7剂后而病迅即治愈。

由此可见，本案3例，均为溃疡性结肠炎，但临床症状有异，而治疗则殊，一用理中香连，一用附子理中香连，一用四君香连白头翁汤化裁，均获迅速治愈，这是由于辨证准确，方药得体，才能取得事半功倍之效。

## 18. 慢性肠炎

例一：

马××，男，24岁，1977年9月1日门诊。

[**主症**] 腹泻便溏2年余。

[**病史**] 患者2年来一直腹泻，大便溏薄，日1~3次，带黏液及泡沫，时有肠鸣腹痛，纳差，乏力，易汗出，近来脱发，腰酸，曾服中药数十剂而效不显。

[**诊察**] 面色萎黄，舌苔薄白，脉细软无力。

[**辨证**] 脾虚运化失司，以致腹泻便溏薄，纳差，乏力，面色萎黄；泻泄日久，蕴生湿热，故便带黏液，时有腹痛肠鸣；脾虚既久，则损及肾，而见脱发、腰酸、脉细软等肾气虚损之证。

[**治则**] 温补脾阳，兼清湿热，佐以补肾为法。

[**方药**] 党参12克，炒白术9克，炙甘草9克，炮姜6克，黄连9克，白芍12克，广木香6克，肉豆蔻9克，补骨脂9克，焦三仙30克。6剂。

二诊：腹痛已止，泻泄亦减轻，大便日一行，仍溏薄带黏液少许，腰酸乏力，尿混浊，脉细较前有力，舌苔薄白，前方已效，原方加赤石脂以收涩止泄，加茯苓而增强健脾利湿之功，连服10剂，病情基本治愈而停药。

例二：

刘××，男，51岁，1977年8月16日初诊。

[**主症**] 腹泻年余。

[**病史**] 患者一年多来腹泻，大便溏薄，日4~5次，带少许黏液，腹部隐痛发凉，纳差，乏力，曾一直服西药及中成药不见好。

[**诊察**] 舌苔薄白，脉象细缓，查大便常规：红细胞0~1个，白细胞0~1个。

[**辨证**] 久泻脾虚，中阳受损，故腹泻便溏而频，腹部发凉，纳差，乏力；泻利日久，食滞而生湿热，以致便带黏液，腹痛隐隐等虚实兼夹之候。

[**治则**] 温中健脾止泻，佐以理气清热。

[**方药**] 党参12克，炒白术9克，炙甘草9克，炮姜9克，制附片9克，黄连9克，广木香4.5克。6剂。

二诊：腹泻减轻，大便日3次，性状亦好转，已无黏液，少腹仍发凉，舌脉同前，步原方减黄连3剂。

三诊：大便稍溏，日2次，少腹已不发凉，唯近日稍有头晕乏力，舌苔薄白，脉转缓和，复查大便常规阴性，病情趋愈，拟四君加味以调脾胃而善后。

[**按语**] 慢性肠炎，中医属于脾虚泄利的范畴，盖泻泄之本无不由于脾胃，若泻泄日久，脾胃俱伤，故症见腹泄便溏薄而频，纳差乏力，形体消瘦，面色萎黄，舌淡苔白，脉细无力；脾胃伤则运化无权，纳谷不化，饮食积滞而生湿热，以致便带黏

液，腹痛肠鸣等虚实互见之证。其治则当以温中健脾胃止泻，兼清湿热之法，方用理中、四君、香连丸等化裁。

本案例一用理中、香连丸加味。例二因少腹发凉，而用附子理中、香连丸加味，均收到了较好的疗效，使久治不愈之顽证，分别服药16剂、12剂而迅速治愈。

## 19. 痢　疾

例一：

奚××，男，57岁，1979年7月17日初诊。

［主症］发热、腹泻、呕吐3日。

［病史］患者前日晚上始发热恶寒，连续腹泻4次，伴腹痛下坠，里急后重，大便稀带黏液，昨曾呕吐3次，今晨已腹泻2次，呕吐1次，头晕乏力，纳差。

［诊察］舌尖红，苔薄白，脉浮数而细，血压100/70mmHg，查大便常规：红细胞5~10个，白细胞满视野。

［辨证］食饮不洁之物，复感风邪，以致恶寒发热，呕吐腹泻，大便黏液，胀痛下坠，里急后重；由于呕吐泻泄，内伤脾胃，故头晕乏力，纳差；参之舌脉，舌苔薄白，脉数浮，为外感风邪，细为虚象。审脉辨证，属外感风邪，内伤饮食，湿热下利之证。

［治则］解表清里，调和脾胃。

［方药］葛根12克，黄连9克，黄芩9克，甘草9克，陈皮9克，姜半夏9克，广木香9克，银花15克，焦军9克，藿香9克。2剂。

二诊：发热恶寒已除，呕吐亦止，腹泻腹痛减轻，大便仍稀带黏液，有里急后重感。昨日午后连续大便3次，神倦，纳呆，苔薄白，脉细弦，外感已解，胃气亦和，湿热尚盛，拟清利湿热为法。

［方药］黄连 12 克，黄芩 9 克，白芍 15 克，甘草 9 克，广木香 9 克，银花 15 克，焦军 9 克，焦山楂、槟榔各 9 克，秦皮 9 克。3 剂。

三诊：腹泻明显减轻，大便日一次成形，带黏液少许，已无里急后重感，精神食欲增进，舌脉同前。复查大便常规：白细胞 0～1 个，巩余热未尽，原方减焦军，继服 3 剂痊愈。

例二：

刘××，女，23 岁，1980 年 7 月 8 日初诊。

［主症］腹泻腹痛 2 日。

［病史］患者近 4 日来胸闷发憋，心慌气短，乏力，昨始腹泻 3 次，伴有腹痛，痛后即泻，大便带黏液及血少许，今日泻剧，已便 5～6 次，前来门诊治疗。

［诊察］舌苔薄白黄，脉细略弦。

［辨证］肝郁气滞，心脾不足，故症见胸憋闷，心慌气短乏力；肝郁伤脾，兼饮食不洁，故腹泻腹痛，大便带黏液及血少许，系食滞而为湿热下痢之证。

［治则］疏肝调气行血，清利湿热。

［方药］柴胡 10 克，当归 10 克，甘草 10 克，枳壳 10 克，广木香 10 克，黄连 10 克，黄芩 10 克，郁金 10 克，制香附 10 克，焦军 10 克，焦山楂、槟榔各 10 克，白芍 20 克，银花 30 克。3 剂。

二诊：腹泻腹痛已止，大便亦未见黏液及血，胸憋闷气短均减轻，仍心慌乏力，纳差，精神欠佳，苔转薄白，脉细无力，湿热已除，肝气有疏泄之机，唯心脾未复，仿人参归脾丸化裁，继进 6 剂而症平。

例三：

张××，女，36岁，1984年8月15日门诊。

［主症］腹泻腹痛周余。

［病史］患者一周多来腹泻腹痛，大便日3次，带黏液及血丝，有里急后重感，神倦乏力，胃脘嘈杂不适。近3日来恶心纳差，口苦咽干，渴不欲饮。

［诊察］脉细弦而滑，舌质红，苔少而干。

［辨证］饮食不洁，伤及脾胃，以致腹泻腹痛，里急后重，大便带黏液及血丝；脾胃受伤，失于和降，故胃脘嘈杂不适，恶心，纳差，神倦乏力；然口苦咽干，舌质红，苔少而干，为脾胃阴津已伤之候也。

［治则］调理脾胃，清热利湿。

［方药］党参15克，炒白术10克，茯苓10克，甘草10克，广木香10克，当归10克，陈皮10克，白芍15克，黄连10克，焦三仙30克。5剂。

二诊：腹泻腹痛已止，亦无里急后重感，大便日一次，稍稀，仍胃脘嘈杂泛酸，食后胃脘胀满，舌质稍红，苔少而润，脉弦滑，湿热已除，脾运渐复，但胃气未和，原方减当归，加炒吴茱萸3克以温胃制酸，5剂而治愈。

［按语］痢疾是夏秋季最常见的肠道传染病，又称“滞下”和“肠澼”。其临床证候为腹泻腹痛，大便带黏液及脓血，便频数而量少，有下坠及里急后重感，一般分为湿热痢、疫毒痢、寒湿痢、久痢、休息痢等，其中以湿热痢为多见，湿热痢的治疗，当以清热利湿，理气行血为法，方用葛根芩连汤、芍药汤、白头翁汤、香连丸等化裁。

本案例一为外感夹痢，故方用解表清里之葛根芩连汤、香连丸加减，方中葛根、藿香解表芳香化湿；黄芩、黄连、焦军、银花、甘草清热利湿解毒；广木香、陈皮、姜半夏理气和胃而止呕吐，进2剂而表解里和，腹泻亦减轻，后改用清热利湿理气行血之芍药汤化裁，连服6剂而愈。

例二为肝郁夹痢，方以柴胡舒肝散、芍药汤加减，方中柴胡、当归、白芍、枳壳、广木香、郁金疏肝理气和血；黄芩、黄连、焦军、银花、甘草清热解毒利湿；焦山楂、槟榔健脾助运，进3剂而腹泻腹痛止，胸憋闷亦减轻，仍心慌气短乏力，纳差神倦，改用人参归脾丸化裁，继服6剂调理而痊。

例三为脾虚夹痢，方用四君、香连丸化裁，方中四君补脾；香、连、白芍理气和血，清热止痢；陈皮、焦三仙以助健脾运化之功，进5剂而腹泻腹痛止，里急后重除，唯胃气未和，步原方略有出入，继服5剂而诸证悉除。

## 20. 伤食泻

侯××，男，76岁，1984年2月21门诊。

［**主症**］呕吐腹泻半日。

［**病史**］患者于昨晚因饮食不节，于今晨3时左右始呕吐腹泻，吐物为胃内不消化食物，大便为稀水样，现已腹泻4次，平时黏痰多，纳差，神倦乏力。

［**诊察**］舌苔中心黄腻，脉象弦滑。

［**辨证**］脾阳不伤不泻，胃阳不伤不吐，今因饮食不节，脾胃俱伤，故上吐下泻，大便溏薄，仅数小时而呕吐腹泻数次，如不及时治疗，巩有虚脱之虞；且素纳差，神倦乏力，黏痰较多，乃脾胃虚弱，运化无权，水湿津液而化为痰故也。

［**治则**］健脾止泻，和胃化痰。

［**方药**］陈皮10克，姜半夏10克，党参15克，炒白术10克，茯苓10克，甘草10克，砂仁6克，广木香10克，焦三仙

30克，生姜3片。3剂，剂尽即愈。

[**按语**] 患者年老体弱，脾胃素虚，故平时纳差，神倦乏力，浊痰较多，又因饮食不节，损伤脾胃，而上吐下泻，临床上有寒证热证之分。寒证治宜温中和胃，健脾止泻，方用理中汤、香砂六君汤加减；热证治宜清热利湿和脾胃而止泻，方用葛根芩连汤、黄连香薷饮等加减。

本案属于脾胃虚寒，故选用香砂六君加味，方中陈皮、姜夏、生姜、砂仁和胃化痰而止呕吐；参、术、苓、草、三仙补脾胃止泻；更加木香温中行气，使四君补而滞，以助止泻之功，仅服3剂而诸症平。

## 21. 脾虚寒泻

例一：

石×，女，50岁，1977年4月5日门诊。

[**主症**] 腹泻呕吐1日。

[**病史**] 患者昨天上午因进凉食后始腹泻呕吐3次，大便溏薄不消化，无黏液，腹痛喜按喜暖，头晕，自汗出，神倦纳差，乏力。

[**诊察**] 舌苔薄白，脉象弦细。

[**辨证**] 素有脾胃虚寒、中阳不运，且因进冷食后损伤脾胃，以致上吐下泻，头晕乏力，自汗出；大便溏薄，完谷不化，腹痛喜按喜暖等均系脾胃虚寒之证。

[**治则**] 温中散寒，健脾和胃止泻。

[**方药**] 党参12克，炒白术9克，炙甘草9克，炮姜9克，制附块9克（先煎），陈皮9克，焦三仙30克。3剂。

二诊：腹泻腹痛、呕吐均止，自汗亦除，精神饮食好转，仍头晕腹胀，两胁肋亦胀满，舌苔薄白，脉弦，中阳已复，唯气滞腹胀，拟香砂六君化裁。

［方药］党参12克，炒白术9克，茯苓9克，炙甘草9克，陈皮9克，广木香6克，砂仁4.5克，制香附9克，制乌药12克，焦三仙30克。3剂后愈。

例二：

王××，女，45岁，1979年10月16日初诊。

［主症］腹泻5月余。

［病史］患者于今年5月份因吃黏糕后而引起胃脘腹痛，继则腹泻，大便溏薄，完谷不化，严重时每小时大便6~7次，平时脐周隐痛发凉，以往曾服参苓白术散能止泻，但停药即犯病。现脘腹胀满，大便溏，日1~3次，头晕，纳差，四肢发凉。有高血压病史，最高达280/120mmHg。

［诊察］舌苔薄白，脉弦，侧血压190/108mmHg。

［辨证］素有肝阳上亢，以致血压高而头晕，脉弦；肝木克脾，脾虚中阳不运，故数月来腹泻，大便溏薄，完谷不化，纳差肢凉，舌苔薄白，脉证合参，乃上盛下虚之证。

［治则］先予温中健脾止泻，以顾护后天之本。

［方药］党参15克，炒白术10克，炙甘草10克，炮姜10克，白芍15克，赤石脂30克（先下），焦三仙30克，肉豆蔻10克。6剂。

二诊：腹泻好转，大便已成形，日1~2次，头晕亦除，仍胃脘胀满，肠鸣多，腹痛隐隐，怕凉，舌脉同前，血压130/90mmHg，脾阳有来复之渐，原方加广木香10克，制附片10克（先煎）。6剂。

三诊：腹部隐痛已无，胃脘胀满、发凉、肠鸣均明显好转，大便日1~2次，成形，方已显效，原方略有增损继进24剂，病情基本治愈，血压亦稳定。为了巩固疗效，步原方改汤为丸。

［**方药**］党参90克，炒白术60克，炙甘草60克，炮姜30克，白芍60克，肉豆蔻60克，补骨脂60克，制附片45克，广木香45克，焦三仙各60克，诃子60克。共碾细面，炼蜜为丸，每丸10克，每次服1丸，日服2次。

［**按语**］脾为阴土，喜燥恶湿，喜热恶寒。若寒凉伤及脾胃之阳，则易致腹泻呕吐，大便溏薄或完谷不化，腹痛喜按，纳差，神倦乏力，甚则腹凉肢冷，脉沉细等。治当温阳健脾止泻，方用理中汤或附子理中汤加味。

例一由于进凉食后导致腹泻呕吐、头晕自汗出，首剂投以附子理中汤加味，方中党参、白术、炙甘草、炮姜、附子温中阳而健脾止泻；陈皮理气和胃，焦三仙消食助运，进3剂后腹泻呕吐均止，唯头晕腹胀未除，改用香砂六君加减，继进3剂调理而安。

例二为慢性腹泻，亦由伤食而致，缠绵数月未愈，且素有高血压病史，首方亦用理中汤以温运中阳；加肉豆蔻、焦三仙健脾助运；白芍、赤石脂养血敛阴而止泻。进6而诸症好转，血压亦明显下降，唯胃胀怕凉，腹痛隐隐，乃阴霾未散，原方加附子、广木香以助温阳理气消胀之功。继进6剂后，腹胀、发凉、隐痛均明显减轻，大便成形，后以原方略有出入连进24剂后，病情基本治愈，血压亦稳定在正常范围，故改汤为丸以巩固之。

从本案的治疗中，采用温补脾阳之品，使久治不效之腹泻获愈，且血压亦下降而平稳，治泄而彼亦奏效，何也？盖高血压病，医者多责之于阴虚阳亢，当滋阴平肝潜阳论治，此理之常也。但此例高血压病是由于阴损日久，必伤其阳，而致脾阳虚损，中气下陷，久泻不愈，脾阳虚而阴寒内盛，迫其浮阳上越而头晕脉弦，血压升高，故治当温中阳而举陷，使浮阳自敛，血压可平，腹泻亦愈。

## 22. 肾泻（五更泻）

例一：

孙××，男，48岁，1977年3月17日初诊。

［主症］五更泻3年余。

［病史］患者于3年前始有腹泻，每年犯病2~3次。最近犯病已逾月，曾服中西药未见好转，每天清晨4~5点即泻，大便溏薄，无黏液，便时少腹痛，怕冷，伴腰酸体痛，寐差，饮食尚可。

［诊察］舌苔薄黄滑润，脉弦。

［辨证］肾司二便，脾主运化，今脾肾两虚，故症见清晨即泻，大便溏薄，便时少胀痛怕冷，腰酸腿痛，寐差；舌苔薄黄而润，脉弦，又非虚寒之象，当舍脉而从证也。

［治则］补肾健脾，温中止泻。

［方药］党参12克，炒白术9克，五味子9克，补骨脂9克，肉豆蔻9克，神曲9克，炒吴茱萸6克，炮姜6克，炙甘草6克。3剂。

二诊：大便已成形，仍便时腹痛，腰腿酸痛，少腹发凉，近几日来下肢轻度浮肿，午后明显，小便略少，舌苔转薄白，脉象细弦。药已中的，原方加广木香6克、白芍12克以调气和血，缓中止痛，加茯苓12克，以助健脾利湿消肿之功。9剂。

三诊：大便已正常，下肢浮肿亦消，腰腿酸痛减轻，仍有肠鸣，脐腹部怕凉，舌脉同前，前方显效，原方化裁。

［方药］党参12克，茯苓12克，炒白术9克，白芍12克，菟丝子9克，陈皮9克，补骨脂9克，五味子9克，炒吴茱萸6克，广木香6克，炙甘草6克，制附片6克（先煎）。继进6剂

后诸症悉愈，后改丸方以巩固之。

金匮肾气丸，20 丸，每服 1 丸，日 2 次。

人参健脾丸，40 丸，每服 1 丸，日 2 次。

例二：

陈××，男，61 岁，1982 年 5 月 13 日初诊。

［**主症**］晨起即泻 10 余年。

［**病史**］患者 10 余年来每天清晨天未亮即腹泻，大便急迫不能控制，为溏薄稀水样便，日一行，纳差，神倦乏力，劳累后腰痛腿酸。

［**诊察**］舌边齿痕多，舌苔薄黄，脉象沉细。

［**辨证**］肾阳虚惫，下元不固，以致清晨天未亮即泻，大便溏薄急迫，劳累后则腰痛腿酸软；肾阳虚久，损及脾阳，脾阳亦虚，故纳差，神倦乏力，脉细沉等脾肾两虚之证。

［**治则**］温补肾阳，健脾止泻。

［**方药**］党参 15 克，炒白术 10 克，炙甘草 10 克，炮姜 10 克，炒吴茱萸 10 克，五味子 10 克，补骨脂 10 克，肉豆蔻 10 克，焦三仙 30 克。7 剂。

二诊：大便转稠已能控制，急迫感亦无，可在午后解便，纳增，乏力好转，舌苔薄白，脉象沉细，方已大效，原方继进 21 剂而痊愈。

［**按语**］五更泻，又称肾泻、晨泻、鸡鸣泻，即每天清晨天未亮感肠鸣欲便之泻泄。其主要原因是肾阳虚，命门火衰，不能温养胃阳所致，但肾的功能又司二便，若肾阳不足，下元虚冷不固亦能致泻。其治疗当以温补肾阳为主，使肾气充，则脾胃健，而泻泄自止，方用四神丸、理中汤化裁。

例一首剂用四神、理中加神曲，进 3 剂后，大便即成形，但仍腹痛，且下肢出现轻度浮肿，步原方加木香、白芍以调气行血，缓中止痛，加茯苓以健脾利湿消肿，连进9剂诸症明显好转，原方略有增损再进6剂而疾愈。

例二亦本四神、理中加菟丝子、焦三仙以增强补肾健脾之功，守原方服28剂，使十余年难愈之痼疾而获瘳。

## 23. 眩　晕

例一：

周××，女，63岁，1983年10月15日初诊。

[**主症**] 患者近1月来头晕，不能转动，动则天旋地转，恶心呕吐，吐物为白黏痰及涎沫，伴心慌自汗，腿软乏力，胃脘不适，腹胀肠鸣，纳差，服中西药等不见好转。

[**诊察**] 舌苔薄白，脉沉细弦。

[**辨证**] 经云："诸风掉眩，皆属于肝。"若肝阳上扰，则头目眩晕，天旋地转；肝气犯胃，胃气挟饮即上逆，则恶心呕吐痰涎，胃脘不适，纳差，腹胀肠鸣；脾胃受损，生化无源，故心悸汗出，腿软乏力。

[**治则**] 和肝胃降逆，涤痰除饮。

[**方药**] 泽泻30克，炒白术30克，代赭石30克（先下），炙旋复花10克（布包），陈皮10克，姜半夏10克，茯苓15克，党参15克，生姜3片，大枣3枚，焦三仙30克。5剂。

二诊：眩晕已无，恶心呕吐止，心慌出汗乏力亦好转，仍痰涎多，胃脘胀满，嗳气，大便干，二日一行，纳差，舌脉同前，方已显效，仍步原法加减。

[**方药**] 陈皮10克，姜半夏10克，茯苓15克，甘草10克，代赭石30克（先下），炙旋复花10克（包煎），党参15克，炒白术10克，熟军10克，炒枳壳10克，火麻仁20克，焦三仙30

克。5 剂后愈。

例二：

贾××，女，42 岁，1983 年 11 月 19 日门诊。

[**主症**] 眩晕视物旋转 4 天。

[**病史**] 患者 4 天来头目眩晕，视物旋转，不敢睁眼，昨呕吐 4 次，吐物为白色黏痰涎，畏冷，背部发凉，周身酸痛无力，胸憋闷，善太息，心烦急躁，时有心悸多梦，纳差。本次经行已 1 周，尚未净，少腹发凉，经色紫黑有血块。

[**诊察**] 舌尖红，舌苔薄白，脉细弦滑。

[**辨证**] 肝郁脾虚，饮邪上逆，胃气失和，故胸憋闷善太息，心烦心悸多梦，头目眩晕，视物旋转，动则恶心呕吐痰涎，纳差，周身酸痛无力；然而经行色紫黑挟有血块，背部发凉畏寒，少腹亦发凉，为血瘀寒凝之象。

[**治则**] 先予和肝胃，涤饮温散为法。

[**方药**] 代赭石 30 克（先下），炒白术 30 克，泽泻 30 克，陈皮 10 克，姜半夏 10 克，甘草 10 克，炒吴茱萸 10 克，茯苓 15 克，党参 15 克，生姜 15 克，大枣 5 枚。5 剂。

二诊：眩晕旋转、恶心呕吐、周身酸痛已无，月经亦净，仍畏寒，背部发凉，项部似有冒风状，近几天右耳突聋，余好，舌尖红，舌苔薄白，苔根白厚腻，脉细弦，肝胃已和，痰饮亦除，唯寒邪未去，营卫失调，拟调和营卫为法。

[**方药**] 桂枝 10 克，白芍 10 克，甘草 10 克，炒白术 10 克，制附片 10 克（先煎），生姜 3 片，大枣 3 枚。5 剂。

三诊：畏寒、背凉、项部冒风状均减轻，耳聋亦好转，唯近又足后跟痛，纳差，咳嗽有痰，大便干，舌苔转薄白，脉细弦，原方加补骨脂 10 克，陈皮 10 克，焦三仙 30 克，5 剂而安。

[**按语**] 眩晕证是由于痰饮和肝胃不和而引起的一种疾病。

从痰饮和眩晕来分析，痰饮上逆是本，眩晕旋转是标，故在治疗时，当以涤饮化痰为主，使痰饮除而眩晕自平，方用泽泻汤、旋复代赭汤化裁。

例一首剂即本此二方加味，方中泽泻、白术利水涤饮；代赭石、炙旋复花、姜半夏、茯苓、陈皮、生姜和胃化痰，降逆止呕；党参、大枣、甘草益气健脾和中。进5剂而眩晕呕吐止，心慌乏力自汗亦减轻，后以原方加减继服5剂而诸证平。

例二亦采用泽泻汤、代赭汤加减，但该例阴寒盛，加用了炒吴茱萸以温肝胃而散寒，进5剂后病减大半，因仍畏寒，背部发凉，项部冒风状，仍系寒邪未除，营卫失调之象，方用桂枝加白术附子汤以温中散寒而调和营卫，继进5剂后病愈十之八九，后以原方略有加减又服5剂而痊愈。

## 24. 头晕

例一：心脾两虚

冠××，男，34岁，1981年7月20日初诊。

［主症］头晕出汗乏力半年余。

［病史］近半年来经常头晕乏力，易汗出，一周前始又左手中指、无名指、小指麻木，左下肢无力，时有心慌，纳差，便调，开始发病时曾晕倒过一次，服中西药不见好转。

［诊察］舌苔薄白，脉象细缓。

［辨证］心主血，脾统血，脾又为气血生化之源，心脾两虚，气血生化乏源，故出现头晕心慌乏力，纳差；夫汗乃心之液，心气不足，则易汗出；继而左手中指、无名指、小指麻木，乃血痹而麻木不仁故也。

［治则］补益心脾，养血活血通络。

[**方药**] 生黄芪20克，党参15克，炒枣仁15克，鸡血藤15克，炒白术10克，茯苓10克，甘草10克，当归10克，川芎10克，炙远志10克，木瓜10克，桂枝10克，赤芍、白芍各12克，生龙骨、牡蛎各30克（先下），红花10克，焦三仙30克。3剂。

二诊：头晕稍减，左手中指麻木已不显，仍左下肢发沉无力，脚掌又出现麻木，纳稍增，有时心慌，脉细缓较前有力，前方尚见效，原方加路路通15克。3剂。

三诊：头晕已明显好转，左手小指及无名指麻木亦除，心慌乏力不显，唯有时心烦，舌脉同前，原方继服6剂而诸证悉除。

例二：心肾两虚

张×，女，14岁，1984年7月5日初诊。

[**主症**] 头晕乏力年余，遗尿1月。

[**病史**] 1年来经常头晕乏力，后枕部痛，夜寐不实，恶梦多，恶心纳少。最近1月始遗尿，尿频数，淋沥不尽，有时尿裤子，月经正常。

[**诊察**] 舌质红，苔根白厚，脉细滑。

[**辨证**] 心血不足，以致头晕后枕部痛，乏力，夜寐不实，恶梦多，恶心纳少；病久及肾，肾虚则下元不固而遗尿，尿频数，淋沥不尽，甚至尿裤子等心肾两虚之症征。

[**治则**] 养心安神，补肾固摄下元。

[**方药**] 生黄芪20克，党参15克，炒白术10克，茯苓10克，甘草10克，当归10克，川芎10克，白芍15克，炒枣仁15克，生龙骨、牡蛎各30克（先下），枸杞子10克，覆盆子10克，桑螵蛸15克。7剂。

二诊：诸证悉平，唯饮食欠佳，舌苔淡白，脉细滑有力，原方减枣仁，加焦三仙30克，炒鸡内金6克，继服5剂而安。

例三：肝阳上亢头晕

［主症］头晕头痛半年余。

［病史］近半年来头晕头痛，头晕时眼发黑，走路站立不稳，最近因头晕曾休克2次，病后服中西药不见好转，目前仍头晕头痛，寐差梦多，血压持续在140~150/90~100mmHg，检查脑电图：诊断为“轻度脑血管硬化”，纳一般，大便偏干。

［诊察］脉弦，舌质红，舌苔薄白。

［辨证］肾阴不足，肝阳上亢，则头晕头痛，寐差梦多，血压偏高，大便干，舌质红，脉弦等阴虚风阳上扰之候。

［治则］养阴平肝潜阳，活血祛风。

［方药］白芍12克，生地15克，丹参15克，夏枯草15克，菊花12克，桑叶12克，草决明30克，白蒺藜9克，薄荷4.5克（后下），生龙骨、牡蛎各30克（先下），桃仁9克。3剂。

二诊：头晕头痛已明显减轻，大便已不干，仍寐差梦多，余好，舌脉同前，原方加首乌藤24克，5剂而诸症平。

例四：肝肾不足，血虚头晕

侯××，男，79岁，1987年6月2日门诊。

［主症］头晕、耳鸣、乏力2月。

［病史］患者2月来头晕、耳鸣、乏力，眼视物不清，走路前倾，有欲倒之状，不咳，黏痰多，纳可，大便干，小便黄。

［诊察］舌质红，舌苔薄白，脉弦硬，血压78/50mmHg。

［辨证］肝肾阴虚，气血不足，故证见头晕、耳鸣、乏力，走路前倾，有欲倒之状；肝藏血，肝得血而能视，今肝血不足，不能上荣于目，则目视物不清；阴虚则火旺，火旺灼金，炼液成痰，故痰黏而多；然大便干，小溲黄，均系下焦虚火故也。

［治则］滋补肝肾，益气养血。

［**方药**］枸杞子10克，菊花12克，生地、熟地各15克，山药10克，丹皮10克，山萸肉10克，女贞子10克，桑椹子15克，菟丝子10克，肉桂6克，白芍20克，当归10克，生黄芪30克。7剂。

二诊：头晕、耳鸣、乏力好转，血压有上升之势，仍视物不清，走路前倾不稳，黏痰仍多，大便已不干，小便黄，舌质暗红，苔白，脉沉弦，血压96/60mmHg，前方见效，原方7剂。

三诊：诸证明显减轻，仍耳鸣，睡眠多梦，近又下肢发凉，余好，舌脉同前，原方加灵磁石30克（先下），制附片10克（先煎），继服7剂。

四诊：走路平稳已不前倾，乏力亦不显，唯偶有头晕耳鸣，视物不清，血压100/66mmHg，病已愈十之八九，原方再进7剂而痊。

［**按语**］头晕是一个症状，临床上有风寒、风热、湿热、阴虚、阳亢、气虚、血虚、心脾虚、心肾虚、肝肾虚等之分。

案中例一属于心脾不足，气血瘀阻，方用人参归脾丸、桂枝茯苓丸化裁，方中生黄芪、党参、白术、茯苓、甘草、焦三仙益气健脾；枣仁、生龙骨、牡蛎养心安神；当归、川芎、赤芍、白芍、鸡血藤、木瓜、桂枝养血活血、温经通络，服3剂而症减，原方加路路通以加强通络之功，又3剂头晕明显好转，左手麻木亦除，步原方继服6剂而安。

例二属于心肾两虚，方用归脾汤、桑螵蛸散化裁，方中参、芪、术、甘、茯苓、归、芎、芍、枣仁、龙骨、牡蛎益气养心安神；枸杞子、覆盆子、桑螵蛸补肾固下元而缩尿，进7剂而诸症悉除，唯纳仍差，原方加炒鸡内金、焦三仙以助运化，继服5剂而疾瘳。

例三属于肝阳上亢，方用决明子丸、钩藤熄风散化裁，方中草决明、生龙骨、牡蛎、夏枯草、白蒺藜、菊花、桑叶、薄荷祛风平肝潜阳；生地、白芍养血柔肝；桃仁、丹参活血化瘀，即治风先治血之意，进3剂头晕大减，唯寐仍差，原方加首乌藤以增强养血安神之功，继进5剂而诸症平。

例四属于肝肾不足，气血两虚，方用杞菊地黄丸、当归补血汤化裁，方用枸杞子、菊花、生地、熟地、山药、丹皮、山萸肉、女贞子、桑椹益肝肾而明目；生黄芪、当归、白芍益气养血；肉桂温补肾阳而有升压之功。服7剂后头晕乏力好转，血压亦稍上升。效不更方，原方继进7剂而诸症锐减，唯下肢发凉，原方加制附片以助温阳之功，再进7剂后，病情基本治愈。为了巩固疗效，步原方继服7剂而善后调理。

## 25. 头　痛

例一：厥阴头痛

刘××，女，43岁，1983年10月20日初诊。

[主症] 头顶痛、胃胀已半年余。

[病史] 半年来头顶部痛，痛如锥刺样，难以忍受，痛时需用冷手巾裹头，或将头放入凉水中，口渴不喜饮，并有时胃脘胀满，曾服中西药等均惘效。

[诊察] 舌苔薄白，脉象细弦。

[辨证] 肝厥阴之脉上会于巅顶。若寒滞肝脉，寒邪循经上攻于巅，则头顶痛如锥刺之状，难以忍受；头为诸阳之会，寒邪上攻迫阳热外越而需冷毛巾裹头，或将头放入凉水中，但口渴而不喜饮，乃假热而真寒也；肝寒犯胃则气滞而胃脘胀满；然舌苔薄白，脉象细弦，亦为虚寒之象。

[治则] 温肝散寒，祛风止痛。

[方药] 炒吴茱萸10克，党参15克，生姜5片，大枣5枚，

川芎10克，白芷10克，藁本10克，菊花12克，羌活10克，白芍15克，陈皮10克，甘草10克，牛膝15克。5剂。

二诊：头痛已明显减轻，胃胀亦消失，舌脉同前。效不更方，原方3剂而安。

例二：血瘀头痛

刘××，女，25岁，1979年8月30初诊。

**[主症]** 头痛七八年。

**[病史]** 患者七八年头痛，时轻时重，从未间断，剧痛时如锥刺状，拳击时亦不知痛，伴恶心呕吐，多梦，曾在×医院神经科检查，诊为“神经性头痛”，服止痛片、利眠宁、维生素$B_6$等均不见好转。平时爱生气。

**[诊察]** 舌苔薄白黄，脉细弦。

**[辨证]** 诸阳之脉皆上会于巅，若外袭六淫之邪，内伤郁火之气，上犯清窍，均可致头痛。今患者素性急躁，肝郁化火，风火上升故头痛；气滞则血瘀，故头剧痛时如锥刺，拳击亦不知痛；肝气犯胃，则胃气上逆而为呕吐，睡眠多梦等肝胃不和之证。

**[治则]** 养血活血，祛风止痛，调和肝胃。

**[方药]** 川芎30克，白芷30克，白芍30克，生牡蛎30克（先下），甘草9克，蔓荆子9克，红花9克，僵蚕9克，藁本9克，竹茹9克，菊花12克，生地15克。3剂。

二诊：头痛减轻，恶心呕吐已止，仍睡多梦，但近几日未出现剧痛，舌苔转薄白，脉仍细弦，原方减竹茹，加首乌藤30克，6剂。

三诊：前方连服28剂，头痛基本消失，余无异常，原方继进6剂以巩固之。

例三：血虚头痛

徐××，女，36岁，1977年11月10日初诊。

[主症] 头痛6年余。

[病史] 患者自1971年始有头痛，每月犯病1~2次，犯病时头顶、两侧、前额及眼眶眼珠均痛，1975年始加重，每日或2~3日发作一次，尤以经期必痛，神倦乏力，多梦，×医院神经科检查，诊断为"血管神经性头痛"。曾一直服西药，并间断服中药未见显效。

[诊察] 面色萎黄，舌苔薄白，脉细略弦无力。

[辨证] 风阳上扰清窍，故数年来头顶、头两侧、前额及眼睛痛；久病必虚，经期失血，是更虚其虚，故经前期必痛；然神倦乏力，面色萎黄，舌苔薄白，脉细弦无力等，均为血虚之候。

[治则] 养血柔肝，祛风止痛。

[方药] 川芎12克，白芍18克，生地18克，当归9克，桑椹9克，茺蔚子9克，僵蚕9克，羌活9克，菊花12克，白芷12克，细辛4.5克。6剂。

二诊：药后头痛已止，一般情况好转，唯神倦乏力，夜寐多梦，舌脉同前，原方减细辛，加首乌藤24克，党参12克。3剂。

三诊：仍感疲乏，余好，苔光少，脉细弦，原方3剂。

另以桑椹膏、八珍汤为丸而收功。

[按语] 头痛之为病，按病因分，有风、寒、热（暑）、湿、燥、火、气虚、血虚、血瘀、痰浊等；按病位分，有太阳头痛、少阳头痛、阳明头痛、厥阴头痛等，但其治疗各殊。

例一属于厥阴头痛，其特点为头巅顶痛，痛如锥刺状，与血瘀头痛有相似之处，其区别为头痛部位。厥阴属肝，治宜温肝散寒，方用吴茱萸汤为主，方中吴茱萸、生姜温肝散寒；党参、大枣益气健脾；川芎、白芷、菊花、羌活祛风活血止痛；藁本为引药上巅之引经药；白芍、牛膝养肝肾而敛阴，与吴茱萸同用，以防温燥而不伤阴。全方温而不燥，补而不腻，共奏温肝、益气养血、祛风止痛之功，使持续半年头顶痛之顽疾，仅服药5剂而大效，继服5剂而收全功。

例二属于血瘀头痛，其特点为痛如锥刺，拳击亦不知痛，治当活血化瘀，祛风止痛，方用桃红四物汤化裁，方中川芎、红花、白芍、生地养血活血化瘀；生牡蛎、菊花、蔓荆子、白芷、僵蚕平肝祛风止痛；藁本引药上行；竹茹、甘草和胃缓中。进3剂而头痛减，呕吐止，但仍梦多，原方减竹茹，加首乌藤以安神，守方连服34剂后而诸证悉愈。

例三属于血虚头痛，方用四物汤加味，方中四物补血；桑椹子、茺蔚子养血滋肾；菊花、僵蚕、羌活、白芷、细辛祛风止痛。进6剂而头痛即止，唯神疲乏力多梦，原方减细辛，加首乌藤、党参，继服6剂而愈，后以桑椹膏、八珍益母丸以巩固疗效。

## 26. 耳　鸣

杨××，男，46岁，1983年6月25日初诊。

[**主症**] 耳鸣、头鸣5月。

[**病史**] 患者于5月前始耳鸣如蝉，发堵，头亦鸣，不能打电话，曾在×医院作CT检查未作明确诊断，给服西药治疗罔效，并经×中医院服中药百余剂亦未见效，血压正常。

[**诊察**] 舌苔薄白，脉弦。

[**辨证**] 耳乃肾之窍，若肾阴不足，水不济火，则虚火上升，而耳鸣如蝉发堵；头为诸阳之会，肾阴虚损，阴损及阳，则头亦鸣也。

[**治则**] 滋阴补肾，祛风清眩。

[**方药**] 灵磁石30克（先下），生地20克，山药10克，丹皮10克，白芍15克，玄参10克，茯苓15克，女贞子10克，牛膝10克，菖蒲10克，柴胡10克，甘草10克，蝉衣10克。5剂。

二诊：耳鸣发堵、头鸣均已减轻，舌脉同前。效不更方，原方5剂。

三诊：诸症基本消失，余无明显不适，原方继进5剂而安。

[**按语**] 耳鸣、头鸣一症，有虚实之分，虚证是由于阴虚火旺，虚火上炎，则耳鸣如蝉、头晕目眩、腰酸痛等；实证乃怒气伤肝，肝火上逆，则耳鸣如钟鼓之声，头痛，口干，便秘等。

本例属于肾阴不足，阴虚火旺，治以滋阴补肾，祛风清眩，方用六味地黄汤、耳聋左慈丸化裁，方中生地、山药、丹皮、茯苓、白芍、玄参、女贞子、牛膝滋补肾阴而清虚火；磁石、柴胡、菖蒲益肾开窍聪耳；蝉衣祛风清眩；甘草调和诸药。仅服5剂而症明显减轻，继服10剂而诸症悉除。可见，在临床上只要辨证准确，方药得体，才可收事半功倍之效矣。

## 27. 偏　瘫

例一：

滕××，男，52岁，1976年4月2日初诊。

[**主症**] 左侧偏瘫年余，血压高5年。

[**病史**] 患者罹高血压病已5年，血压持续在180～130/120～90mmHg，血压升高与生气、劳累有关。1年前因高血压病、动脉硬化而出现左半身偏瘫，经中西药治疗已基本恢复正常，近1周来始又头晕头痛，血压升高160/130mmHg，左上肢

出现麻木不灵活，语言不利，咳嗽有痰，口干，饮食欠佳。

**[诊察]** 舌质赤，舌苔白腻，脉右弦而左细。

**[辨证]** 肝郁气滞，肝阳上亢，以致头晕头痛，血压升高；肝郁化火生痰，故咳嗽痰多；气痰郁阻，脉络不畅，故左上肢麻木不灵，活动障碍，语言不利。此肝亢风邪中络，左侧偏瘫复发之先兆也。

**[治则]** 平肝祛风，活血通络化痰。

**[方药]** 钩藤15克，菊花12克，夏枯草15克，草决明30克，生龙骨、牡蛎各30克，桑寄生30克，地龙12克，生地18克，黄芩9克，川芎12克，茯苓12克，陈皮9克，半夏曲9克，竹茹9克，丹参15克，桃仁9克，路路通15克。6剂。

二诊：头晕头痛减轻，左上肢麻木、活动不灵、语言不利、咳嗽等均见好转，纳增，血压下降至126/90mmHg，舌苔白黄根腻，脉细弦滑，前方显效，原方继服6剂。

三诊：进前方后病已十去八九，但未继续治疗，近数日来又头晕，血压有升高趋势，测血压140/96mmHg，有时左胁下刺痛，轻咳有痰，纳差，舌苔白厚稍黄，弦脉，仍步原方减生地，加制香附9克，郁金9克，炒神曲12克，6剂。

四诊：胁下刺痛已除，血压下降128/80mmHg，仍头晕耳鸣，轻咳有痰，舌苔转薄白，脉弦，拟原法化裁。

**[方药]** 磁石30克（先下），菊花9克，白蒺藜9克，桑叶12克，夏枯草15克，黄芩9克，茺蔚子9克，桃仁9克，丹参15克，炒杏仁9克，蝉衣6克。5剂后病情基本治愈。

例二：

崔××，男，61岁，1983年8月8日初诊。

**[主症]** 右侧偏瘫2月余。

**[病史]** 患者于5月29日始神识呆滞，语言不利，次日即

去×医院急诊室观察，当时测血压高达190/120mmHg，经急救处理后病情不见好转，且逐渐加重而收住院，经用中西药及针灸治疗，症状减轻于今日出院。出院时诊断：高血压病，脑血栓形成。

现一般情况尚可，唯右上肢活动不灵，手不能握拳，手背及手指肿胀，右下肢走路亦不灵活，口角稍向左侧歪斜，头晕乏力，纳差，余好。

［诊察］舌苔白厚，脉沉细弦，右手握力4kg，血压150/90mmHg。

［辨证］风邪中络，气血瘀阻，脉络不畅，故右侧偏瘫而活动不灵，手背手指肿胀，口角歪斜；且肝阳偏亢，肝旺克脾，故头晕乏力纳差。

［治则］益气活血化瘀，祛风通络。

［方药］生黄芪30克，当归10克，赤芍12克，丹参15克，桑枝30克，红花10克，桃仁10克，川芎10克，地龙15克，路路通15克，菖蒲6克，郁金10克，炒苡仁15克，防风10克，甘草10克。14剂。

消栓通络片2瓶，每次服4粒，日2次。

二诊：右手背手指肿胀已消退，右侧上下肢活动较前有进步，头晕乏力、纳差均见好转，舌体胖大，边有齿痕，舌苔薄黄，脉弦滑有力，前方已效，原方继进14剂，后依原方略有增损连服49剂，肢体活动基本恢复正常而停药，经随访未再复发。

［按语］中风偏瘫，临床上有中经络、中脏腑之分。本案例一、二均属于中经络，其治疗又分实证和虚证。虚证宜益气养血，活血通络；实证宜平肝祛风，活血通络。

例一属于实证，以平肝祛风为主，少佐活血通络之味，方用钩藤熄风饮化裁，方中钩藤、菊花、夏枯草、草决明、生龙骨、牡蛎平肝潜阳祛风；桑寄生、生地、白芍益肝肾而滋阴；黄芩、陈皮、姜半夏、竹茹、茯苓清热止咳化痰；地龙、桃仁、丹参、路路通活血化瘀通络。进12剂后病已十去八九，但未继续治疗，越数日而病情又有小的反复，仍步原方加减继进11剂后调理而愈。

例二属于虚证，以益气活血通络为主，方用补阳还五汤加减，方中黄芪、当归益气补血；川芎、赤芍、丹参、红花、桃仁活血化瘀；路路通、地龙、桑枝、苡仁、防风祛风通络；菖蒲、郁金开窍化痰，理气解郁；甘草和中；加用消栓通络片以助活血化瘀通络之功。原方连进28剂后病情明显好转，步原方稍事加减继进49剂，肢体活动基本恢复正常而停药。

## 28. 静脉血栓

刘××，男，50岁，1975年10月29日初诊。

[**主症**] 肘窝及内踝部起硬结月余。

[**病史**] 患者4年来经常头晕，脖子发沉，血压偏高。1月前因患急性阑尾炎，经×医院手术时给予输液，输液后发现右手肘窝及两下肢内踝部静脉曲张，有硬结，触之则痛，余无异常。

[**诊察**] 舌质赤，苔白微黄，脉弦，侧血压200/124mmHg。

[**辨证**] 素有阴虚肝旺，故经常头晕、脖子发沉，血压升高；且因术后输液，右手下臂内侧及两下肢内踝部静脉曲张，局部有硬结，触之即痛，此气血瘀阻，脉络循行不畅而致静脉血栓故也。

[**治则**] 平肝活血化瘀，散结通络。

[**方药**] 钩藤12克，菊花12克，丝瓜络12克，牛膝12克，夏枯草15克，草决明30克，丹参30克，生地18克，赤芍9克，白芍9克，红花9克，桃仁9克，白蒺藜9克，鸡血藤24克。6剂。

二诊：头晕减轻，静脉血栓、硬结及下肢静脉曲张亦好转，硬结局部变软，触之已不痛，唯两踝关节疼痛，舌质淡赤，苔转薄白，脉仍弦，血压160/100mmHg，前方显效，原方减白蒺藜，加银花24克，茜草15克。3剂。

三诊：静脉血栓、硬结、静脉曲张已基本痊愈，血压150/96mmHg，余无不适，嘱停药观察。

[**按语**] 高血压病，是动脉血管硬化性疾病。静脉血栓、硬结、静脉曲张，则是由于异物刺激引起的瘀血阻滞、静脉回流障碍所致。中医属于阴虚阳亢、气血瘀阻、血流不畅而引起的一种疾病，治当平肝潜阳，活血化瘀散结为法，方用桃红四物汤、钩藤熄风饮化裁，方中川芎、赤芍、白芍、生地、丹参、红花、桃仁、鸡血藤活血化瘀散结；钩藤、菊花、夏枯草、草决明、白蒺藜、丝瓜络平肝潜阳，祛风通络；牛膝养肝肾而引药下行。进6剂而证大减，原方减白蒺藜以防祛风太过，加银花、茜草以增强活血解毒之功，继进3剂后，病迅即治愈。

## 29. 紫 舌

张××，男，50岁，1976年10月16日初诊。

[**主症**] 舌紫发硬2年余。

[**病史**] 患者2年前因其小孩被车撞伤后出现脑震荡，神识呆滞，抽搐，经多方治疗不见好，以致自己精神负担很大，性急躁烦，经常胸憋闷窜痛，善太息，食欲精神差，舌体逐渐发硬发紫，经中西医治疗，未见明显好转。

[**诊察**] 舌质赤紫，舌苔微黄，脉弦。

[**辨证**] 素性急躁，更因其小孩受伤后病情严重，久治不愈，精神负担很大，导致肝火更盛，肝郁气滞，故胸憋闷，胸胁窜痛，善太息；气滞则血瘀，心主血，舌乃心之苗，心血瘀阻，

脉络不畅，故出现舌紫、舌硬等气滞血瘀之候。

［**治则**］疏肝理气，活血化瘀通络。

［**方药**］柴胡9克，赤芍、白芍各12克，生地18克，川芎9克，当归9克，桃仁9克，红花9克，枳壳9克，牛膝9克，甘草6克，郁金9克，制乳香、没药各9克，丝瓜络15克。7剂。

二诊：胸憋闷窜痛、善太息均已减轻，舌体紫绛、发硬亦有改善，精神饮食增进，脉仍弦。前方见效，原方加丹参15克，橘络4.5克，以增强活血通络之功。7剂。

三诊：舌质紫绛已明显好转，色转暗红，舌体稍硬，胸憋闷善太息已无，偶有胸胁窜痛，余好，舌光苔少，脉略弦。效不更方，原方继服14剂后愈，随访亦未复发。

［**按语**］紫舌及舌体发硬，是由于瘀血引起的一种症状。中医根据气血理论，是属于患者性情急躁、肝郁气滞而致的胸憋闷窜痛、善太息、舌紫舌硬等气滞血瘀之证。治当疏肝解郁、理气活血化瘀通络为法，方用血府逐瘀汤化裁，方中柴胡、郁金、枳壳、丝瓜络疏肝理气解郁通络；桃红四物、制乳香、没药养血活血，化瘀止痛；甘草和中，牛膝引药下行。进7剂后而诸症减，原方加丹参、橘络以加强活血化瘀、通络止痛之功，连进21剂，使数年久治不愈之痼疾，遂霍然而愈。

## 30. 胸胁痛

例一：外伤血瘀

张××，女，40岁，1976年6月8日初诊。

［**主症**］胸胁疼痛2周。

［**病史**］患者于2周前骑自行车被碰倒撞伤后。胸胁部疼

痛，局部未见明显红肿和青紫，经用西药未见好转，并服中药数剂亦罔效。

现右侧胸胁第5肋骨部吸气时疼痛，局部压之亦痛，余无不适。

［**诊察**］舌苔薄白，脉弦涩。

［**辨证**］外伤血瘀而阻络，络脉不畅，以致伤处局部胁肋疼痛，吸气时则痛甚，患处压之亦痛；参之以脉，弦为肝脉，涩乃血瘀脉络循行不畅。审脉辨证，此乃外伤血瘀于里，脉络阻滞之证。

［**治则**］疏肝理气，活血化瘀止痛。

［**方药**］柴胡9克，当归尾9克，桃仁9克，红花9克，炮山甲9克，赤芍12克，陈皮9克，制乳香、没药各9克，花粉15克，三七面2克（分冲），黄酒一小杯为引。5剂。

二诊：右胸胁已不痛（吸气时亦不痛），但局部仍有扣压痛，余无异常，舌苔稍厚，脉已不涩。前方显效，原方加威灵仙15克，继服5剂而安。

例二：肝郁气滞

何××，男，45岁，1981年3月19日初诊。

［**主症**］胸胁痛半年余。

［**病史**］患者于1980年10月因生气后两胁及左侧胸胁痛，为阵发性针刺样疼痛，午后较甚，舌根及牙亦痛，纳可，便调。曾在×医院查心电图正常，胆固醇、肝功等亦无异常，给服谷维素、冠心苏合丸等，病情未见好转。

［**诊察**］舌尖红，苔薄白，脉弦沉。

［**辨证**］病起于生气之后，肝郁气滞，气血不畅，故胸胁及两胁疼痛，痛如针刺样，呈阵发性，午后痛剧；肝郁化火，心胃火炎，故见舌尖赤，舌根及亦痛也。

［治则］疏肝理气，活血化瘀止痛，佐以清火。

［方药］柴胡 10 克，枳壳 10 克，当归 10 克，川芎 10 克，丹皮 10 克，红花 10 克，桃仁 10 克，牛膝 10 克，元胡 10 克，制乳香、没药 10 克，麦冬 10 克，甘草 10 克，赤芍 12 克，生地 15 克，5 剂。

二诊：胸胁及两胁痛均已减轻，舌根及牙痛亦止，唯感气短，大便溏，日 3 次，余好。舌尖仍赤，苔薄白，脉沉细弦，前方显效，原方减麦冬，加陈皮 10 克，三七面 3 克（分冲），继服 7 剂后而诸证悉除。

［按语］胸胁痛是临床上的一种症状，其发病原因很多。

本案例一为外伤性疼痛，治以活血化瘀、理气止痛为主，方用复元活血汤加减，方中当归尾、赤芍、山甲、三七面、桃仁、红花、制乳香、没药，活血化瘀止痛；柴胡、陈皮疏肝理气，气行则血行；花粉消肿散结，更加黄酒以助活血行血之功。进 5 剂而胸胁痛大减，原方加威灵仙以增强活血止痛，继服 5 剂而疾除。

例二为肝郁气滞而引起的胸胁痛，治以疏肝理气、活血化瘀、止痛为法，方用血府逐瘀汤加减，方中柴胡、枳壳、元胡疏肝理气、止痛；当归、赤芍、制乳香、没药、川芎、桃仁活血化瘀以助止痛之功；生地、麦冬、丹皮滋阴清火；牛膝引药下行，甘草和中。进 7 剂而大效，因大便溏泻，原方减麦冬，加陈皮理气健脾助运，三七面而增强活血化瘀止痛之功，再进 7 剂而诸证平。

## 31. 胸　痹

例一：胸痹肝亢

林××，女，45 岁，1984 年 9 月 19 日门诊。

［主症］胸憋闷痛，头晕头痛 1 周。

［**病史**］患者素有高血压，近1周来胸憋闷，心前区阵发性刺痛，约数分钟可缓解，伴头晕头痛，心烦急躁，恶心，口干不喜饮，经×医院诊断为“高血压病，冠心病”，给服硝酸甘油等急救处理，未见明显好转。

现症如前述，纳差，大便秘，三日一行，小便频数量少，下肢轻度浮肿。

［**诊察**］精神萎靡，面色暗黄，舌质红，苔白黄稍厚，脉弦细，血压180/128mmHg。

［**辨证**］肾阴不足，阴虚肝旺，故证见头晕头痛，心烦急躁，大便秘结，小便频数；肾虚水不济火，则心阴亦虚，而致心之气阴两虚，心血瘀阻，脉络不畅，故胸憋闷，心前区刺痛，面色暗黄，精神萎靡等胸痹之证。

［**治则**］滋肾，平肝祛风，益心气，活血化瘀，止痛。

［**方药**］钩藤15克，菊花12克，赤芍12克，草决明30克，生龙骨、牡蛎各30克（先下），川芎10克，红花10克，制香附10克，枳壳10克，丹参15克，生黄芪20克，元胡面3克（分冲）。5剂。

益心丸2粒，必要时服。

二诊：头痛、胸憋闷已除，头晕及心前区刺痛大减，精神好转，大便亦畅，仍寐差乏力，尿频数急，但量增多，脉弦滑，舌苔根黄，血压160/110mmHg。方已见效，原方加首乌藤30克，蝉衣10克，5剂。

三诊：头晕、心前区痛止，寐安，仍尿频急而清长，近又感冒咽痒，咳嗽有痰，夜重，手心热，舌质红，苔薄白而润，脉略弦，血压150/96mmHg。病已十去八九，唯肾气未复，复感风邪而咳嗽，仍步原法化裁。

［**方药**］瓜蒌仁25克，薤白10克，枳壳10克，姜半夏10克，钩藤15克，菊花12克，赤芍12克，草决明30克，生龙

骨、牡蛎各30克（先下），桑寄生30克，补骨脂10克，潼蒺藜10克，川芎10克，红花10克，丹参15克，生黄芪20克。7剂即愈。

例二：胸痹心悸

武××，男，62岁，1983年5月12门诊。

[**主症**] 胸憋闷隐痛，心悸震颤周余。

[**病史**] 患者素有咳喘及胸憋闷史，近1周多来胸憋闷加重，有时刺痛或隐痛，心悸心慌发颤，神倦乏力，饮食、二便正常，病后未予治疗。

[**诊察**] 舌质红，舌苔白，脉弦而结代。心电图检查：诊断为“窦性心律”。

[**辨证**] 患者经常咳喘胸憋闷，以致肺气虚损；肺主气，心主血，肺气不足，则心血失养，故出现心悸心慌震颤，神倦乏力，脉弦结代；由于心之气阴两虚，营运不畅，则心血瘀阻，而胸憋闷刺痛或隐痛等胸痹之候。

[**治则**] 养心和营，活血化瘀，理气止痛。

[**方药**] 炙甘草15克，桂枝10克，生地15克，白芍15克，炒枣仁20克，生龙骨、牡蛎各30克（先下），太子参15克，麦冬10克，五味子10克，制香附10克，郁金10克，元胡10克，枳壳10克，川芎10克，红花10克。7剂。

二诊：胸憋闷疼痛，心悸震颤明显减轻，未继续服药，现又感心慌心悸震颤，胸憋闷痛加重，自服氨茶碱、地巴唑、复方新诺明等无明显好转，舌尖红，苔薄白，脉弦结促，前方已效，原方减桂枝，加灵磁石30克（先下），7剂。

三诊：诸证悉除，唯活动时胸闷，余好，面色转红润，舌苔薄黄，脉弦，结代已不显。原方继服7剂后，病情基本控制。

例三：胸痹自汗

金××，女，40岁，1979年6月20日初诊。

[**主症**] 胸闷、心前区刺痛5年余。

[**病史**] 患者既往有高血压史。5年来每遇天气变化时即感胸闷、心前区刺痛，每日4~5次，每次持续数分钟始缓解，痛时自汗出，后背酸痛，以午后发病较多，四肢无力，口苦乏味，纳差。

[**诊察**] 舌尖红，苔薄白，脉细而芤，心电图检查：诊为心肌劳损。

[**辨证**] 心气不足，心血瘀阻，抗病力弱，以致每遇天气变化时即感胸闷，心前区刺痛，痛时自汗出，以午后发病较多；心之气阴两虚，火不生土，故脾土亦虚，而见口苦乏味，纳差，四肢无力；参之舌脉，舌质红为心阴不足。脉细为虚，芤为血少或失血之证。

[**治则**] 宽胸理气，活血化瘀止痛，兼益气通阳之法。

[**方药**] 瓜蒌仁24克，桂枝9克，薤白9克，枳壳9克，川芎12克，赤芍12克，丹参18克，黄芪18克，甘草9克，荜茇9克，制香附9克，郁金9克，红花9克，姜半夏9克，元胡面3克（分冲），焦三仙30克。5剂。

二诊：诸症显著减轻，自汗亦止，神倦乏力、纳差均见好转，舌脉同前，方已大效，原方5剂而胸憋闷痛止，但未继续治疗，但以后犯病时均按原方服5~7剂后，病情即可暂时控制。

[**按语**] 胸痹、心痛有轻重之分，轻者胸中憋闷而胸背隐痛或刺痛，片刻即逝；重者为真心痛，乃心气不足，心血瘀阻，胸憋闷痹痛，朝发夕死，夕发朝死，但在犯病时如能及时抢救及治疗，并非不治之证也。其治疗法则有宽胸理气、化痰通阳、益气养血、活血化瘀、通络止痛等。

本案例一属于胸痹肝阳上亢，治当滋肾平肝，理气活血化瘀止痛，方用镇肝熄风汤，丹七散化裁，方中钩藤、菊花、草决明、生龙骨、牡蛎、桑寄生镇肝潜阳熄风；生黄芪、川芎、赤芍、白芍、红花、丹参、三七、元胡益气活血化瘀止痛；制香附、郁金、枳壳理气解郁，加益心丸以增强益心气、活血化瘀、止痛之功，进5剂后而头痛胸憋闷除，余证亦减轻，唯身痒寐差。原方加蝉衣以祛风，首乌藤养心安神，继进5剂病已十去八九，后以原方略有加减再进7剂而安。

例二为胸痹心悸震颤，治以养心安神，理气活血为法，方用炙甘草汤、生脉饮化裁，方中太子参、麦冬、五味子、炒枣仁、生龙骨、牡蛎益心气，安心神；炙甘草、桂枝温通心阳和中；生地、白芍养血柔肝；川芎、红花、元胡、香附、郁金、枳壳活血化瘀，理气止痛。进7剂后诸症明显减轻，因未继续治疗，使病情加重而来诊，再步原方稍事增损继服14剂后，病情基本控制。

例三为胸痹自汗，治当宽胸理气而通心阳，兼活血化瘀止痛法，方用桂枝瓜蒌薤白汤加减，方中瓜蒌、薤白、半夏、枳壳、桂枝宽胸理气，温通心阳；生黄芪、赤芍、川芎、丹参、红花益气敛汗，活血化瘀；香附、郁金、元胡理气止痛；甘草、焦三仙和中健脾。进5剂后病情大减，原方继进5剂而诸症悉平，以后每次犯病，步原方5～7剂即可使病情获得控制。

## 32. 阵发性心动过速

张×，男，44岁，1978年2月21日初诊。

［主症］心慌心悸、胸闷年余。

［病史］患者1年来每遇工作劳累及心情不舒畅时，心动过速即易发作，服西药心得安等能暂时好转，近1周来因情绪不好，病又发作，且较前加重，胸闷、心前区有压迫感，心慌心

悸，头晕乏力，寐少，纳差，心悸以午后为甚，心律最快达140次/分。

［诊察］舌苔薄白，脉细弦急数，脉律124次/分，查心电图：诊为“窦性心律”。

［辨证］盖心主血，营运于周身经脉和四肢百骸，以维持生命。今患者心气不足，心血受阻，血不养心，以致心慌心悸，心动过速，寐少，胸闷；然头晕乏力，纳差，乃心病及脾，脾虚而运化失司故也。

［治则］益气养血，宁心安神。

［方药］太子参15克，生地15克，五味子9克，麦冬9克，炙远志9克，制香附9克，生龙骨、牡蛎各30克（先下），紫石英30克（先下），灵磁石30克（先下），酸枣仁18克，白芍12克，5剂。

二诊：心前区压迫感及胸闷减轻，心动过速、心悸亦有好转，午后心律110次/分，活动后加剧，睡眠亦见好，仍头晕乏力，口干，大便干，舌质稍赤，苔薄黄，脉细弦数。前方见效，拟原方加元参12克，丹参12克，菖蒲6克，5剂。

三诊：头晕、心慌心悸已明显好转，心动过速已趋于正常，午后心律88次/分，口稍干，大便通畅，舌苔薄黄，脉微数，原方继进5剂以巩固疗效。

［按语］阵发性心动过速，是一种阵发性、规则而快速的异常心律，绝大多数见于严重心脏病患者。中医认为是常因情绪波动、劳累过度而诱发，还与心血不足，心阳虚弱，水饮内停，瘀血，痰火等因素有关，治当益心气，养心血，活血化瘀，清火豁痰等。

本例属于心气虚心血不足，心神失守，治以益心气、养心血安神为法，方用生脉饮、补心丹化裁，方中太子参、生地、麦冬、白芍益心气滋阴养血；生龙骨、牡蛎、紫石英、灵磁石、枣仁、炙远志、五味子镇心安神；制香附理气解郁。进5剂而诸症减，仍头晕乏力，大便干，原方加元参以滋阴通便，丹参以活血养血，菖蒲开心气化痰安神，使心气得开，心血得养，心神得宁而病自除，因之连服10剂而疾愈矣。

## 33. 颜面神经痉挛

张××，女，57岁，1986年10月16日初诊。

[**主症**] 右眼睑跳动、面肌抽搐2月余。

[**病史**] 患者因感风邪后，突然出现右眼睑跳动、面部肌肉抽搐，额纹上抬及眼裂闭合正常，曾针灸50余天疗效不显，并同时服中药亦不见好。近日来口歪，向左侧稍偏斜，面部怕冷无汗，余无不适。

[**诊察**] 舌质淡，苔白，边有齿痕，脉象细弦。

[**辨证**] 患者素体虚弱，肝气不足，由于受风之后，外风引动内风，以致右眼睑跳动，面肌抽搐，恶寒无汗，舌质淡，边有齿痕，脉象细弦等。此血不养肝，虚风内动之证也。

[**治则**] 益气养血，柔肝祛风。

[**方药**] 当归10克，白芍20克，生地20克，川芎10克，生黄芪15克，钩藤15克，僵蚕10克，生龙骨、牡蛎各30克（先下），生石决明30克（先下），菊花12克，甘草10克。5剂。

二诊：眼睑及面肌抽搐次数、持续时间均减少，面部怕冷感消失，余好，舌质转红，舌苔薄黄，脉弦细而迟弱，舌体有麻木感。前方有效，原方加首乌15克，以加强养血柔肝之功。14剂。

三诊：症状大减，唯2日来因过度劳累，右下眼睑又跳动，腰部有发凉发紧感，舌脉同前，原方加制白附子10克（先煎），全蝎3克。7剂。

四诊：偶有面肌抽动，腰部发凉发紧感亦减轻，口干唇干，舌苔薄黄，脉沉细弦，原方减白附子，连服35剂后，病情痊愈。

［**按语**］颜面神经痉挛是一种局部抽搐的神经系疾病。中医认为是由于血虚肝风内动所致，治当养血柔肝祛风，方用当归补血汤、四物汤、钩藤熄风饮加减。方中生黄芪、归、芎、芍、地益气养血柔肝；钩藤、僵蚕、菊花、生龙骨、牡蛎、生石决明养肝熄风；甘草和中。服5剂而诸症减，唯又出现舌有麻木感，原方加首乌以增强养血柔肝之功，继进14剂后病情明显好转。因劳累过度，右下眼睑又抽搐，腰部有发凉发紧感，原方加制白附子、全蝎以温阳祛风，7剂后腰部发凉发紧已减轻，唯出现口干唇干，舌苔黄，为寒已化热之象，原方减白附子连服35剂而抽搐止，诸证悉除。

## 34. 颜面神经麻痹

周××，男，48岁，1983年3月18日初诊。

［**主症**］左侧口眼歪斜3日。

［**病史**］患者于3日前始发现左侧眼闭不上，口角向右歪斜，进食时漏饭，左侧面部麻木，痛觉迟钝，伴头痛、颈项痛、牙痛，余无异常。既往有高血压病史。

［**诊察**］舌质红，舌尖向右歪，舌苔薄黄，脉弦，左侧额部抬头纹消失。

［**辨证**］颜面神经麻痹，中医认为是由于风邪中络所致。患者风邪中络后，则气血瘀阻，脉络不畅，以致出现口眼歪斜，面部肌肉麻木，感觉迟钝，头晕头痛项强等；风邪化火上冲，故牙龈肿痛，苔黄，脉弦等。

［**治则**］祛风活血通络，佐以清火。

**[方药]** 制白附子10克（先煎），僵蚕10克，蜈蚣3条，钩藤15克，菊花12克，川芎12克，白芷15克，生地20克，丹皮10克，葛根15克，红花10克。5剂。

二诊：进前方后，眼裂已能闭合，抬头纹恢复，口角亦不漏饭，面部麻木均明显好转，头晕头痛项强、牙痛肿亦消失，唯口角仍歪斜，舌质赤，苔转薄白，脉弦缓，病已十愈八九，原方减白芷继服7剂而愈。

**[按语]** 颜面神经麻痹，中医称“口僻”或“口㖞”。主要由于风邪中络，气血脉络运行不畅所致，治当祛风活血通络，方用牵正散化裁。本案即本此方法，方中白附子、僵蚕、蜈蚣、钩藤、菊花、川芎、红花祛风活血通络；白芷、葛根解肌而止头晕头痛项强；生地、丹皮清热凉血以治牙龈肿痛。进5剂后即见大效，原方减白芷继服7剂而迅速获愈。

## 35. 三叉神经痛

付××，男，49岁，1978年8月21日初诊。

**[主症]** 右侧面部如锥刺、刀割样痛9年。

**[病史]** 患者9年来右侧三叉神经痛，痛时面部如火燎，严重时如锥刺、刀割之状，日十余次至数十次，难以忍受，一直用中西药及针灸等不见好转。

**[诊察]** 现患侧痛时如锥刺、刀割、火燎，每日30余次，口干喜冷饮，牙龈肿痛，溲黄。

**[辨证]** 经云：“诸痛痒疮，皆属于心。”盖心属火，主血，患者因心胃火旺，气血瘀阻，故颜面疼痛时如火燎、锥刺、刀割之状，不能忍受，口干喜冷饮，牙龈肿痛；然面赤、唇紫，舌质红，苔剥面黄，脉滑等均系心火旺盛，气滞血瘀之症征。

**[治则]** 清热泻火，祛风活血化瘀止痛。

［**方药**］川芎30克，生地30克，生石膏30克（先下），白芷30克，丹皮9克，僵蚕9克，红花9克，蜈蚣4条，姜黄12克，蝉衣6克，全蝎6克。13剂。

二诊：三叉神经痛已明显减轻，无锥刺、刀割样痛，患部火燎现象亦见好，但仍有轻微疼痛，如针刺状，每日10余次，右侧鼻孔有压痛，鼻尖肿硬，唇发绀，牙龈肿痛，舌质稍赤，苔剥黄，脉沉弦滑，原方减蜈蚣、全蝎，加连翘15克，细辛4.5克，川黄连9克，生石膏改为45克。16剂。

三诊：右侧面部疼痛大减，唯重搓、揉、压迫时有痛感，鼻孔肿痛亦除，鼻尖及牙龈肿痛均减轻，唯便溏日1~2次，唇略紫，舌苔薄黄，脉象沉弦，原方减细辛，加银花15克，赤芍12克，连服46剂。

四诊：右侧颜面疼痛已完全消失，余无异常所见，舌剥苔少许，脉弦细，原方减姜黄，生石膏改为30克，再进10剂后病情基本治愈。

［**按语**］三叉神经痛是一种反复出现的阵发性短暂剧烈疼痛，原因尚不明了。中医属于心胃火旺、血热血瘀、抽痛之证，治当清热泻火，凉血活血化瘀。方中生石膏、生地、丹皮清热凉血泻火；川芎、白芷、红花、蜈蚣、全蝎、蝉衣、姜黄活血化瘀，祛风止痛。进13剂后患部剧痛明显减轻，仍牙龈肿痛，鼻尖肿硬，原方减蜈蚣、全蝎，重用生石膏，加细辛、黄连、连翘以增强清热解毒消肿之功，继服16剂，右侧面部抽痛已十去七八，牙龈肿痛及鼻尖硬肿均大减，原方减细辛，加银花、赤芍连服46剂后患部疼痛完全消失，步原方略有增损再进10剂以巩固之，经随访病情很少复发。

## 36. 癫　狂

例一：狂症

王×，男，14岁，1979年5月14日初诊。

[主症] 精神烦躁，坐立不安20余日。

[病史] 患者于4月22日与同学闹意见后，感到语言不利，思维不能用语言表达，烦躁，时恶心呕吐，曾下颌小抽3~4次，即到附近医院就医后症见好转。1周前又下颌抽搐，经某医院急诊疑为“脑炎”而收住院，入院后检查脑脊液为阴性，除外脑炎，但精神症状逐渐加重，精神抑郁，表情淡漠，两眼发直，自知力和计算力差，所问非所答，时而痛哭流涕，大喊大叫，甚则动手打人，寐差，食欲不振，口干，大便干，给服西药镇静剂等无好转而出院，出院时诊断：“精神分裂症（青春型）”，出院后即求诊于余。

[诊察] 两眼发直，默默不语，呈痴呆状，并有时坐立不安，精神烦躁，面赤目赤，舌质红，苔白黄腻，脉弦滑数，脉率112次/分。

[辨证] 患者因情志不遂后，肝郁化火生风而出现抽搐；肝为刚脏，气郁而生痰热，上扰心神，故时烦躁，坐立不安，痛哭流涕，大喊大叫，甚则动手打人，时而精神抑郁，表情淡漠，默默不语，呈痴呆状，寐差梦多；然口干、大便干，面目俱赤，舌质赤，舌苔黄厚腻，脉弦滑数等，乃阴虚肝旺阳亢之象。

[治则] 平肝清热，安神化痰。

[方药] 竹茹9克，炒枳壳9克，郁金9克，黄芩9克，酒军15克，陈皮6克，甘草6克，炙远志6克，菖蒲6克，姜半夏12克，茯神15克，酸枣仁24克，制礞石30克（先下），生

龙骨、牡蛎各30克（先下），5剂。

二诊：药后烦躁，痛哭流涕，大喊大叫和动手打人等症均消失，谈笑亦自然，能自己控制情绪，睡眠好转，食欲精神增进，大便已不干，仍口干，乏力，闭目则头鸣，舌质稍赤，苔转薄白，脉弦滑数，为肝火已平，心神有宁静之机。原方减酒军，加南沙参20克，麦冬12克，飞朱砂2克（分冲），5剂。上方服后未再出现精神症状，唯偶有情绪不好，沉默寡言，余无异常，舌苔薄白，脉缓滑，方已大效，原方7剂，以后按原方略有加减，连服48剂后，病获痊愈。随访5年未再犯病。

例二：癫症

李××，女，56岁，1975年8月12日初诊。

［**主症**］精神抑郁，哭笑无常2周余。

［**病史**］患者于2周前因生气后引起精神抑郁，沉默寡言，不愿见人，时哭时笑，语无伦次，彻夜不眠，头晕乏力，纳差，曾服西药镇静剂等未见明显好转。

［**诊察**］舌质稍赤，舌苔薄黄，脉弦。

［**辨证**］病起于生气后肝气郁滞，肝主疏泄，肝失疏泄，则精神抑郁，沉默寡言，语无伦次，哭笑无常；肝郁化火生痰，上扰神明，则头晕，彻夜不眠；肝木乘脾，则运化失司而纳差乏力。

［**治则**］疏肝解郁，理气化痰安神。

［**方药**］柴胡6克，白芍9克，当归9克，川芎9克，制香附9克，郁金9克，陈皮9克，姜半夏9克，酸枣仁24克，炙远志6克，珍珠母30克（先下），生牡蛎30克（先下），丹皮9克，焦三仙30克，5剂。

二诊：精神抑郁及睡眠已好转，饮食增进，余无明显变化，舌脉同前，原方加黄芩9克，制礞石30克（先下），以增强清热化痰之功，6剂。

三诊：病情明显减轻，语言已基本正常，每晚能睡4～5小时，偶有情绪激动时而喜哭流泪，余好，舌苔转薄白，脉略弦滑，效不更方，原方继进6剂后一切正常而停药，以后未再反复。

［按语］癫狂症是两种不同类型的疾病。癫是疯疯癫癫，喜怒哭笑无常，沉默寡言，语无伦次，喜静嗜卧，如痴如醉；狂是躁狂易怒，不寐不饥，神识昏愦，不避亲疏，打人骂人，妄见妄言，逾垣上屋等。其病因多与情志不遂有关，治当疏肝解郁，理气化痰，泄火安神为法。

例一属于狂症，宜清肝泻火，化痰安神为法，方用温胆汤和礞石滚痰丸化裁。方中竹茹、陈皮、半夏、枳壳、甘草、茯神化痰理气；礞石、黄芩、熟军、生龙骨、牡蛎平肝泻火豁痰；菖蒲、远志、枣仁养心安神。进5剂而诸症大减，原方减熟军，加南沙参、麦冬、朱砂以增养阴生津安神之功。继进5剂后，未再出现精神症状，后以原方增损连服55剂而获痊愈，且随访5年亦未复发。

例二属于癫症，治当疏肝解郁，安神化痰为法，方用柴胡舒肝散、酸枣仁汤化裁。方中柴胡、当归、白芍、川芎、香附、郁金疏肝理气解郁；陈皮、半夏、枣仁、远志、珍珠母、生龙骨、牡蛎化痰而安心神；丹皮泻血中之伏火，焦三仙健脾助运。进5剂症状好转，但精神症状未见明显变化，原方加黄芩、制礞石以增强化痰清热之功，连服12剂而诸症平。

## 37. 癔 症

例一：惊恐症

王×，女，18 岁，1977 年 7 月 11 日初诊。

[主症] 2 日来精神紧张，惊恐，抽搐一次。

[病史] 患者于昨天因见一男孩玩蛇后，以致精神紧张惊恐引起抽风一次，抽时两目上视，口眼歪斜，牙关紧闭，角弓反张，四肢抽搐，经捏人中穴，数分钟后即醒。此后即出现神经紧张，不能提及此事，每谈起即恐惧，痛哭流泪，胸部憋闷，气滞不舒，精神呆滞，不思饮食，乏力，来诊时其母代述亦恐惧啼哭。既往有贫血和月经不调史。

[诊察] 急性病容，营养发育中等，五官正常，心肺未见明显异常，腹软，肝脾未触及，舌边有齿痕，舌苔薄白，脉象细弦。

[辨证] 病起于精神紧张惊恐而引起的抽风，经云："诸风掉眩，皆属于肝。"说明抽风与肝有关；惊恐伤肾，肾与心乃水火之脏，肾虚水不济火，以致心神失守，故出现精神紧张、呆滞，甚则痛哭流涕；大怒伤肝，惊恐亦易动肝气，肝气郁滞，则胸憋闷不舒，脉象细弦；肝木乘脾，则脾虚而运化失司，不思饮食、乏力等。

[治则] 疏肝化痰，养血祛风安神。

[方药] 竹茹 9 克，枳实 9 克，半夏曲 9 克，陈皮 9 克，当归 9 克，僵蚕 9 克，茯苓 12 克，白芍 12 克，生地 12 克，制香附 12 克，甘草 6 克，柴胡 6 克，郁金 9 克，菖蒲 4.5 克，生龙骨、牡蛎各 30 克（先下）。3 剂。

二诊：药后未再抽风，精神好转，惊恐及痛哭现象已无，能自己诉述病情，饮食增进，大便日一行，仍有头晕心烦，胸憋闷，腹胀，舌苔薄黄，脉略弦。守原方减僵蚕，加麦冬9克，炙远志9克。3剂。

三诊：精神已正常，头晕心烦，胸憋闷亦明显减轻，舌苔薄白，脉缓和，效不更方，原方3剂调理而愈。

例二：肝郁气滞

李××，女，48岁，1981年3月2日初诊。

[**主症**] 突然抽搐月余。

[**病史**] 患者于1月27日因生气后突然心慌，憋气，抽搐，发作时二目紧闭，角弓反张，项背强直，四肢抽搐，经××医院急诊，给予针刺人中、合谷后，抽搐缓解，数分钟后又抽搐，连续3~4次，持续1小时始控制，以后数日发作1次，发作后身倦。胸憋闷气短，心悸怔忡，心前区刺痛，纳差。

[**诊察**] 舌尖红，舌苔薄黄，脉弦结代，血压130/80mmHg。

[**辨证**] 怒气伤肝，肝风内动，故突然胸憋闷气短而抽搐；肝为火脏，心亦属火，心肝火旺而伤心阴，故心慌心悸怔忡，胸闷，心前区刺痛，脉弦结代；舌尖红，舌苔薄黄，均系心阴不足火旺之症征。

[**治则**] 先予益气养阴，宽胸理气，活血化瘀止痛。

[**方药**] 党参15克，麦冬15克，生地15克，丹参15克，炙甘草15克，炒枣仁15克，蒲黄10克，红花10克，赤芍10克，川芎10克，制香附10克，元胡10克，枳壳10克，薤白10克，檀香6克，瓜蒌30克，焦三仙30克。7剂。

二诊：胸憋闷气短，心前区刺痛均前明显减轻，3日前又因着急生气而抽搐又作，纳差，大便溏，日2次，余好，唇干，苔黄，脉细弦（结代已不显），心血瘀阻有通畅之机，唯肝郁失于疏泄，肝风内动未平，拟舒肝理气，祛风活血安神为法。

［**方药**］柴胡10克，当归10克，枳壳10克，制香附10克，郁金10克，川芎10克，红花10克，姜半夏10克，僵蚕10克，炒白术10克，陈皮10克，元胡10克，太子参20克，菖蒲6克，赤芍12克，茯苓15克，生龙骨、牡蛎30克（先下），焦三仙30克，蜈蚣3条。4剂。

三诊：心前区刺痛已无，心悸气短亦不显，胸憋闷较前减轻，仍乏差乏力，善太息，饮食二便均正常，舌苔薄黄，脉弦细，方已大效，步原方略有加减连服21剂后，病情基本治愈。

［**按语**］癔症属于神经精神性疾病，其临床特点为情感暴发，即情感色彩浓厚，神经脆弱，易受暗示。中医属于脏躁症，其发病原因主要由于心胸狭窄，肝火旺盛，爱生闷气，胆虚易惊或抽搐等，治当疏肝理气，祛风化痰，镇惊安神。方用柴胡舒肝散，温胆汤，枣仁安神汤、甘麦大枣汤等。

例一由于胆虚受惊恐而致，方用温胆汤化裁，方中竹茹、枳实、半夏、陈皮、茯苓、甘草、菖蒲清胆化痰而开心窍；柴胡、香附疏肝解郁；当归、生地、白芍养血柔肝；僵蚕、生龙骨、牡蛎平肝祛风止痉。仅进3剂精神症状大见好转，惊恐及痛哭现象消失，并能自己诉述病情，后以原方略有加减，继服6剂而痊愈。

例二是由于生气后肝郁气滞，兼胸痹心血瘀阻，故首方用瓜蒌薤白汤加益气活血化瘀、补心丹化裁，进7剂后胸憋闷及心前区刺痛明显减轻，又出现抽搐，二方故改用柴胡舒肝散、温胆汤化裁。方中柴胡、枳壳、香附、郁金舒肝理气；川芎、红花、赤芍、元胡活血化瘀止痛；陈皮、茯苓、半夏、菖蒲化痰而开心气；生龙骨、牡蛎、僵蚕、蜈蚣祛风平肝；太子参、白术、焦三仙益气健脾。进4剂后未抽搐，心前区痛亦止，心悸气短胸闷均明显减轻，后步原方略有进退继服21剂病情基本治愈。

## 38. 癫 痫

丁××，女，51岁，1981年3月2日初诊。

［主症］突然晕厥，不省人事，日犯1~2次已十余日。

［病史］患者于2月20日始突然晕厥，昏不知人，两目及牙关紧闭，手足发凉，持续3个多小时才缓解，以后每天犯病1~2次，每次30分钟左右，曾经某医院急诊检查脑电图高度不正常（左颞为主），考虑为癫痫病，给服中西药等未见好转。5年前曾有此病而突然晕厥，以后每年犯病1~2次。

目前胸憋闷，善太息，易气急，寐少，纳差，神倦乏力，二便正常。

［诊察］舌苔薄白，脉象细弱。

［辨证］患者素性急躁，肝气郁滞，故胸憋闷，善太息；肝旺气郁，生风生痰，上扰心神，以致突然晕厥，昏不知人，两目及牙关紧闭，手足发凉，心慌，寐少；肝木乘脾，则纳差，神倦乏力。此乃肝郁生风，兼心脾两虚之证也。

［治则］疏肝理气，祛风化痰，兼益心脾。

［方药］柴胡6克，硼砂6克，菖蒲6克，当归10克，枳壳10克，制香附10克，郁金10克，僵蚕10克，炙远志10克，白芍15克，生龙骨、牡蛎各30克（先下），莲子肉30克，蜈蚣3条，太子参20克，炒枣仁20克，青黛3克（分冲），朱砂3克（分冲）。14剂。

二诊：药后胸憋闷善太息已无，精神及睡眠基本正常，心慌亦好转，唯前天晕厥1次，未出现抽搐，约10分钟自行缓解，清醒后周身乏力。昨始又胃脘痛嗳气，纳差，脉细沉无力，舌苔薄白，原方减朱砂，加元胡10克、陈皮10克、姜半夏10克、焦三仙30克。14剂。香砂养胃丸，每次服1/2袋，日服2次。

三诊：胃痛已止，嗳气亦无，3日前因生气后又晕厥1次，不省人事，约20分钟后始缓解，伴头晕，纳差，舌苔薄黄，脉细弦，原方减元胡、香砂养胃丸，加生石决30克（先下），14剂。

四诊：近2日来又晕厥2次，分别于10余分钟和数分钟缓解，现唯头晕乏力，纳差，时有恶心，舌苔薄黄，脉象细弦，步原方化裁。

**[方药]** 青黛3克（分冲），硼砂6克，莲子肉30克，焦三仙30克，僵蚕10克，郁金10克，菖蒲10克，陈皮10克，姜半夏10克，炒白术10克，甘草10克，太子参20克，蜈蚣3条。35剂。

五诊：最近1个多月来一直未犯病，亦无明显不适，舌苔薄白，脉沉细，复查脑电图为轻度异常，病情已基本控制，拟原方为丸以巩固疗效。

原方4剂，共碾细面，水泛为丸，每次服10克，日服2次。随访数年未再犯病。

**[按语]** 癫痫俗称“羊痫风”，是一种常见的神经性疾病。其证候表现为发作时突然晕倒，不省人事，口吐涎沫，两目上翻，瞳孔扩大，对光反应消失，甚则呼吸暂停，面色苍白或青紫，常常为不定时的发作。一般有大发作和小发作之分，大发作神志丧失，全身抽搐，持续时间5～30分钟，小发作为短暂神志丧失，持续数秒钟或半分钟左右，有间断数日数周或一年以上发作一次，有一日数次或数十次不等（多为小发作）。中医认为有“阴痫”、“阳痫”之分。本案属于肝风内动、气阴、心脾两虚之证，治当平肝祛风，疏肝理气化痰，益气养血之法，方用柴胡舒肝散、黛硼散、人参归脾丸化裁。方中柴胡、枳壳、香附、郁金舒肝理气解郁；青黛、硼砂、菖蒲、远志化痰而开心气；僵蚕、蜈蚣祛风止痉；太子参、枣仁、生龙骨、牡蛎、当归、白芍、莲

子肉、朱砂益气养血安神镇惊。进14剂而诸症稍减，睡眠正常，但因生气后胃痛复发，嗳气，原方减朱砂，加元胡、陈皮、姜半夏、香砂养胃丸以理气止痛，和胃降逆，继进14剂后，胃痛止，嗳气除，唯仍有时出现晕厥，原方减元胡、香砂养胃丸，加生石决以加强平肝祛风之功，又进14剂后，晕厥时间较前缩短，余症亦明显好转，步原方略有加减，连进35后而诸症平，后按原方改汤为丸以巩固疗效，经随访数年未再犯病。

## 39. 肾　炎

### 例一：急性肾炎

付××，女，16岁，1977年3月24日初诊。

［主症］2日来发热恶寒，流涕。

［病史］患者于2年前曾罹肾炎，经某医院治疗，约半年左右治愈。近2日来因患感冒而发热恶寒，流涕，咳嗽痰不多，时有头痛，尿色黄。

［诊察］面色萎黄，舌尖赤，舌苔根部薄黄，中心薄白，脉象浮数，体温38.6℃，检查尿常规：蛋白（++），红细胞3~4个，白细胞0~2个，下肢无明显浮肿。

［辨证］患者原有肾炎史，近2日来因外感风邪而急性发作，故发热恶寒流涕，咳嗽痰少，头痛，脉象浮数；风为阳邪，风邪引动内热，故舌尖赤，苔根薄黄，溲少色黄，检查尿常规而出现蛋白，红、白细胞等肾阴不足，热移下焦之候。

［治则］宣肺解表，止咳化痰，佐以清利湿热。

［方药］生麻黄6克，陈皮6克，甘草6克，赤小豆15克，连翘12克，桑白皮9克，前胡9克，桔梗9克，生姜9克，茯苓12克，黄芩9克。5剂。

二诊：发热已退，恶寒亦除，仍咳嗽痰白黏，尿量增多已转清，复查尿常规亦转阴，舌苔根部薄黄，脉已缓和，为外感已解，肺热未平，治宜清肺止咳化痰。

［方药］桑白皮9克，炒杏仁9克，桔梗9克，前胡9克，炙杷叶9克，茯苓9克，黄芩9克，甘草6克，陈皮6克，连翘12克，川贝母4.5克。3剂。

三诊：咳嗽已平。余无明显不适，舌脉均正常，检查尿常规：蛋白（±），余（-），肾阴尚未全复，嘱服十味地黄丸以巩固之，以后曾多次检查尿常规均正常，随访数年亦未复发。

例二：血小板减少性紫癜肾炎

季××，女，20岁，1976年6月14日初诊。

［主症］紫癜反复发作已六七年。

［病史］患者六七年来周身经常出现紫癜，时好时犯，检查血小板减少，最低为$52\times10^9/L$。近一年多来时有鼻衄及牙衄，月经量多，七八天始净，常间断服中药，病情仍反复发作，最近2周来尿血，为粉红色，伴头晕乏力，食欲不振，余好。

［诊察］舌质稍赤，舌苔黄厚，脉象缓滑，今查血小板$86\times10^9/L$，出血时间4分，凝血时间1分，尿常规：蛋白微量，红细胞20～30个。

［辨证］心生血，脾统血，心脾不足，则头晕乏力，纳差；脾之统摄失司，以致血外溢于肌肤而为紫癜；肾主水，司二便，肾阴不足，命门火旺，则火热迫血妄行，下注膀胱而为尿血。

［治则］滋肾水以济心火，佐以健脾利湿，清热凉血止血之法。

［方药］太子参15克，生地15克，玄参12克，赤芍12克，阿胶珠9克，丹皮9克，焦栀子9克，焦三仙各9克，大蓟、小蓟各18克，藕节炭9克，白茅根30克，仙鹤草30克，黄芪18

克，大枣5枚。5剂。

二诊：血尿已明显好转，尿色稍深，但量仍少，周身紫癜亦减少，仍头晕乏力，纳差，腰酸痛，舌尖赤，苔转薄白，脉滑。检查血小板 $108\times10^9$/L，尿常规：蛋白（+），红细胞（-），白细胞3~5个，前方已显效，原方减大蓟、小蓟、焦栀子，加炒白术9克，车前子12克（包煎）。5剂。

三诊：一般情况好，纳增，尿较前多，仍头晕乏力，腰酸痛，睡眠多梦，四肢尚有散在紫癜，下肢毛细血管充血，舌苔白厚，脉缓滑，查血小板 $115\times10^9$/L，尿常规阴性。病已十愈八九，步原方化裁。

[**方药**] 太子参15克，生地15克，玄参12克，赤芍12克，白芍12克，首乌12克，车前子12克（先煎），丹皮9克，牛膝9克，阿胶9克（烊化），白茅根30克，鸡血藤30克，夜交藤30克，黄芪18克，大枣5枚。6剂后病获痊愈，随访数年未见反复。

例三：慢性肾炎（一）

方××，女，16岁，1980年4月14日初诊。

[**主症**] 浮肿4月余。

[**病史**] 患者尿频已数年，但检查尿常规无异常所见。于4月前因罹感冒、咽痛，以后出现颜面浮肿，下肢亦肿，腰痛，在某门诊部检查尿常规：蛋白（++++），白细胞少许，一直服中西药病情不见好转，仍颜面宣肿，腰酸痛，乏力，纳差，尿频，大便正常。

[**诊察**] 面色萎黄，精神不振，舌苔薄白，脉细弦滑，检查血总蛋白7克，白蛋白4.8克，球蛋白2.2克，尿常规：蛋白（+++），红细胞2个，白细胞6个，管型1~2个，血压130/90mmHg。

[**辨证**] 脾属土，司运化，脾虚则运化失司，故面色萎黄，神倦乏力，纳差；肾主水，司二便，肾虚水气不行，水化为湿，水湿外泛以致颜面及下肢浮肿，尿频数，腰酸痛等脾肾两虚之证。

[**治则**] 补肾健脾，利湿消肿。

[**方药**] 黄芪30克，白茅根30克，党参15克，茯苓15克，生地15克，泽泻15克，炒白术10克，丹皮10克，牛膝10克，炒杜仲10克，大腹皮10克，桑寄生20克，车前子12克（包煎）。10剂。

二诊：颜面浮肿明显消退，尿频亦好转，精神食欲增进，仍腰痛腿沉，乏力，脉细滑，舌苔薄白，复查尿常规：蛋白（+），红细胞（-），白细胞0～1个，上皮1～2个。前方见效，原方减大腹皮、白茅根，加山萸肉10克、川断10克、当归10克、白芍15克，28剂。

三诊：腰痛明显减轻，浮肿消退，精神较前又有好转，唯大便日2～3次，不稀，3日前查尿常规：蛋白（+），红细胞1～2个，白细胞0～1个，上皮细胞1～2个，舌苔薄白，脉缓有力，再步前方加减。

[**方药**] 黄芪30克，党参15克，熟地15克，苡仁米15克，丹参15克，炒白术10克，茯苓10克，山药10克，泽泻10克，大腹皮10克，车前子10克（包煎），当归10克，阿胶10克（烊化）。连进21剂后，一般情况尚好，病情已趋恢复，改用丸方以缓图之。

六味地黄丸、人参健脾丸，每次1丸，早晚交替服用，连服2月。

四诊：近日因上学感劳累，晨起腰痛，无明显浮肿，食欲、精神尚可，但检查尿常规不稳定，有时尿蛋白（+++），白细胞6～8个，颗粒1～2个，透明0～1个，舌苔薄白，脉滑，病情因劳累而反复，需改汤方以调之。

［**方药**］黄芪30克，白茅根30克，焦三仙30克，党参15克，生地、熟地各15克，桑寄生15克，山药10克，茯苓10克，泽泻10克，当归10克，牛膝10克，车前子10克（包煎），阿胶珠10克，炒杜仲10克，丹皮10克，菟丝子10克。14剂。

五诊：腰痛已无，精神食欲正常，余无不适，复查尿常规：蛋白（±），余阴性，肾功能：PSP 67.5%，尿素氮13mg%，二氧化碳结合力38.1容积%，舌苔薄白，脉象缓滑。效不更方，步原方继服21剂后，改方为丸。

原方加丹参15克，鹿角霜10克，陈皮10克，6剂，共碾细面，炼蜜为丸，每丸10克，每次服1丸，日服2次，服完后停药观察，以后未再反复。

例四：慢性肾炎（二）

李×，女，28岁，1976年9月2日初诊。

［**主症**］间断血尿5年。

［**病史**］患者1972年初因罹感冒后始腰痛尿血，检查尿常规不正常，曾间断服中西药一直未能痊愈。近3日来又因高热，体温持在39℃以上，嗓子痛，两侧扁桃体化脓，小便深褐色如浓茶。检查尿常规：蛋白（++），红细胞满视野，白细胞（-），某医院给注射青霉素和服西药后，昨日热退，扁桃体化脓已愈，嗓子痛亦减轻，唯饮食欠佳，溲短色深黄，无明显浮肿，月经正常。

［**诊察**］精神萎靡，咽红，扁桃体肿大Ⅱ度，舌质赤，舌苔薄黄，脉象细滑，心肺听诊未见明显异常，腹软，肝脾不肿大，腰部无扣击痛，血压92/66mmHg，尿常规：蛋白（++++），红细胞15~20个，白细胞1~3个，颗粒：管型少许，血沉27ml/h。

[**辨证**] 肾阴不足，阴虚火旺，火热下迫膀胱，以致5年来间断尿血；近因外感风邪而触发，故发高热咽痛，扁桃体红肿化脓；风为阳邪，风邪化热入于营血，下注膀胱而为尿血，现外感虽解，但肾阴未复，膀胱之热尚盛，溲短少而色深黄；然舌质赤，舌苔薄黄，脉象细滑等，均有阴虚内热之象。

[**治则**] 滋阴清热利湿，凉血解毒。

[**方药**] 生地18克，丹皮9克，藕节9克，赤芍12克，大蓟、小蓟各12克，怀山药12克，茯苓12克，玄参12克，泽泻12克，银花15克，木通6克，石韦30克，益母草30克。3剂。

二诊：精神好转，咽痛已除，尿色转浅黄，仍量少，纳差，复查尿常规：蛋白（++），红细胞8~12个，白细胞（-），未见管型，舌苔薄黄，扁桃体肿大Ⅰ度，咽微红，脉细软无力。前方已见显效，原方减藕节、玄参，加白茅根30克，车前子12克（包煎），焦三仙30克，6剂。

三诊：药后纳增，乏力亦好转，余无明显不适，尿常规：蛋白微量，红细胞0~1个，但尿量仍不多，舌苔薄白黄，脉细而弦，营血之热渐平，肾阴尚未全复，仍步原法。

[**方药**] 生地、熟地各15克，怀山药12克，茯苓12克，泽泻12克，赤芍、白芍各12克，车前子12克（包煎），丹皮9克，当归9克，黄芪18克，白茅根30克，石韦30克，益母草30克，焦三仙30克。继服6剂后，病情已基本恢复，改原方为丸以巩固疗效。

原方加阿胶9克（烊化），3剂共碾细面，炼蜜为丸，每丸9克，每服1丸，日2次。

[**按语**] 肾炎有急、慢性之分，是一种变态反应性疾病，其病因尚不完全明了，一般认为是由于感染、肾血管病变，代谢异常等引起。中医属于浮肿或水肿病的范畴，金匮有“五水”之称，其病因病机多与外感风邪之外因和肺脾肾虚之内因有密切关

系，概言之，急性肾炎多由外感风邪失宣散所致，治疗以宣散肺气利水为主，如因紫癜而并发肾炎者，多为阴虚血热，治疗以滋阴清热、凉血止血为主，慢性肾炎多因“脾虚”或“肾虚”所致，治疗以补脾肾为法，若慢性肾炎而急性（外感或血热所致）发作者，则当按急性肾炎论治。

本案例一属于外感风邪引起之迁延型肾炎急性发作者，故以宣散表邪为法，方用麻黄连翘赤小豆汤化裁，方中生麻黄、生姜疏风散寒，发汗解表；陈皮、桑白皮、前胡、桔梗、甘草宣肺止咳化痰；赤小豆、连翘、茯苓清热解毒利湿。进5剂而表解，发热恶寒悉除，尿常规亦转阴。唯咳嗽未平，改用桑杏汤加减，3剂后咳平，巩余焰尚存，改用十味地黄丸以善后。

例二属于久病气阴两虚之紫癜并发肾炎，首方用犀角地黄汤、小蓟子饮化裁，方中生地、赤芍、丹皮、玄参凉血清热；大蓟、小蓟、焦栀子、藕节炭、白茅根、仙鹤草凉血止血；黄芪、太子参、阿胶、大枣益气养血，使邪去而不伤正。进5剂后尿血明显好转，周身紫癜亦减少，唯仍乏力纳差，尿少。原方减大蓟、小蓟、焦栀子，加炒白术、车前子以健脾利湿。继进5剂后病情已十愈八九，血小板上升至$115 \times 10^9/L$，尿常规转阴，原方略有增损，又6剂而病获痊愈，以后亦未复发。

例三虽发病仅数月，但根据临床症状和尿常规的变化，属于慢性肾炎脾肾两虚之浮肿，方用参芪四君、六味地黄丸化裁，方中黄芪、党参、白术、茯苓益气健脾；寄生、牛膝、杜仲强腰补肾；泽泻、大腹皮、车前子利湿消肿；白茅根、生地、丹皮清热凉血，进10剂后浮肿明显消退，精神饮食增进，仍腰腿酸痛乏力，原方减大腹皮、白茅根，加山萸肉、川断、当归、白芍以增强补肾养血之功，连进28剂后诸症显减，后步原方略有加减继进21剂病情基本治愈。此后因上学劳累使病情略有反复，仍步原法调理月余而痊。

例四属于慢性肾炎间断尿血数年不愈，因感冒而尿血又加重，首剂用小蓟子饮、六味地黄丸化裁，方中大蓟、小蓟、生地、丹皮、藕节、赤芍、玄参滋阴清热，凉血止血；茯苓、泽泻、山药、木通、石韦健脾利湿；银花清热解毒；益母草活血化瘀，使瘀去而血自止。进3剂而咽痛除，精神好转，尿血亦明显改善，原方减藕节、玄参，加白茅根、车前子、焦三仙继服6剂后病情已愈大半，后以归芍地黄汤加减，再进6剂病情即基本治愈，后以原方为丸以巩固疗效。

## 40. 尿毒症

井××，男，58岁，1983年9月28日初诊。

[主症] 尿少，头晕乏力，下肢浮肿20余日。

[病史] 患者于9月初饮食逐渐减少，经某医院检查肝功能，转氨酶305U，给口服云芝肝太等保肝药物治疗后，转氨酶降至150U。于11月初又突然出现无尿，颜面浮肿，精神萎靡，即至附近医院急诊抢救，当时检查尿素氮83.8mg%，二氧化碳结合力22.4体积%，24小时尿量为150ml，诊断为尿毒症。经用利尿剂及抗尿毒症药物治疗后，尿量稍增，精神好转，但下肢又出现浮肿。9月18日复查尿素氮91mg%，二氧化碳结合力27.1体积%。该院认为没有好的治疗方法，动员他院治疗。

患者来诊时，由其家属扶持而来，精神倦怠，头晕乏力，腰膝酸软，颜面及下肢轻度浮肿，尿量较少，日750ml左右，畏寒肢冷，口干喜热饮，大便干2~3日一行。

[诊察] 急重病容，精神萎靡，面色㿠白，舌质淡，舌苔白黄润，脉象沉细，下肢可凹性浮肿Ⅰ度。

[辨证] 肾主气化，司二便，今患者肾阳虚衰，气化失司，清阳不升，浊阴不降，故头晕乏力，尿少或无尿；肾虚水气不

行，以致水化为湿，湿困脾阳，水湿外泛溢于肌肤而为浮肿；至于精神萎靡，面色晦暗，畏寒肢冷，脉象沉细，舌质淡，舌苔黄，大便干等为上虚下实，寒热杂错之症征。

[**治则**] 温补肾阳，利湿消肿，佐以泻实为法。

[**方药**] 制附块10克（先煎），山药10克，丹皮10克，山萸肉10克，陈皮10克，牛膝10克，川断10克，熟地15克，茯苓15克，泽泻15克，大腹皮15克，车前子15克（包煎），肉桂5克，生大黄9克。5剂。

二诊：颜面浮肿消退，尿量增多，24小时尿量达1430ml，精神饮食好转，腰膝酸软亦减轻，大便已不干，仍恶寒，舌苔转红，苔白黄褐厚腻，脉细弦，前方已效，原方加炒苍术10克、黄柏10克，以增强清利湿热之功，10剂。

三诊：诸症明显明显减轻，下肢浮肿亦消，尿量较多，唯近三日来下肢麻木，舌脉同前，原方减黄柏、大黄，加木瓜、鸡血藤、赤芍等舒筋活血之品，连服20余剂后，于12月19日复查肾功能：钾4.5mg%，钠140mg%，氯107mg%，肌肝2.4mg%，尿素氮29mg%，二氧化碳结合力59体积%，病情基本治愈。

[**按语**] 尿毒症是由急、慢性肾功能衰竭而造成的实质损害，代谢功能紊乱所致。中医认为是由于久病肾阳衰竭，气化功能失司，清气不升，浊气上逆，侵犯脑络而引起的，治当温清并用，升清降浊法，方用桂附地黄汤、温脾汤化裁，方中附片、肉桂温肾而升清阳；熟地、山药、丹皮、川断、牛膝滋阴补肾，使桂附温而不燥；茯苓、泽泻、大腹皮、车前子利水消肿；大黄泻热降浊；陈皮理气消胀，使全方补而不滞，滋而不腻，温而不燥，共奏升清降浊，温补渗泻之功。进5剂后浮肿减轻，尿量增多，大便通畅，精神食欲好转，唯舌苔黄腻，原方加黄柏、苍术以增强清热利湿之效，继进10剂而诸症大减，浮肿消退，唯下肢麻木，巩系脉络不畅，气血不荣于四末故也，故步原方减黄

柏、大黄，加木瓜、鸡血藤、赤芍以舒筋活血通络。连进20余剂后诸症悉平，复查肾功能已基本恢复正常。

## 41. 尿崩症

姜××，女，40岁，1981年1月20日初诊。

［**主症**］口渴尿频数已2月余。

［**病史**］患者近2月来口渴喜饮，每天喝两暖水瓶（约5000ml），尿频数，日十数次，嗓子有麻辣感，头晕乏力，寐差梦多，腰及足跟痛，纳可，大便溏薄，日2～3次。

既往因脑垂体瘤内分泌停止18年。

［**诊察**］舌苔薄白黄，脉沉细弦，检查尿比重1.006。

［**辨证**］肾虚火旺，胃热灼津，以致口渴喜饮，嗓子有麻辣感；肾司二便，肾虚则下元不固，故尿频数，大便溏薄，腰及足跟痛；心肾同源，肾虚而心火亢，心神不宁而寐差梦多，头晕乏力。此属肾虚胃热消渴，心肾不交之证。

［**治则**］滋阴清热，生津止渴，交通心肾。

［**方药**］太子参20克，炒枣仁20克，麦冬12克，五味子10克，山药10克，炙远志10克，乌梅肉10克，木瓜10克，牛膝10克，炒杜仲10克，生地、熟地各15克，丹参15克，生龙骨、牡蛎各30克（先下），鸡血藤30克，肉桂3克，黄连6克。12剂。

二诊：口渴减轻，尿频数好转，寐少梦多亦见好，仍头晕痛，腰腿及左膝关节痛，左手麻木，大便溏薄，日3～4次，舌苔薄白，脉象沉弦，足跟部X线照像，诊为两侧跟骨骨刺，原方加黄芪20克、当归10克、川芎10克，14剂。

骨刺丸，每次服1丸，日服2次。

三诊：渴减大半，每日约喝一暖瓶（约2500ml），唾液增多，嗓子麻辣感已无，尿频已不显，唯时有头痛，腰痛较前重，大便仍日4～5次，不消化，舌苔薄白，脉细缓。前方显效，原方减炙远志，枣仁，加补骨脂10克、肉豆蔻10克、焦三仙30克，7剂。

四诊：口渴尿频已无，唯大便仍溏薄，腰腿痛，舌苔薄黄，脉沉细弦，检查尿比重1.016，尿崩症已基本治愈，步原方7剂以巩固之。

［按语］尿崩症是由于下丘脑神经脑垂体机能减退，抗利尿激素分泌过少而引起的疾病。其主要临床证候表现为多尿，口渴多饮等，中医属于消渴症的范畴。治疗以滋阴清热、生津止渴为主，方用人参乌梅丸、生脉饮化裁，方中人参、麦冬、生地、熟地、五味子、山药扶正滋阴清热生津；黄连、乌梅、木瓜苦寒清热，酸甘化阴；炙远志、枣仁、生龙骨、牡蛎镇静安神；杜仲、牛膝、丹参、鸡血藤补肾强腰膝、活血通络；肉桂温补肾阳而固下元，且有引火归元之妙。进12剂而诸症减，但因出现手麻、腰及足跟痛不见好转，步原方加黄芪、当归、川芎以增强益气养血活血之功，继进14剂后病已十愈七八。后以原方略有加减再进7剂，病情基本恢复，检查尿比重1.016，亦已恢复正常。

## 42. 遗精、滑精

例一：遗精

邢××，男，55岁，1973年12月6日初诊。

［主症］遗精8年。

［病史］患者8年来遗精，始为2～3周1次，以后逐渐加重，每周1次或1～2次，且婚后已7年无生育，因之精神和思想负担很重，神倦乏力，消瘦，头晕耳鸣，寐少梦多，腰酸痛，

曾一直服中药不见好。

[**诊察**] 舌质稍淡，舌苔薄白，边有齿痕，脉沉细无力，血压 90/60mmHg。

[**辨证**] 肾主藏精，为生命之源，肾虚则精关不固，以致梦遗，耳鸣，腰酸痛，婚后不育；肾为水脏，水虚不能济火，故心气不足，神不守舍，头晕乏力，消瘦，寐差梦多等心肾两虚之候。

[**治则**] 补肾涩精，益气安神。

[**方药**] 熟地 36 克，怀山药 15 克，锁阳 12 克，山萸肉 12 克，枸杞子 12 克，莲子肉 12 克，女贞子 12 克，芡实 30 克，煅龙骨、牡蛎各 30 克（先下），生黄芪 30 克，仙灵脾 30 克，炒枣仁 24 克，首乌藤 24 克。7 剂。

二诊：遗精已好转，腰酸痛及头晕耳鸣亦减轻，精神增进，血压较前升高 110/70mmHg，但睡眠仍不好，舌质转红，苔净，脉细有力，原方 7 剂。

三诊：未再遗精，头晕耳鸣及腰酸痛均减轻，睡眠见好，饮食二便正常，舌光苔少，脉细缓，病情已基本恢复，再步前法做丸药一料以巩固之。

[**方药**] 熟地 60 克，山药 60 克，芡实 60 克，锁阳 60 克，山萸肉 36 克，巴戟天 36 克，枸杞子 30 克，菟丝子 30 克，女贞子 30 克，肉苁蓉 45 克，首乌 45 克，仙灵脾 90 克，生黄芪 90 克，砂仁 15 克。

照方一料，共碾细面，炼蜜为丸，每丸 9 克，每服 1 丸，日服 2 次。

经随访遗精已愈，其爱人怀孕生一男婴，病人非常感谢。

例二：滑精

刘××，男，31 岁，1977 年 12 月 3 日初诊。

［主症］滑精半年余。

［病史］患者于半年前始滑精，日渐加重，始为1月左右犯1次，现3～10日1次，伴小腹及下肢发凉，下肢并有蚁行状，睾丸有往上抽感，上半身有汗，下半身无汗，无阳痿现象，寐可，饮食二便正常。

［诊察］舌苔薄白，脉细略滑。

［辨证］肾为水火之脏，藏精生髓，如肾阳不足，精气不固而外泄，故滑精；肝肾同源，若肾阳不足，则肝阳亦受损，少腹睾丸为肝经络脉循行之处，肝寒阻滞，则少腹发凉，睾丸有上抽感；然上半身有汗，下半身无汗，并下肢发凉有蚁行感，亦属肾阳虚不荣四末，累及心阳而汗出故也。

［治则］补肾固精，益阴和阳。

［方药］熟地18克，山药12克，山萸肉12克，枸杞子12克，锁阳12克，肉桂3克，金樱子9克，芡实24克，煅龙骨、牡蛎各30克（先下），肉苁蓉15克，黄芪15克。12剂。

［按语］药后十余日未滑精，仅前天滑精1次，上半身出汗明显减少，下半身及脚心已有汗，但下肢仍发凉，睾丸上抽感如故，舌质胖嫩，舌苔薄白，脉沉细右甚。原方加制附片9克（先煎）、菟丝子12克，以温肝肾之阳，18剂。

三诊：最近一直未再滑精，唯日前因游公园劳累后滑精1次，量少，下肢已不发凉，手足心均有微汗，唯睾丸微有上抽及下肢蚁行感，舌苔薄白，脉细缓有力，方已大效，仍步原法。

［方药］熟地24克，黄芪24克，山药12克，金樱子12克，桂元肉12克，菟丝子12克，莲子肉12克，白芍18克，锁阳15克，枸杞子18克，肉苁蓉15克，煅龙骨、牡蛎各30克（先下），女贞子9克。12剂。

四诊：滑精已无，下肢蚁行感亦消失，唯睾丸偶有上抽感，舌脉平，病已基本治愈，拟改汤为丸以巩固疗效。

原方加补骨脂12克，巴戟天12克。3剂共碾细面，炼蜜为丸，每丸9克，每服1丸，日服2次。

[按语] 盖肾主蛰而藏精，若肾虚精失所藏而外溢，因梦交精液外泄者，谓之梦遗；不因梦而精自出者，谓之滑精。然梦出于心，因心有所感，故梦而泄。其治疗原则，以补肾固精、养心安神为主。

例一由心肾不交而遗精，治当交通心肾而涩精，方用锁阳固精丸、酸枣仁汤化裁，方中锁阳、芡实、莲子肉、山萸肉补肾涩精；熟地、山药、枸杞子、女贞子、仙灵脾温补肾阳；酸枣仁、煅龙骨、牡蛎、首乌藤养心安神；黄芪益气，寓气药于大队滋阴药之中，以防守而不走，滋而不滞，共奏益气补肾养心之功。进7剂而诸症好转，原方继进7剂而病情基本治愈，后以原方化裁为丸以巩固疗效。

例二为肾虚精关不固而滑泄，治当补肾固精，方用锁阳固精丸、桂附地黄丸化裁，方中锁阳、金樱子、芡实、煅龙骨、牡蛎补肾固精；熟地、山萸肉、山药、枸杞子、肉苁蓉补肾而充精髓；肉桂温命门火而散肝寒，黄芪益气以升清阳，黄芪与肉桂同用，一升一散，一温一补，使肝寒得散，囊缩得解。进12剂后症稍减，但少腹发凉、睾丸上抽感如故，原方加制附片、菟丝子以增强温补肝肾之用，继进18剂后病愈十之八九，后以原增损为丸而收全功。

## 43. 强中、阳痿

例一：强中

孙××，男，25岁，1980年6月5日初诊。

[主症] 阴茎易勃起半年余。

[**病史**] 患者半年来阴茎易勃起，尿急，尿后流白浊，恶心，寐不实梦多，腰膝酸软，神倦乏力，小腹胀，大便干，4~5日一行，曾间断服中药不见好。

[**诊察**] 舌苔白黄，脉象弦滑，查尿常规：红细胞偶见，结晶盐多量，上皮少许。

[**辨证**] 肾阴不足，命门火旺，则阳强不倒；肾阴虚而湿热下注，则腰膝酸软，尿急，小便流白物；由于肾阴虚，不能上济心火，则寐不实而梦多；然神倦乏力，恶心纳差，腹胀满，大便干结等，为脾胃之阴不足，运化失司之候。

[**治则**] 滋补肾阴，清热利湿，养心健脾。

[**方药**] 知母15克，茯苓15克，泽泻15克，乌药15克，车前子15克（包煎），黄柏10克，山药10克，丹皮10克，益智仁10克，白术10克，姜半夏10克，萆薢30克，黄芪30克，炒枣仁30克，生龙骨、牡蛎各30克（先下），生地黄20克。10剂。

二诊：阴茎易勃起已好转，小便白浊亦明显减轻，尿急、腹胀均见好，大便已不干，睡眠正常，唯阴茎刺痒，舌脉同前，原方加赤芍12克、连翘20克，10剂。

三诊：阳强已消失，尿急、腹胀亦不显，唯尿中偶有白浊，余无不适，脉缓滑，舌苔薄黄，原方5剂而获痊愈。

例二：阳痿

吴××，男，42岁，1974年12月24日初诊。

[**主症**] 阳痿不举已8年。

[**病史**] 患者8年来阳事不举，滑精，头晕心慌，腰腿酸软无力，胸胁憋闷疼痛，善太息，寐少梦多，嗳气，纳差，大便日二行，先干后溏，查肝功能一直不正常，曾服中西药不见好转，乃求治于予。

［诊察］舌苔薄白黄，脉弦而结代，检查肝功能：转氨酶480U，麝絮（+）。

［辨证］前人有“房劳伤肾”之说，阳痿的病因病机，主要是由于房劳或其他原因引起的肾阳虚损，以致腰酸痛，阳事不举、精气外泄而滑精；肾气通于心，肾虚则心气亦虚，心神失守，寐差梦多，头晕心慌；肾病及脾，则纳差乏力，便溏；肝肾同源，肾虚肝旺，则肝郁气滞而胸懑闷，善太息，嗳气等肝胃气逆之证。

［治则］补肾壮阳固精，安神健脾，佐以理气和胃。

［方药］柴胡6克，白芍12克，锁阳12克，青皮、陈皮各9克，甘草9克，女贞子9克，枸杞子9克，金樱子9克，佛手9克，茯神15克，太子参15克，芡实15克，焦三仙30克，生龙骨、牡蛎各30克（先下）。6剂。

二诊：胸懑闷痛、嗳气已无，头晕心慌亦大减，纳增，睡眠好转，仍乏力，右胁下痛，阳痿、滑精均未见改善，舌脉同前，肝气已平，心神得宁，唯阳痿滑精如故，拟补肾壮阳固精为主之法方。

［方药］生地、熟地各18克，芡实18克，山药15克，枸杞子9克，金樱子9克，女贞子12克，茯苓12克，菟丝子12克，锁阳12克，生龙骨、牡蛎各30克（先下），仙灵脾30克，仙茅30克，陈皮4.5克，焦三仙24克。6剂。

三诊：未再遗精，阳痿亦好转，头晕心慌乏力已无，精神食欲大增，舌苔薄黄，脉细弦已无结代。效不更方，原方6剂，服后病情继续好转，后以原方略有加减连服30余剂，阳痿滑精均获治愈，肝功能亦明显下降，但未达正常，继续门诊治疗。

［按语］强中、阳痿均系性功能疾病，其病理机制与肾虚有密切关系。如肾阴不足，命门火旺，则阳强不倒；若肾阳不足，命门火衰，则阳事不举。但其治疗原则，则大相径庭，一以滋肾

阴，泻命火为法；一以壮肾阳，温补命火为法。

本案例一属于阴虚火旺，阳强不倒，重在滋阴泻火，方用知柏地黄汤化裁。方中生地、山药、丹皮滋补肾阴；知母、黄柏泻命门之火；枣仁、生龙骨、牡蛎镇心安神；白术、茯苓、黄芪益气健脾；益智仁、乌药、泽泻、车前子、萆薢理气消胀，清利膀胱之湿热。进10剂而诸症明显好转，唯阴茎刺痒，原方加赤芍、连翘以增强清热解毒之功，继进10剂后阳强已无，其他症状亦基本消失，步原方再进5剂即完全治愈。

例二属于肾阳不足，阳事不举，重在温肾壮阳，首方用锁阳固精丸、柴胡舒肝散化裁。肝郁虽有好转，但阳痿效不显，故二方改用二仙汤为主。方中二仙汤、枸杞子、菟丝子温肾壮阳；生地、熟地、山药、女贞子、茯苓滋补肾阳；锁阳、芡实、金樱子、生龙骨、牡蛎固肾涩精；陈皮、焦三仙理气健脾。进6剂后而滑精止，阳痿亦好转，余症均有改善，原方再进6剂病情已愈大半，后以原方略有加减连服30余剂后，使数年屡治不愈之阳痿、滑精均获治愈，随访数年亦未再犯。

## 44. 男性不育（精子减少症）

林×，男，32岁，1986年7月26日初诊。

[**主症**] 婚后不育已6年。

[**病史**] 患者于1980年结婚至今无生育，其爱人妇科检查无异常，最近经某医院检查精子成活率为30%，腰酸无力，健忘，寐差，纳呆，大便不成形，日1~2次，并有胃脘隐痛史10余年。

既往曾患急性黄胆型肝炎，治愈。

[**诊察**] 舌质暗红，苔白稍厚，脉细弦滑。

[**辨证**] 肾主藏精，为生命之源，肾虚则精液不足，故见腰

酸无力，精子减少，成活率低而不育；心肾同源，肾虚则心血失养而寐差，健忘；若肾病及脾，则纳呆、胃脘隐痛，大便不成形等脾胃虚弱之证。

［治则］补肾益精髓，佐以健脾胃安神为法。

［方药］生地、熟地各15克，肉苁蓉15克，山药10克，山萸肉10克，枸杞子10克，菟丝子10克，潼蒺藜10克，鹿角霜10克，巴戟天10克，炒白术10克，生黄芪30克，生龙骨、牡蛎各30克（先下），焦三仙30克。7剂。

二诊：腰酸无力好转，记忆力增强，睡眠亦见好，纳可，唯晨起脐周隐痛，便后痛减，进食后胃脘痛，大便不成形，舌脉同前。前方见效，原方加陈皮10克，元胡10克，以理气和胃止痛。7剂。

三诊：腰酸无力及胃脘痛已基本消失，大便成形，仅感腹部不适，舌质暗，苔白，脉细弦。效不更方，原方连进28剂。

四诊：一般情况好，唯近来右胁下隐痛，嗜睡，饮食二便正常，舌质红，苔薄白，脉细弦滑，原方加柴胡10克、郁金10克以舒肝理气止痛，7剂。

五诊：诸症悉平，唯大便溏，日2~3次，矢气多，昨化验精子成活率为70%，活动变活跃，舌质已不红，舌苔薄白，脉弦滑，原方减元胡、柴胡、郁金，加首乌10克。连服21剂后，其爱人即怀孕，产一男婴甚健。

［按语］精子活动不活跃，成活率低，乃精细管机能减退，中医属于肾虚精液不足证。《内经》谓："肾主藏精"、"丈夫……二八，肾气盛，天癸至，精气溢泻，阴阳和，故能有子。"说明生育与肾气盛衰有密切关系。

本案因肾气虚，精液不足（精子成活率低），以致婚后数年不育，治当补肾益精为主，方用大补阴丸、五子衍宗丸、六味地黄丸化裁。方中生地、熟地、山药、山萸肉滋补肾阴；枸杞子、菟丝子、潼蒺藜、鹿角霜、巴戟天温补肾阳而生精髓；生龙骨、牡蛎安神定志；生黄芪、炒白术、焦三仙益气健脾。进7剂而诸症减，唯胃脘隐痛如故，原方加陈皮、元胡以理气和胃止痛，继进7剂而胃痛基本消失，余症亦明显好转。原方连进28剂，服后一般情况好，唯出现右胁下隐痛，再步原方加柴胡、郁金以舒肝理气。7剂后右胁痛亦消失，复查精子成活率为70%，活动变活跃，已属正常范围。仍步原方减元胡、柴胡、郁金，加首乌又连服21剂后，其爱人即已怀孕，产一男婴甚健，夫妻非常高兴并致谢意。

## 45. 精囊炎、前列腺炎

王××，男，46岁，1987年8月13日初诊。

[主症] 精液带血，少腹胀痛3月余。

[病史] 患者3个多月来精液中带血或纯血样物，少腹胀痛，并放射至下肢亦痛，经某西医院检查，诊为“精囊炎”、“前列腺炎”，曾一直服PPA、痛净、呋喃坦啶及注射水剂青霉素等，病情不见好转，伴神倦乏力，纳差。

[诊察] 舌苔黄厚腻，脉象弦滑。

[辨证] 精液带血或纯血，属于肾阴不足，阴虚火旺，热邪迫血下行，内蕴膀胱，以致少腹胀痛，并放射至下肢亦痛，精液中带血或纯血；水虚木旺侮土，故见神倦乏力，纳差等运化失司之候。

[治则] 清热滋阴凉血，健脾利湿。

[方药] 萆薢30克，白茅根30克，蒲公英30克，泽泻15克，茯苓15克，乌药15克，车前子15克（包煎），制香附10克，丹皮10克，牛膝10克，炒栀子10克，赤芍12克，生地20克，南沙参20克，焦三仙30克。7剂。

二诊：精液中带血已显著减少，少腹胀痛及窜痛亦减轻，纳增，唯近日时有心慌乏力，寐差，舌苔转薄黄，脉弦滑，血热已减，唯心阴不足，原方加生龙骨、牡蛎各30克，炒枣仁30克，合欢花15克，7剂。

三诊：精液中仅见血少许，少腹微痛，下肢放射痛已无，心慌乏力、寐差亦好转，舌脉同前，原方继进7剂后，病情基本治愈。此后曾复发，仍步原方法调理亦获良效。

［**按语**］精囊炎、前列腺炎，中医属于肾阴不足，阴虚火旺，为热迫血妄行，下注膀胱，以致精液中带血或纯血，治当滋阴清热凉血止血，方用萆薢分清饮、犀角地黄汤化裁。方中生地、赤芍、泽泻、茯苓、车前子淡渗利湿；制香附、乌药理气止痛；南沙参、焦三仙健脾助运；蒲公英、败酱草清热解毒；牛膝引药下行。进7剂后即症减，由于肾阴虚不能济心火，故心阴亦受损，原方加生龙骨、牡蛎、枣仁、合欢花养心安神，连进14剂而病情基本治愈。后虽曾复发，仍步原方治疗亦收良效。

## 46. 尿　血

例一：

樊××，女，30岁，1975年1月3日初诊。

［**主症**］尿血间断发作六七年。

［**病史**］患者于六七年来尿血，时好时犯，多在劳累后犯病。近3月来发作较频，半月前始又尿血，服中西药不见好转。现尿色深褐，尿频，尿痛，小腹胀，腰酸痛，乏力，纳差。

［**诊察**］舌苔根部薄黄，脉象细滑，检查尿常规；红细胞30~35个，白细胞5~7个。

［**辨证**］肾阴不足，阴虚火旺，火热迫血妄行，下注膀胱，

以致尿血、尿频、尿痛、腰酸痛；湿热内蕴膀胱，气化不行，故小腹胀满；然乏力，纳差，乃脾胃运化无权之候。

［**治则**］清热利湿，凉血止血。

［**方药**］萆薢30克，白茅根30克，乌药9克，益智仁9克，牛膝9克，川断9克，茯苓15克，大蓟、小蓟各15克，生地12克，赤芍12克，柴胡24克，木通6克，丹皮6克。3剂。

二诊：尿血、尿频、尿痛已无，小腹胀亦减轻，仍腰痛，晨起眼皮宣肿，寐少梦多，口干喜饮。复查尿常规：红细胞3～5个，白细胞1～3个，舌苔薄黄，脉缓滑。前方显效，原方减木通、大蓟、小蓟，加桑寄生30克，夜交藤24克。3剂。

三诊：诸证悉平，唯时有咽干咽痛，尿味腥臭，查尿常规已转阴，舌苔薄白，脉细缓，余热未清，拟知柏地黄汤化裁。

［**方药**］生地、熟地各12克，怀山药12克，丹皮9克，泽泻9克，茯苓9克，牛膝9克，车前子9克（包煎），玄参9克，知母9克，黄柏9克。继进3剂痊愈。

例二：

张××，女，36岁，1983年3月28日初诊。

［**主症**］尿血、尿频、尿急、尿痛20余天。

［**病史**］患者于3月6日始尿血、尿痛频急，尿意不尽，尿色深红如浓茶，尿道有灼热感，少腹亦胀痛，心烦急躁，口干喜饮，大便时干，曾服呋喃旦啶、土霉素、维生素C、分清止淋丸等，病情不见好转。

［**诊察**］舌质红，苔薄白，脉象细滑，检查尿常规：红细胞40～50个，白细胞30～40个。

［**辨证**］阴虚火旺，热迫血行，湿热内蕴膀胱，故尿血、尿急、尿频、尿痛，尿道有灼热感，少腹胀痛；阴虚水不济火，心火上炎，故心烦急躁，口干喜饮。

［治则］滋阴清热，凉血止血，解毒利湿。

［方药］萆薢30克，蒲公英30克，败酱草30克，白茅根30克，大蓟、小蓟30克，生地20克，赤芍12克，丹皮10克，甘草梢10克，炒栀子10克，木通10克，茯苓15克，泽泄15克，车前子15克（包煎），茜草15克。5剂。

二诊：尿血、频、急、痛均明显减轻，唯稍感腰痛，神倦乏力，舌苔薄白，脉滑，检查尿常规：红细胞0～3个，白细胞0～1个，病已十去七八，原方减木通，加桑寄生30克，5剂。

三诊：一般情况好，腰痛已除，尿量较多，唯2日来稍有尿痛，舌苔薄白黄，脉缓滑，检查尿常规已转阴，余热未尽之候。

［方药］生地20克，赤芍12克，丹皮10克，甘草10克，玄参10克，炒栀子10克，茯苓15克，泽泻15克，车前子15克（包煎），蒲公英30克，败酱草30克，白茅根30克。5剂而安。

［按语］尿血一证，其病因病机是由于肾阴不足，阴虚火旺，火热迫血妄行，下注膀胱而为尿血、尿频、尿急、尿痛等急性感染症状，治当滋阴清热，凉血止血，兼清利湿热之法，方用小蓟子饮、犀角地黄汤、导赤散、萆薢分清饮等化裁。

本案例一、二在治疗前均经某西医院诊断为泌尿系感染，曾用多种西药或中西药合治均惘效，而前来就医，余根据辨证施治的原则，按上述方药加减，分别服中药9剂和5剂，均获迅速治愈。

## 47. 淋　浊

殷××，男，36岁，1986年6月24日初诊。

［主症］小便白浊，尿频、短、痛1周。

［病史］患者近1周来尿中白浊，伴尿频、尿短、尿痛，3

日来小腹胀，下肢酸软无力，纳差，大便正常。

[**诊察**] 舌质红，舌苔黄而少津，脉象弦滑。

[**辨证**] 小便淋浊，是由于阴虚湿热下注膀胱，以致小便淋沥不断，尿中带白物而疼痛；膀胱为气化之腑，湿热内蕴，气化不行，故小腹胀满；阴虚火旺，木来乘脾，因之纳差下肢酸软无力；而舌质红，苔黄少津，脉象弦滑等均系阴虚火旺，热蕴下焦之证征。

[**治则**] 滋阴清热，利湿止淋。

[**方药**] 竹叶10克，木通10克，甘草10克，炒栀子10克，生地20克，萹蓄15克，瞿麦15克，制乌药15克，车前子15克（包煎），滑石30克（包煎），萆薢30克。5剂。

二诊：尿中白浊、尿痛、尿频、尿少均有减轻，仍小腹胀满，下肢酸软无力，纳差，舌苔黄腻，脉仍弦滑，原方加南沙参30克、黄柏10克，5剂。

三诊：尿痛、频、少已基本正常，尿中仍有白浊少许，下肢无力，近日腰酸，纳差，舌苔黄，脉象弦滑。病已十愈八九，仿知柏地黄丸善后。

[**方药**] 知母10克，黄柏10克，山药10克，丹皮10克，山萸肉10克，生地20克，茯苓15克，车前子15克（包煎），泽泻15克，牛膝15克，桑寄生30克，萆薢30克，焦三仙30克。7剂后痊愈。

[**按语**] 淋是小便淋沥不断，浊是精液外泄，其病因病机是由于阴虚火旺，湿热内蕴膀胱，迫精液外泄而随小便溺出故也。治当滋阴清热利湿，分清止淋，方用八正散、萆薢分清饮化裁。方中生地、栀子、滑石滋阴清热凉血；竹叶、木通、萹蓄、瞿麦、车前子淡渗利湿；萆薢分利清浊，乌药理气消胀，甘草和中解毒。进5剂而诸症减，唯下肢酸软无力，原方加南沙参益气养血，黄柏以清利膀胱湿热之功，继服5剂症状基本消失，后以知

柏地黄汤加减，再进7剂调理而愈。

## 48. 结 石

例一：右肾结石

高×，女，21岁，1977年12月21日初诊。

［**主症**］间断尿血9月余。

［**病史**］患者于3月初始尿血，某医院诊断为泌尿系感染，服中西药不见好转，经常出现血尿，检查尿常规：红细胞满视野，腰酸痛，两下肢沉胀。至9月27日经某医院作肾盂造影，怀疑肾积水，收住院作膀胱镜检查，发现输尿管有麦粒大小之结石数块，住院10天症状好转出院。

现左侧下腹部隐痛，时有腰部阵发性剧烈疼痛，神倦乏力，纳一般，小便短涩，伴午后低热，大便正常。

［**诊察**］舌苔薄白，脉细缓滑，体温37.1~37.3℃之间。

［**辨证**］肾司二便，与膀胱为表里，若肾阴不足，湿热内蕴于膀胱则为尿血，午后低热，神倦乏力；气血与湿热瘀结而为石淋，阻塞不畅，故下腹部隐痛，时有腰部剧痛，小便不利而涩少之证。

［**治则**］滋阴清热凉血，利湿通淋化石。

［**方药**］生地18克，茯苓15克，泻泄15克，海金沙15克（包煎），广木香15克，山药12克，车前子12克（包煎），丹皮9克，鸡内金9克，金钱草30克，六一散30克（包煎）。5剂。

三诊：低热已退，并尿出结石一块，如黄豆，大约0.5cm，经某医院摄片复查，输尿管结石阴影已无，唯左侧下腹部仍有隐痛，下肢沉胀，午后轻度浮肿，小便少，黄，复查尿常规转阴，舌苔少薄，脉细缓。原方减丹皮、六一散，加黄芪20克。9剂后下肢浮肿消失，但左下腹部胀隐痛如故，巩系余热未尽，步原方略有加减，继服12剂后而诸证悉平。

例二：尿路结石

岳××，男，50岁，1980年10月10日初诊。

**[主症]** 腰痛、右侧少腹痛3日。

**[病史]** 患者于10月8日始腰及右侧少腹部剧烈疼痛，会阴部亦痛，持续12小时，无呕吐，曾去某医院急诊，检查尿常规：红细胞满视野，余无异常，怀疑尿路结石，口服四环素、普鲁苯辛，并注射排那更、庆大霉素等，数小时后疼痛逐渐减轻，即带药回家。疗后3日患部又疼痛加剧，前来门诊就医。来诊时腰痛剧烈不能伸直，右侧少腹及阴囊亦痛，疼痛拒按，小便黄，少，淋沥不畅，尿时茎中痛，大便干，日一行。

**[诊察]** 急重病容，精神萎靡，面色暗黄，舌苔薄白，脉左斜飞，右沉细涩，腹软平坦，右腰部有扣击痛，且向右侧阴部反射，双侧腹股沟无肿物。

**[辨证]** 由于肾阴虚，湿热内蕴下焦，尿液受湿热煎熬，其中浊质逐渐凝结成砂石，砂石随小便排出则便艰涩，淋沥不畅，尿时茎中痛；阴虚则火旺，火热迫血妄行，以及砂石损伤血络，故尿中带血或血尿；腰为肾之府，肾与膀胱相表里，因砂石随尿排出而移动，阻塞排尿的通路，更因膀胱气化不行，故腰痛不能伸，少腹痛而拒按，并放射至阴囊亦痛等阴虚内热，湿热蕴结之石淋也。

**[治则]** 滋阴清热，利湿通淋，理气止痛。

**[方药]** 木通10克，竹叶10克，炒栀子10克，枳壳10克，焦军10克，车前子15克（包煎），六一散30克（包煎），金钱草30克，生地30克，石韦30克，海金沙30克（包煎），三七

面3克（分冲）。3剂。

二诊：精神好转，腰及少腹痛减轻，腰已能伸直，小腹仍胀，小便淋沥不畅，尿时茎中隐痛，大便已不干，舌苔白滑，脉细滑涩，腰部击痛不显，亦无反射痛。尿常规：蛋白微量，红细胞10~20个，白细胞0~1个，前方已效，原方3剂。

三诊：诸症明显减轻，偶有腰痛及少腹胀满，小便渐畅，量增多，唯尿时仍有隐痛，但茎中已不痛，仍有乏力感，纳良，大便正常。舌苔薄白，脉右沉细已不涩，邪渐去而正气已虚，原方加生黄芪20克以益气，6剂。

四诊：患者于3日前清晨2点时，突然尿痛，小便时排出砂石10余块，大的约2mm，小的约0.5mm。现一般好，唯近日胃有时胀痛，小便仍不畅，有隐痛。尿常规检查：红细胞0~2个，白细胞1~2个，并检查肾图及肾碘油造影均无异常。舌苔薄白，脉右弦细，膀胱湿热有清泻之机，巩余焰尚存。效不更方，继进原方10剂后，病获痊愈。

例三：肝内结石

唐×，女，54岁，1984年7月9日门诊。

[**主症**] 右胁肋痛及少腹痛20余年。

[**病史**] 患者20年来经常右胁下肝区部位，右侧少腹亦痛，曾多次检查肝功能均正常，1964年经某医院检查确诊为慢性阑尾炎，曾服西药惘效，但未能坚持治疗。目前胁下痛加重，如针刺样。近几日胃脘亦痛，口干，纳差，小便少，不畅，经某医院超声波检查，肝脏大小、厚径正常，肝内回声强度适中，分布均匀，肝内血管显示清晰，肝左前叶内可探及中0.4cm强回声，伴声影，胆囊、脾、胰腺厚径、形态正常。确诊为“肝内结石”（右前叶），前来门诊治疗。

[**诊察**] 脉象弦滑，舌苔薄黄津少，肝区压痛明显，但肝脾

触之均不大。

[**辨证**] 肝为多气多血之脏，肝郁气滞，气血瘀阻，脉络不畅，故右胁肋剧痛为针刺之状，并放射至少腹痛；肝郁日久而生湿热，湿热蕴结而为石；肝木乘脾犯胃，则胃脘疼痛，纳差等脾胃不和，运化失司之候。

[**治则**] 疏肝理气，和胃止痛，清热利湿而化石。

[**方药**] 柴胡15克，黄芩15克，车前子15克（包煎），赤芍、白芍各12克，枳壳10克，甘草10克，川楝子10克，郁金10克，广木香10克，陈皮10克，鸡内金10克，金钱草30克，元胡面3克（分冲）。5剂。

二诊：右胁肋剧痛稍减，仍胃脘痛，纳差，腹胀，口干，大便干，小便少涩，舌苔白黄，脉象弦滑，原方加焦军12克（后下），石韦30克。5剂。

三诊：进前方后，胁肋痛及胃脘痛均较前好转，饮食精神亦见好，仍口干，大便通畅，小便涩少亦较前痛快，舌脉同前，效不更方，原方7剂。

四诊：右胁肋刺痛大减，胃脘痛已止，饮食二便正常，唯近日因生气后，胸憋闷，善太息，心前区痛，寐不安，咽干痛，舌苔薄黄，脉弦略细，原方减焦军、石韦，加丹参15克、石斛15克，7剂。

五诊：病已十愈八九，肝区已不痛，胸憋闷、善太息，心前区痛亦无，但近3日右下腹部疼痛，并有轻度压痛，余好，苔转薄白，脉象弦细，复查超声波，肝大小、厚径正常，肝内回声均匀，肝内外胆管均未见扩张，胆囊5.6cm×2.6cm，壁不厚，胆囊及胆管均未见明显结石。原方加败酱草30克、蒲公英30克，以助清解余热之功，继进7剂后未见明显不适而停药。

[**按语**] 结石，属于石淋、砂淋、热淋的范畴。《诸病源候论》指出："诸淋者，由肾虚而膀胱热故也，膀胱与肾为表里，

俱主水……肾虚则小便数，膀胱湿热则尿道涩，数而且涩，则淋沥不畅，故谓之为淋。”说明淋病的病因病机，乃肾虚阴津不足，湿热下注膀胱，尿液受其熬煎，使尿中杂质蕴结而为砂石，至于肝、胆、肾、输尿管结石，其病因病机均与湿热、气血郁结有关。其治疗当以清热利湿，凉血止血，通淋排石为法，方用八正散、犀角地黄汤、金钱草散、六味地黄汤等化裁。

本案例一属于肾结石，为肾阴不足，湿热下注膀胱，方用六味地黄汤、金钱草散加减，方中生地、茯苓、泽泻、山药、丹皮滋阴补肾；金钱草、海金沙、鸡内金、六一散、车前子清利湿热通淋排石。进5剂而症减，唯出现低热，左下腹部痛，原方加柴胡、夏枯草、白芷、苡仁以加强解热止痛之功，继进5剂而低热退，并尿出结石一块，如黄豆大小，但左下腹部仍隐痛，下肢沉重肿胀，后步原方略有加减，连进21剂而诸症平。

例二属于尿路结石，为急性发作期，方用八正散、金钱草散加减，方中木通、竹叶、栀子、熟军、生地、车前子、六一散清利膀胱之湿热；金钱草、海金沙、石韦化石通淋；三七面、枳壳理气止痛。进6剂后诸症大减，唯感乏力，继服原方加黄芪以益气，在服药过程中，即从小便中排出砂石十余块，后步原方连进12剂而病痊愈。

例三为肝内结石，为肝气郁滞，湿热蕴结为石，方用柴胡舒肝散、金钱草散加减，方中柴胡、郁金、川楝子、广木香、枳壳、陈皮、赤芍、白芍舒肝理气，活血止痛；金钱草、鸡内金、车前子、黄芩清利湿热而化石；甘草和中解毒。进5剂而症略减，唯口干、大便干，原方加焦军、石韦以增强通利之功，连进12剂后胁肋痛已基本消失，原方略有增损又进7剂，复查超声波肝内及胆囊均未见明显结石，又步原方化裁继服7剂调理而安。

## 49. 脱　发

例一：圆形脱发

冯××，男，40岁，1981年9月×日初诊。

［**主症**］脱发3月余。

［**病史**］患者因输血后于6月初始圆形脱发，约5分铜币大小，逐渐头发一抓即脱落，呈现大片状的，现头发已脱落70%左右，甚至部分眉毛亦脱落，头皮痒甚，神倦乏力，易自汗出，曾间断服中西药均无明显好转。

［**诊察**］面色萎黄，形容消瘦，舌苔薄白，脉象细缓。

［**辨证**］经云："肾主藏精，其华在发。"、"发乃血之余。"说明脱发与肾虚和气血不足有关。该患者因气血受损，故头发及眉毛均脱落，神倦乏力，消瘦，自汗出等肾与气血虚弱之证。

［**治则**］补肾益气，养血生发。

［**方药**］黄芪30克，黑芝麻30克，首乌20克，当归15克，生地、熟地各15克，枸杞子15克，菟丝子12克，阿胶10克（烊化），羌活10克，大枣5枚。

此方连服66剂，头发逐渐长出而黑润，一直未再出现脱落。

例二：脂溢性脱发

韩××，女，42岁，1979年11月16日初诊。

［**主症**］脱发2月余。

［**病史**］患者2月前因与家人生气和劳累后，突然头顶部脱发60%～70%，头皮多出油，伴头晕乏力，睡眠较差，虽经中药治疗，但不见好转，且日渐加重，故来门诊求治于予。

［**诊察**］舌苔薄白，脉细弦无力。

［**辨证**］病起于生气和劳累后，然气由肝旺，肝旺责之于肾阴不足，肾阴虚则发失于荣润，故突然头顶脱发，头皮痒而油脂多；更因劳伤心脾，故寐差而头晕乏力也。

［**治则**］补肝肾，益心脾，养血生发。

［**方药**］黄芪、生牡蛎各30克（先下），当归10克，枸杞子10克，菟丝子10克，阿胶10克（烊化），羌活10克，补骨脂10克，女贞子10克，生地、熟地各15克，何首乌15克，柏子仁15克，大枣5枚，陈皮10克，4剂。共碾细面，炼蜜为丸，每丸10克，每次服1丸，日2次。

二诊：服前丸10余天后始不再脱发，以后逐渐开始长出新发，目前头发已盖顶，长出新发达90%左右，睡眠亦较前好，精神转佳，仅偶有头晕，舌苔根部白黄腻，脉细弦较前有力，为肝肾之阴血已充，心脾不足渐复，前方大见效机，原方再配丸药一料以巩固之。

［**按语**］盖“发乃血之余”，“肾主骨、生髓、其华在发”。然心生血，肝藏血，脾统血，故脱发之原，与生血统藏之肝肾心脾有关。治当补肝肾，益心脾，中医又认为脱发属于“油风”，故治疗又当佐以养血祛风之品。

例一属于圆形脱发，其缘于气血受损，方用美髯丹化裁，方用黄芪、当归、阿胶、大枣益气养血；生地、熟地、首乌、枸杞子、菟丝子、黑芝麻补肾益精髓而生发；羌活祛风止痒。守方连服66剂后，头发长出而黑润，一直未再脱落。

例二属于脂溢性脱发，其原于肾虚肝旺，心脾受损，方用柏子养心汤、美髯丹化裁，方中柏子仁、夜交藤、生牡蛎养心安神；黄芪、阿胶、大枣、陈皮益气血而健脾；枸杞子、菟丝子、补骨脂、生地、熟地、首乌、女贞子补肝肾养血生发；羌活祛风止痒。以上方4剂配制丸药一料，服后头发生出达90%，守原方继配丸药一料以巩固疗效。

## 50. 风湿结节

高××，女，42岁，1984年8月17日初诊。

[**主症**] 下肢起红斑结节1年余。

[**病史**] 患者3年来周身关节痛，腰亦痛，四肢麻木，遇阴冷天尤甚，大庆某医院检查抗链“O”650，诊为风湿性关节炎。近一年来下肢又新起红斑结节，以小腿较多，如鹌鹑蛋大小，有压痛，走路时亦痛，曾间断服中药无效。最近常胸痛，多在气候变化时犯病，查心电图未见异常，伴周身乏力，月经提前，色紫暗量少，余好。

[**诊察**] 脉沉细涩，舌质红，苔薄白，两下肢结节较多，质硬，红肿压痛，检查血沉24mm/h。

[**辨证**] 患者数年来由于风湿痹阻，以致周身关节疼痛，腰痛，四肢麻木，遇阴冷天则加剧；风湿痹阻关节则关节痛，瘀于脉络，气血不畅，故下肢出现红斑结节，红肿压痛；心主血脉，心血瘀阻，则胸闷痛；而月经提前色紫黑而量少，周身乏力，为久病血虚血瘀故也。

[**治则**] 驱祛风湿，活血化瘀，散结止痛。

[**方药**] 桂枝10克，丹皮10克，红花10克，桃仁10克，羌活10克，独活10克，秦艽10克，制乳香、没药各10克，甘草10克，牛膝10克，木瓜10克，骨碎补10克，赤芍、白芍各12克，生地20克，黄芪20克，鸡血藤30克，忍冬藤30克，三七面3克（分冲）。5剂。

二诊：下肢红斑结节已明显缩小，质较前软，红肿疼痛亦减轻，手足麻木均有好转，胸痛已无，唯近日来大便溏泻，日2～3次，无黏液及腹痛，纳可，舌质淡，苔薄白，脉沉细弦，前方显效，原方连服20剂。

三诊：红斑结节消退，周身关节痛、四肢麻木大减，精神体力转佳，唯天气变化时胸背痛，近几天左小腿新起一小结节微红，轻度压痛，舌质淡红，苔薄白，脉沉细，原方加虎杖30克，7剂。

四诊：新起小结节亦消失，仅周身关节轻微疼痛，月经血量较前多，经期正常，唯有时胸背痛，自汗盗汗，舌脉同前，复查血沉14mm/h，病已基本治愈。唯体质仍虚，步原方加减，继进7剂而痊愈。

[按语] 风湿结节是由风寒湿痹所致。痹者，闭阻不通之意，一般是指风寒湿三气侵袭于肌肤、关节、经络，而出现的肌肉关节疼痛肿硬、重着等疾患。临床上可分为风痹、寒痹、湿痹、热痹，若出现不规则的发热、肌肤灼热、红肿疼痛或红斑结节者为血痹。

本案属于风湿红斑结节，治当祛风湿利关节，活血散结消肿止痛为法，方用黄芪桂枝五物汤、桂枝芍药牡丹皮汤化裁，方中桂枝、羌活、独活、秦艽、制乳香、没药、木瓜、忍冬藤祛风湿利关节而止痛；赤芍、白芍、生地、丹皮、红花、桃仁、鸡血藤、三七面、骨碎补养血、凉血、活血、消肿散结；黄芪益气，使气行则血行，牛膝为引药下行之品。进5剂后红斑结节明显缩小，诸症亦减轻。效不更方，原方连进20剂而红斑结节基本消退，仅偶有新的结节出现，后以原方略有加减，继进14剂后病获痊愈，复查血沉亦降至正常。

## 51. 腰椎骨质增生

张××，男，44岁，1981年7月13日初诊。

[主症] 腰腿痛、行动困难4月余。

[病史] 患者从3月份始腰痛、腿痛，经某所腰椎X摄片，

诊为“腰椎骨质增生”，经按摩、针灸等治疗罔效。现腰腿疼痛较剧，影响睡眠，右腿不能屈伸，行动困难，需人搀扶才能跛行，饮食二便尚正常。

**[诊察]** 舌苔黄薄，脉象弦细，腰部有扣击痛。

**[辨证]** 腰为肾之府，肾主骨，今患者风寒湿痹阻于骨关节经络，气血瘀滞，脉络不畅，以致腰腿疼痛剧烈，右腿不能屈伸，行动困难，需人搀扶才能行走等风湿骨关节病。

**[治则]** 祛风湿，补肾益气，养血活血，通络止痛。

**[方药]** 黄芪30克，桑寄生30克，鸡血藤30克，桂枝10克，当归10克，骨碎补10克，红花10克，制乳香、没药各10克，枸杞10克，赤芍、白芍各12克，桃仁12克，丹参15克，炒杜仲15克，牛膝15克，三七面3克（分冲）。5剂。

二诊：腰腿痛减轻，晚上已能入睡，右腿可以伸直，能独自行走十余步，余好。舌苔薄白黄，脉细弦，前方见效，守原方7剂。

三诊：腰腿痛已明显好转，步行较稳，不需人搀扶，仍感腿软无力，苔转薄白，脉象弦细，原方加熟地20克、威灵仙30克以增强补肾养血、活血止痛之功，7剂。服药后病情继续好转，步原方连服28剂，病情基本治愈而上班。

1984年6月因工作劳累后腰腿痛复发，症状与上次基本相同，仍按前法略有增损，又连服77剂后病获痊愈。

**[按语]** 腰椎骨质增生，是一种骨关节疾病。中医属于“骨痹”的范畴，主要是由于劳损伤肾，寒湿之邪侵袭骨关节与筋脉所致，临床表现为腰痛剧烈，沉重无力，麻痹不仁，肢腿活动困难等，治当祛寒湿，补肾强腰，益气养血，活血通络止痛为法，方用黄芪桂枝五物汤、寄生汤化裁。

本例方中黄芪、当归、白芍益气养血；桑寄生、枸杞、杜仲、牛膝补肾强腰；红花、桃仁、丹参、制乳香、没药、赤芍、鸡血藤、三七面、骨碎补活血化瘀通络止痛；桂枝温化寒湿。进5剂而症小减。效不更方，继进7剂后，腰腿剧痛明显好转，步行较稳，不需他人搀扶，唯下肢酸软无力，原方略有加减连服35剂后，使顽固难愈之腰腿痛基本治愈。3年后因工作劳累过度使旧病复发，仍宗原方化裁，连服77剂而痊，经随访至今尚未再犯病。

## 52. 脊髓后侧索联合硬化

张××，女，47岁，1983年3月22日初诊。

**[主症]** 下肢麻木，行走笨拙5月余。

**[病史]** 患者5月来下肢麻木，行动笨拙，沉重怕凉，经某医院检查，诊断为“脊髓后侧索联合硬化”。给服西药症无明显好转，且有发展趋势，左上肢及双手指尖亦麻木，腰发空酸软无力，寐稍差，余好。

**[诊察]** 舌苔薄白，脉沉细弦。

**[辨证]** 肾主骨生髓，肾虚，肝血受损气血不荣于脉络，以致四肢麻木，行动笨拙而不灵活，沉重发凉，腰发空酸软无力；参之舌脉，脉沉为在里，细则为虚，弦乃肝脉，以及舌苔薄白等，均属肝肾不足，气血两虚，脉络痹阻之证。

**[治则]** 益气血，补肝肾，活血通络。

**[方药]** 黄芪30克，党参15克，熟地15克，鸡血藤15克，路路通15克，桂枝10克，川芎10克，甘草10克，菟丝子10克，补骨脂10克，牛膝10克，红花10克，当归12克，赤芍、白芍各12克。7剂。

二诊：四肢麻木，行动笨拙，腰酸软发空无力等症均稍有好转，仍下肢发凉，梦多，舌脉同前，原方加首乌藤30克，7剂。

三诊：诸症较前又有减轻，肢腿已发热，仍多梦，近几日来午后下肢浮肿，苔薄白，脉沉细，原方加炒苡仁15克，车前子15克（包煎），连服49剂，病情明显好转而自动停药。20余日后又因气候变化，风邪外袭而左下肢疼痛，沉重乏力，两下肢轻度浮肿，又前来复诊，舌苔薄白，脉沉细，仍步原方化裁。

［**方药**］黄芪30克，鸡血藤30克，桂枝10克，白芍10克，甘草10克，当归10克，羌活、独活各10克，川断10克，牛膝10克，木瓜10克，骨碎补10克，丹参15克，茯苓15克，炒苡仁15克，肉苁蓉15克，车前子15克（包煎），路路通15克，三七面3克（分冲）。14剂。

四诊：下肢疼痛、麻木等见轻，下肢仍有轻度浮肿，寐差，纳少，舌质淡，苔薄白，脉细滑。方已获效，原方连服42剂后诸症悉愈，唯下肢轻度浮肿，改用益气健脾利湿之剂调理而痊。

［**按语**］脊髓后侧索联合硬化症，中医属于"血痹"、"虚劳病"的范畴，其病因病机与肾虚肝血受损，气血不荣于脉络有关。盖肾主骨生髓，肝主筋，由于肝肾不足，筋脉脊髓失养，气血脉络不畅，故症见下肢麻木，行动笨拙，沉重怕凉等，治当补肝肾，益气血，舒筋活血通络法，方用黄芪桂枝五物汤、养血补肾益髓丸（自拟方），即四物汤加肉苁蓉、菟丝子、补骨脂、巴戟天。方中黄芪、党参、甘草益气和中；四物汤养血而补肝肾；肉苁蓉、菟丝子、补骨脂补肾壮腰益精髓；赤芍、红花、鸡血藤、路路通、牛膝活血通络而引药下行；桂枝温通阳气。进14剂而诸症减，唯午后下肢浮肿，原方加炒苡仁、车前子以健脾利湿消肿，守方连进49剂后，病已十愈八九而自动停药。20余日后因气候变化而受风寒，以致出现左下肢疼痛，原方减红花、赤芍、川芎活血化瘀之品，加用羌活、独活、川断、苍术、木瓜、茯苓、骨碎补、三七面等祛风湿利关节止痛之味，守方连服50余剂后，终获痊愈。

## 53. 血　痹

例一：

边××，女，60岁，1984年6月2日门诊。

［主症］右上肢麻木2月余。

［病史］患者近2月来右上肢肘关节以下麻木，但感觉尚灵敏，睡眠、饮食、二便均正常，病后未予治疗。

［诊察］舌尖有瘀斑，苔少，脉细弦。

［辨证］患者年老体弱，气血不足，瘀血闭阻脉络，以致右肘以下麻木不仁，舌尖瘀斑等瘀血闭阻脉络之证。

［治则］益气养血，活血通络。

［方药］生黄芪20克，桂枝10克，当归10克，甘草10克，陈皮10克，赤芍、白芍各12克，丹参15克，生姜3片，大枣3枚。5剂。

二诊：右肘下麻木已减轻，近又出现右手大拇指麻木较著，余好，舌苔薄黄，舌尖瘀斑如故，脉同前。原方加川芎10克、红花10克，以加强活血化瘀之功，继服5剂后即愈。

例二：

胡××，男，40岁，1984年9月20日门诊。

［主症］下肢麻木9月余。

［病史］患者于今年1月初始走路时双足底麻木疼痛，逐渐两膝以下均有麻木感，酸沉无力，畏冷，近2月来性欲减退，渐发展至阳事不举，自汗，寐差，神倦，不咳，晨起痰多，大便不成形，尿频数，曾一直服中西药未见明显变化。

［诊察］舌质红，苔薄白，脉细弦滑。

［**辨证**］病由虚劳气血不足，脉络阻滞，不能荣于四末，故两下肢麻木酸沉，怕凉；虚劳日久，而出现阳痿，自汗，寐差，便不成形，尿频数等心脾肾俱虚之候。

［**治则**］益气活血通络，兼顾心肾。

［**方药**］生黄芪15克，丹参15克，路路通15克，桂枝、当归、甘草、牛膝、红花各10克，赤芍12克，鸡血藤30克，煅龙骨、牡蛎各30克（先下），仙灵脾30克。14剂。

二诊：下肢麻木减轻，自汗亦见好，精神体力转佳，余无明显变化。近几日胸憋闷，心前区阵发性刺痛，舌质红，苔薄白津少，脉同前，血压110/70mmHg，原方加制香附10克、郁金10克、元胡面3克（分冲），14剂。

三诊：诸症较前均有减轻，心前区刺痛已无，仍腰酸沉，便溏不爽，尿已不频，阳痿稍有改善，舌质红，舌边齿痕，苔薄白，脉细弦滑，原方减元胡面，加肉苁蓉15克、枸杞子10克，21剂。

四诊：肢麻已除，阳痿亦不显，精神体力恢复正常，唯心前区偶有刺痛，舌苔薄白，脉弦有力，病已基本治愈，原方7剂以巩固之。

［**按语**］血痹是由于劳伤心脾，气血虚损，血脉痹阻所致，临床表现为麻木不仁，或游走性疼痛，肢腿沉重，酸懒无力等症。治当益心脾，调气血，活血通络止痛为法，方用黄芪桂枝五物汤化裁。

例一因发病时间较短，收效迅速，用本方略有加减，仅服药10剂即获痊愈。例二发病时间长，且有疼痛畏冷，并发阳痿、自汗、便溏、尿频等症，故治疗亦较难，仍以本方法为主加用补肾壮阳养心敛汗之味，方中黄芪、当归补益气血；赤芍、丹参、鸡血藤、红花、路路通活血化瘀通络；桂枝温通脉经；煅龙骨、牡蛎敛汗，镇惊安神；仙灵脾、牛膝补肾壮阳而引药下行。进

14剂而诸症减，但出现胸憋闷，心前区刺痛，步原方加制香附、郁金、元胡面以宽胸解郁，理气止痛，继进14剂后心前区刺痛止，下肢麻木疼痛亦明显减轻，阳痿稍见好转，后以原方略有损增连服21剂，病情基本治愈而停药。

## 54. 梅核气

吴××，女，43岁，1983年3月×日初诊。

［主症］咽部异物感，声嘶哑3年余。

［病史］患者素性急躁，于3年前有始咽部异物堵塞感，咯之不出，咽之不下，声音嘶哑，时轻时重，曾在该厂医务室治疗不见好转，又经某医院检查，诊断为慢性咽炎，给服西药及六神丸等亦惘效，乃来门诊求治。

［诊察］舌尖紫暗有齿痕，咽红，舌苔薄白，脉细弦。

［辨证］肝郁气滞，气郁化火生痰，故咽部有异物堵塞感，咯之不出，咽之不下；气滞则血瘀，故舌尖紫暗；然声音嘶哑，咽红，舌边有齿痕，乃虚火上炎之症征。

［治则］舒肝理气，化痰利咽。

［方药］厚朴花10克，陈皮10克，姜半夏10克，甘草10克，制香附10克，郁金10克，玄参10克，茯苓15克，苏梗12克，生姜3片，大枣4枚。5剂。

二诊：咽部异物堵塞感明显减轻，声音嘶哑亦好转，纳便调，舌尖瘀斑如故，苔脉无变化，原方加赤芍12克、生地15克、丹皮10克，12剂。

三诊：一般情况好，唯生气后咽部仍有轻度异物堵塞感，有时口干，舌尖部瘀斑减少，舌苔薄白，脉细弦，再步原方加玫瑰花10克，连服21剂后，病即霍愈。

［按语］梅核气属于肝气郁结，气郁化火生痰所致。其主要

症状为咽部有异物堵塞感，形如痰核，咯之不出，咽之不下，治当舒肝理气化痰，清利咽喉，方用半夏厚朴茯苓汤化裁。

本案即用此方法，方中半夏、厚朴、茯苓、甘草和中温化痰饮；厚朴花、郁金、制香附、苏梗疏肝理气解郁；玄参滋阴清火而利咽喉；姜枣健脾和胃而助温化痰饮之功。进5剂而诸症减，唯舌尖瘀斑如故，步原方加赤芍、生地、丹皮以活血化瘀，更有清热凉血之效，继进12剂后咽部异物感基本消失，舌尖瘀斑亦减少，后以原方再进21剂而诸症悉平。

## 55. 肝郁气滞

李××，女，50岁，1976年4月12日初诊。

**[主症]** 胸懑闷窜痛，善太息3周。

**[病史]** 患者于3周前因与邻居吵嘴后，自觉胸闷发懑，喜出长气，气出则舒，胸胁窜痛，食欲不振，精神较差，倦怠乏力，经绝，二便调。曾服中药十余剂未见好转。

**[诊察]** 舌苔薄白，脉弦。

**[辨证]** 病起于生气后而肝郁气滞，以致胸懑闷，善太息，太息则舒，并胸胁窜痛；肝旺克脾，脾失健运，故食欲不振，精神差，倦怠乏力。

**[治则]** 疏肝解郁，理气健脾。

**[方药]** 柴胡9克，当归9克，赤芍、白芍各9克，川芎9克，制香附9克，郁金9克，陈皮9克，枳壳9克，炒白术12克，茯苓12克，丹皮6克，甘草6克，焦三仙30克。5剂。

二诊：胸懑闷，善太息，胸胁窜痛等均明显减轻，食欲精神增进，唯食后腹胀，寐差，舌脉同前。方已显效，原方加大腹皮9克，夜交藤24克，5剂。

三诊：一般好，唯偶有胸懑闷，食后腹稍胀，舌苔少，脉细弦，病已基本治愈，改服丸药以巩固之。

加味逍遥丸10丸，每次服1丸，日2次。

香砂六君丸10袋，每次服1/2袋，日2次。

[按语] 肝主疏泄，喜降而舒畅。若因情志不遂，恼怒伤肝，就会导致肝郁气滞的病证，其主要临床表现为胸胁满闷不舒，喜出长气，胸胁肋窜痛等，治当疏肝以解郁，理气而止痛，方用柴胡舒肝散、逍遥散化裁。

本案以逍遥散加减，方中柴胡、制香附、郁金、陈皮、枳壳疏肝解郁，理气止痛；当归、赤芍、白芍、川芎、丹皮养血、活血凉血清火；白术、茯苓、甘草、焦三仙健脾助运和中。进5剂而诸症减轻，唯食后腹胀，寐差，原方略有加减，继进5剂后，病情基本治愈，后改丸药以巩固之。

## 56. 甲状腺机能亢进

郭××，男，24岁，1974年11月18日初诊。

[主症] 甲状腺肿大4月余。

[病史] 患者4个月来心慌心烦气急，胸憋发闷，易自汗出，能食善饥，神倦乏力，消瘦明显，寐差梦多，平时爱生气，一直在外院服中西药不见明显好转。

[诊察] 舌质赤，苔白稍厚，脉细数结代，两侧甲状腺呈弥漫性肿大。听诊：两侧颈部动脉可闻雷鸣样杂音。

[辨证] 肝旺气郁，故气急，胸闷发憋，肝郁化火生痰、气痰郁结而生瘿瘤；肝火旺而心阴亦受损，以致心慌心烦，自汗出，寐差梦多；肝火乘脾胃蕴而生热，故能食善饥，神倦乏力，消瘦等运化失司之候。

[治则] 疏肝理气，化痰散结消瘿，佐以益气养阴安神。

[方药] 南沙参24克，麦冬12克，元参12克，生杭芍12

克，酸枣仁12克，茯神15克，夏枯草15克，海藻15克，昆布15克，山慈姑15克，大贝母9克，制香附9克，郁金9克，柴胡6克，生牡蛎30克（先下）。9剂。

二诊：诸症略有减轻，仍汗出较多，舌脉均同前，原方加浮小麦30克，9剂。

三诊：能食善饥已无，出汗亦止，精神增进，其他症状均较前又有减轻，舌尖赤，舌苔薄黄，脉细滑数，结代已不显，仍原方化裁。

［**方药**］柴胡9克，制香附9克，郁金9克，青皮、陈皮各9克，白芍18克，元参12克，生牡蛎30克（先下），紫石英30克（先下），海藻15克，昆布15克，夏枯草15克，酸枣仁24克，6剂。

四诊：诸症悉平，两侧甲状腺肿大亦明显消退，听诊颈部两侧雷鸣音亦消失，舌苔白，脉细滑，病已基本治愈，原方继服3剂以巩固疗效。

［**按语**］甲状腺机能亢进，是一种内分泌疾病，主要是由于甲状腺激素分泌过多而引起的。中医属于"气瘿"的范畴，其症表现为颈部一侧或双侧甲状腺呈弥漫性肿大，边缘不清，软而不坚，伴心慌心烦气急，自汗出，能食善饥等，多由于怒气伤肝或忧思过度、肝失调达，气痰凝结所致，治当疏肝解郁，散结化痰，消瘿安神，方用消瘿散结汤化裁（自拟方），海藻、昆布、夏枯草、元参、浙贝母、生牡蛎、山慈姑、太子参、麦冬、制香附、郁金、酸枣仁。方中海藻、昆布、山慈姑、夏枯草、浙贝母消瘿散结化痰；制香附、郁金疏肝理气解郁；太子参、麦冬、元参益气养阴；生牡蛎、酸枣仁镇心安神。另加茯神、白芍以助养血安神，加柴胡以增强疏泄肝气之功，进9剂而诸症稍减，但出汗仍多，原方加浮小麦以养心止汗，继进9剂后病已十去七八，步原方略有增损，又连进9剂病情基本治愈，甲状腺肿大明显消

退，听诊双侧颈动脉雷鸣音亦消失，经随访未再反复。

## 57. 脑震荡

张××，女，30岁，1975年11月10日初诊。

［主症］头顶痛20余日。

［病史］患者于20日前因骑自行车被撞倒摔伤后，始出现头晕，头顶部痛，恶心欲吐，寐差，神倦乏力，纳呆，经某西医院诊断为脑震荡，给服西药效果不显，要求中药治疗。

［诊察］舌质赤，舌苔薄白，脉沉弦。

［辨证］病起于摔伤后，脑络受损，血瘀于里，脉络不畅，故头晕，头顶部痛，恶心欲吐。脑为元神之府，乃心神之所居，脑络受伤，心神亦受影响，以致寐差，神倦乏力，纳呆等心脾不足之证。

［治则］活血化瘀，祛风通络，佐以安神。

［方药］当归尾9克，川芎9克，红花9克，桃仁9克，赤芍、白芍12克，菊花12克，僵蚕9克，白芷9克，陈皮9克，丹皮9克，钩藤15克，丹参15克，鸡血藤15克，首乌藤24克。5剂。

二诊：头晕、头痛已明显减轻，恶心已无，精神食欲增进，睡眠好转，舌质微赤，苔白稍厚，脉略弦。前方见效，原方继进5剂。

三诊：一般情况好，睡眠已正常，头晕、头痛较前又有减轻，舌苔薄白，脉缓滑，原方减首乌藤，加天麻9克以增强祛风止痛之功，继进3剂后痊愈。

［按语］脑震荡属于外伤引起的一种疾病，中医认为由于外伤后血瘀脑络，脉络阻滞不畅所致。治当活血化瘀，祛风通络止痛，养心安神，方用桃仁四物汤、钩藤熄风散化裁。方中桃仁、

红花、赤芍、白芍、当归尾、川芎、鸡血藤、陈皮理气活血化瘀；钩藤、菊花、僵蚕、白芷、丹皮祛风清眩，通络止痛；首乌藤养心安神。进5剂而症减，步原方继进5剂后，病愈十之八九，后以原方略有加减，再进3剂而诸症若失矣。

## 58. 食滞便秘腹痛

王×，男，21岁，1984年5月20日初诊。

［主症］左下腹剧痛4天。

［病史］患者因下肢骨折用石膏绷带固定卧床已数月。4天前因食凉炸糕点始左下腹持续性剧痛、腹胀、呕吐，吐物为黑绿色液体，自觉腹中灼热，口干喜冷饮，未能进食，大便7日未行，肠鸣少，肛门亦不排气，小便少而痉中痛，经某医院检查：血色素13g%，白细胞$11 \times 10^9/L$，尿淀粉酶（－），腹部透视肠胀气明显，未见肠梗阻现象，用西药治疗不见好转，乃邀予往诊。

［诊察］形体消瘦，呈急性重病容，辗转呼号，卧不能宁，腹软扣实音，舌质红，舌苔黄厚，脉象滑实。

［辨证］久病卧床，气血不足，气虚则大肠传导无力，血虚则津亏，肠道失于濡润，燥热内生，因之大便不畅，复因饮食不节而停滞，饮食与躁热蕴结于大肠，腑气不通，上逆而为呕吐，下则腹胀肠鸣，呈持续性剧烈疼痛。此乃气血先虚，后又食滞生热蕴结大肠，而致津亏便秘腹痛之证。

［治则］滋阴润肠，清泻肠道实热。

［方药］南沙参20克，生地20克，玄参15克，麦冬15克，元明粉15克（分冲），炒厚朴10克，枳实10克，甘草10克，酒军15克，焦三仙30克。

服上方2剂后，大便即通，日行1～3次，始为稀便，后为燥屎粪块，燥屎下尽，其剧烈腹痛即愈。

［按语］食热蕴结腹痛，属于实证的范畴。其临床表现为面赤，身热喜凉饮，狂躁不安，呼吸气粗，大便秘结，腹痛拒按，小便短赤，舌苔黄燥，脉滑数实等。

本案因久病气血虚弱，兼食滞蕴结于大肠而便秘腹痛，乃虚中夹实之症，治当补虚泻实，增水行舟法，方用增液承气汤、大承气汤化裁。方中南沙参、麦冬、元参、生地益气滋阴润肠；酒军、枳实、厚朴、元明粉除满泻实；焦三仙健脾助运。仅进 2 剂后大便即通畅，剧烈腹痛止，此乃认证准确，方药得体，才能收事半功倍之效。

# 儿科医案

## 1. 感冒

例一：伤风

林××，女，5岁，1961年2月8日门诊。

[主症] 发热头痛5天。

[病史] 患儿5日前始发热、头痛、耳痛，发热以日晡为甚，伴谵语，夜寐不安，鼻流清涕，不咳，纳少，小溲短黄，大便正常，病后曾服伤风感冒中药及磺胺等不见好转。

[诊察] 体温37.5℃，脉象小数，舌苔薄黄，咽红，左侧扁桃体肿大。

[辨证] 风温外袭，表邪未解，故鼻流清涕，发热不退，日晡则热；表未解有化热入里之势，热邪上犯清窍，则头痛、耳鸣、谵语、夜寐不安；舌苔黄，脉小数，咽红，左侧扁桃体肿大，均为风温化热之象。

[治则] 辛凉解表，佐以清里。

[方药] 荆芥穗6克，薄荷6克（后下），白芷6克，淡豆豉6克，银花9克，连翘9克，青蒿9克，黄芩9克，芦根12克，甘草4.5克，仅服药2剂而表解里和。

例二：伤暑

徐×，女，两岁半，1961年6月23日门诊。

[主症] 发热、呕吐、腹泻2日。

[病史] 2日来发热、呕吐（多在食后），腹泻腹痛，大便溏薄。今日晨起已2次，夜寐不安，纳差，溲短黄。

［诊察］体温38℃，舌苔薄白，脉象滑数。

［辨证］暑为阳邪，暑必挟湿，当暑邪外袭，则身发热，若湿伤脾胃，则上为呕吐，下为泻泄，纳差；胃不和则卧不安，是以夜寐不宁；舌苔薄白，脉象滑数，均为暑热在表之症征。

［治则］解暑化湿，健脾和胃。

［方药］藿香6克，苏叶6克，荆芥穗6克，银花9克，连翘9克，六一散9克（包煎），焦麦芽、稻芽各9克，川朴3克，陈皮3克，姜半夏4.5克，焦山楂、槟榔各4.5克，胡黄连2克。1剂。

二诊：发热减轻，呕吐已无，仍腹痛大便溏泻，小便清长，脉、苔同前，体温37.5℃，表里微和，原方减荆芥穗、陈皮、姜半夏，加黄芩6克，广木香3克，继进3剂而愈。

例三：秋燥

李×，男，3岁，1961年9月15日门诊。

［主症］发热、咳嗽1日。

［病史］昨日始发热、轻咳，目赤生眵，口渴思饮，纳差，大便干，小便黄。

［诊察］体温38℃，舌质稍赤，苔少，脉缓滑。

［辨证］秋日燥气当令，本病因感时令之气，故身发热咳嗽；燥易化火，风火上攻，则目赤生眵，口渴思饮；热下移于肠胃，则纳差，便干；舌质赤苔少，脉缓滑，证脉合参，属外感时令秋燥之气故也。

［治则］辛凉解表，清热润燥。

［方药］桑叶9克，菊花9克，栀子9克，麦冬9克，浙贝母9克，银花9克，连翘9克，荆芥穗4.5克，薄荷4.5克（后下），牛蒡子9克，炒麦芽9克。3剂。

二诊：药后热退，目赤亦减，昨始又发高热，体温达

38.5℃，今晨已退，仍咽干，干咳无痰，恶心，大便干，溲赤，唇赤，舌尖红，苔薄黄，脉滑，燥已化火伤津，拟步原法重用清泻之剂。

［方药］竹叶9克，炒山栀9克，菊花9克，麦冬9克，银花9克，连翘9克，浙贝母9克，薄荷4.5克（后下），酒军4.5克（后下），生石膏18克（先下），炒杏仁6克，2剂。再诊时询前病服药后愈。

例四：冬日感寒

王×，女，3岁，1961年11月15日急诊。

［主症］发热恶寒半日。

［病史］患儿昨始感不适，晨起即发热恶寒，咳嗽头痛，鼻流清涕，余好。

［诊察］体温38.4℃，舌苔薄白，脉象浮紧。

［辨证］本病由于外感风寒，故发热恶寒，头痛，鼻流清涕；肺主皮毛，司呼吸，风寒由皮毛而入肺，故咳嗽；舌苔薄白，脉浮紧均为风寒表证。

［治则］辛温解表，宣肺止咳。

［方药］苏叶9克，荆芥穗6克，淡豆豉9克，牛蒡子9克，生姜6克，炒杏仁6克，陈皮6克，甘草4.5克，葱白3寸。2剂。

二诊：进药一剂后发热即退，头痛亦除，仍咳嗽有痰，饮食欠佳，大便正常，舌苔薄白黄，脉滑，表邪已解，肺气未平，拟清肺止咳化痰法。

［方药］桑叶10克，炒杏仁6克，甘草4.5克，浙贝母9克，牛蒡子9克，麦冬9克，炙杷叶9克，炒神曲9克，桔梗9克，继服2剂而安。

例五：冬温

郭×，女，6岁，1961年12月23日门诊。

[主症] 发热咳嗽咽痛1日。

[病史] 因昨天洗澡着凉后即出现发热咽痛，轻咳无涕，喷嚏，口微渴，余无不适。

[诊察] 体温38.8℃，唇赤，舌苔薄黄，咽红，两侧扁桃体肿大，脉浮数。

[辨证] 冬日乃寒邪当令，今非其时而有其气，故见发热咽痛，轻咳，喷嚏，口微渴；唇赤，舌苔薄黄，咽红肿，脉浮数等一派温邪袭表之候。

[治则] 辛凉解表，兼清里热。

[方药] 荆芥穗4.5克，薄荷4.5克（后下），银花9克，连翘9克，炒山栀9克，牛蒡子9克，山豆根9克，淡豆豉9克，焦军6克（后下）。1剂。

二诊：发热稍减，有微汗，体温38℃，头晕鼻塞，轻咳，咽痛，口渴喜饮，饮食稍增，唇干赤，苔白微黄，脉浮数。宗原方减荆芥穗、淡豆豉、焦军。加桑叶9克，菊花9克，炒杏仁6克，甘草3克，生石膏18克（先下），2剂。

甲壬金散，每次服0.5克，日服2~3次。药后热退而诸症悉平。

[按语] 伤风感冒，是临床上最常见的一种疾病，尤以小儿为多见，一年四季均可发病。但由于四时气候之不同，临床证候表现各异，故有春伤于风，夏伤于暑，秋伤于燥，冬伤于寒等等。在治疗方面，医者要细心体察、辨证论治，而处方用药要轻灵变通，避免用药太过，偏寒偏热，或攻补不当，而致病程延长或引起并发症。徐灵胎在《医学源流论》里曾指出：“盖伤风之疾，由皮毛而入肺，肺为娇脏，寒热皆所不宜，太寒则邪气凝而

不出，太热则火灼金而动血，太润则生痰饮，太燥则耗精液，太泻则汗出而阳虚，太涩则气闭而邪结。”此乃徐氏经验之谈，医者应引为借鉴。余在治疗外感病的过程中亦有深刻体会，用药必须轻灵变通，因症立法处方，才能收到好的疗效。

上述例案中，例一为春温证，以银翘散化裁，仅2剂而表解里和；例二为暑温挟湿证，以藿香正气散化裁，服1剂而症减，因出现气滞腹痛，里热尚盛，步原方加广木香、黄芩，继进2剂即愈；例三为秋燥，以桑菊饮化裁，服3剂而烧退症减，因燥气化火伤津，故改用清热生津之竹叶石膏汤加减，继服2剂而诸症若失矣；例四为冬日感寒，方用葱豉汤、香苏饮化裁，进2剂而表解，唯咳嗽未平，改用桑杏汤加减2剂而安；例五为冬温证，亦以辛凉解表之银翘散化裁，服3剂后病即告愈。以上5例均为外感病，由于季节和证候的不同，故用药不同，其效则一也。

## 2. 支气管炎

例一：

段××，女，3岁，1980年6月24日初诊。

［主症］咳嗽气喘月余。

［病史］月前始感冒发热，咳嗽气喘，经某院注射青霉素后热退，但咳喘一直未愈。3日前又发热，体温39.1℃，又注射青霉素3天后热始退，仍咳喘较重，痰多不易咳出，口干欲饮，易汗出，纳可。

［诊察］舌苔根白，脉细滑；听诊：双肺喘鸣音较多，中性湿啰音满布；胸透：两肺纹理增强，以左侧肺门密度为重，心膈未见异常；血常规：白细胞$8.5\times10^9$/L，中性粒细胞34%，淋巴细胞61%，单核细胞4%。

[辨证] 素体虚弱，表卫不固，易感风邪，故月内连续感冒2次；风邪化热入里犯肺，肺失宣降之职，则咳嗽气喘；肺热灼津，炼液为痰，痰浊内阻，气机不畅，则痰多不易咳出；若热盛伤津，心阴受损，则口干而易汗出；参之脉舌，细则为虚，滑为痰湿，苔白亦为痰湿之候。

[治则] 肃肺化痰，止咳平喘。

[方药] 桑叶6克，知母6克，连翘6克，炒杏仁6克，南沙参6克，炒葶苈子6克（包），生石膏20克（先下），银花10克，桔梗4.5克，炙杷叶4.5克，橘红4.5克，甘草4.5克，川贝母面3克（分冲）。3剂。

蛇胆陈皮末1/2支，日服3次。

二诊：身热未起，昨始咳喘明显减轻，仍痰多不易咳出，鼻流黄涕，口干喜饮，纳差，舌苔根黄，脉细滑。听诊：左肺中性湿啰音消失，右侧明显减少，双肺喘鸣音仍多，前方已效，原方加炙麻黄5克。3剂。

三诊：喘已平，咳嗽较前又有减轻，但有痰不易咳出，口干欲饮，纳仍差，舌脉同前，两肺喘鸣音消失，左肺偶闻干鸣。效不更方，原方加焦三仙15克。3剂后咳嗽亦止，左肺干鸣音已无，唯口干欲饮，纳差，舌脉同前，为肺热已清，脾运未复，以参苓白术散加减调理而愈。

例二：

赵×，男，7岁，1980年3月18日初诊。

[主症] 咳嗽气喘1周。

[病史] 患儿生后数月即罹气管炎，经某医院住院治疗而愈，因平素体虚自汗，易感冒，咳喘反复发作。近1周来又感冒流涕，咳嗽气喘，痰多而不易吐出，大便干，余好。

[诊察] 舌尖红，苔白，脉细滑，听诊：两肺呼吸音粗，偶

闻干鸣。

[**辨证**] 先天不足，素体虚弱，腠理不密，故自汗出，易受外邪侵袭，因之感冒咳喘反复发作；风邪入里化热，则大便干，舌尖红，脉细滑等表邪入里之肺热咳喘证。

[**治则**] 清肺止咳，定喘化痰。

[**方药**] 南沙参12克，煅牡蛎12克（先下），麦冬6克，炙杷叶6克，黄芩6克，炒葶苈6克，桑白皮6克，炒杏仁7克，炙前胡7克，瓜蒌仁7克，炒白果7克，橘红4.5克，川贝母面3克（分冲）。3剂。

二诊：咳嗽气喘流涕均有减轻，出汗亦减少，仍痰多不易咳出，大便偏干，苔薄白，舌尖红，脉细。听诊：肺呼吸音稍粗，未闻干鸣音，原方加半夏曲7克，6剂。

三诊：偶有咳喘，流涕少许，大便已不干，舌苔薄白，脉细缓，听诊二肺呼吸音正常，步原继服3剂而愈。

例三：

赵×，男，3岁，1986年4月12日门诊。

[**主症**] 咳嗽流涕3日。

[**病史**] 近3日来咳嗽，鼻流清涕，痰多不易咳出，纳差，二便调，曾服西药四环素、止咳糖浆等不见好转。

[**诊察**] 舌苔薄白，脉浮细滑。听诊：两肺呼吸音粗。

[**辨证**] 外感风寒之邪、肺气不宣，故咳嗽，鼻流清涕，多痰；参之以舌脉，浮为在表，滑为痰浊壅盛，细则为虚，舌苔薄白等为风寒外感咳嗽证。

[**治则**] 疏风解表，宣肺止咳化痰。

[**方药**] 苏叶6克，桑叶6克，炒杏仁6克，甘草6克，桔梗6克，陈皮6克，姜半夏6克，炙杷叶6克，南沙参10克，炙百部10克，瓜蒌仁10克，连翘12克，生姜2片。3剂。

二诊：咳嗽减轻，痰亦减少，清涕已无，仍纳差，舌苔白，脉细滑，方见显效，原方减苏叶、生姜，加麦冬6克，川贝母面3克（分冲），焦三仙15克，继服4剂而诸症悉平。

［按语］小儿脏腑娇嫩，形气未充，表卫不固，易感风邪。若风邪犯肺，肺失宣降，风热痰浊内阻，气机不畅，故发热咳喘痰多，临床上有风寒咳喘，风热咳喘，阴虚咳喘等，其治则有祛风解表、清热肃肺、养阴润肺，止咳化痰法，方用杏苏饮、麻杏石甘汤、桑杏汤、沙参麦冬汤等。

本案例一为风热犯肺，方用麻杏石甘汤加减，方中生石膏、知母、银花、连翘清热解毒，使热由气透卫；炒杏仁、炒葶苈止咳平喘；桑叶、桔梗、炙杷叶、橘红、甘草、川贝母宣肺止咳化痰，南沙参补肺阴，即含扶正以祛邪之意，蛇胆陈皮末有增强清热化痰、止咳平喘之功，服3剂症减大半，步原方略有增损，继服6剂而愈。

例二为素体虚弱，咳喘反复发作，方用沙参麦冬汤加减，方中南沙参、麦冬、煅牡蛎补肺阴而敛汗；桑皮、黄芩清肺热；炙杷叶、前胡、瓜蒌仁、橘红、川贝母止咳化痰；杏仁、葶苈、炒白果宣肺止咳平喘，服3剂而咳喘减，又数剂而疾瘳。

例三属于外感初起，方用杏苏饮加减，方中苏叶、生姜解表发汗；炒杏仁、甘草、桔梗、陈皮、姜半夏、炙杷叶、炙百部、瓜蒌仁宣肺止咳化痰；南沙参益气补肺；连翘清热解毒，进3剂而表解，原方减苏叶、生姜，加川贝母、麦冬、焦三仙以清肺止咳化痰，健脾助运，连进4剂而安。

## 3. 病毒性肺炎

王××，男，11岁，1979年7月31日初诊。

［主症］发热、咳嗽、气喘1周。

［病史］20 天前始发高热，体温 40.5℃，曾经某医院急诊注射青霉素 4 针，2 日后热即退。近 1 周来又发热，昨晚体温 39.5℃，喘促气急，咳嗽痰多，纳差。4 天前又经某医院查白细胞 $7.6 \times 10^9/L$，胸透左下肺大病灶炎症改变，诊断为病毒性肺炎，又给服磺胺类药及 Apc 等，症无明显好转，仍发热，多在午后，入夜更甚，咳嗽重，咳引腹痛，大便溏薄，日行一次。

［诊察］精神萎靡，舌尖红，舌苔黄，脉左浮数，脉右细数无力。听诊：左后肩胛下吸气时可闻干、湿性啰音少许，检查白细胞 $5.1 \times 10^9/L$。

［辨证］肺主皮毛，司呼吸，风温之邪外袭，必由皮毛而入肺，故发高热，咳嗽气喘痰多；热盛伤阴，发热以日晡为甚；痰热阻络，肺气不畅，则咳嗽重而牵引腹痛；肺与大肠相表里，热邪下迫大肠，则大便溏薄；参合舌脉，浮脉为表邪未解，数则为热，细则为虚，舌质红，舌苔黄等，均为肺热炽盛而阴伤之证。

［治则］解表清里，止咳化痰。

［方药］桑皮 9 克，地骨皮 9 克，银柴胡 9 克，黄芩 9 克，炒杏仁 9 克，丝瓜络 9 克，南沙参 9 克，甘草 6 克，桔梗 6 克，淡豆豉 6 克，川贝母面 3 克（分冲），葱白 3 寸，银花 15 克，连翘 15 克。3 剂。

牛黄清热散 1 克，日服 2 次。

二诊：发热已退，咳嗽明显减轻，未再腹痛，精神饮食好转，大小便亦正常。舌尖红，苔转薄白，脉细缓，听诊肺部未闻干、湿性啰音，为表解而里渐和。原方减淡豆豉、葱白、银柴胡、银花、连翘，加炙远志 6 克，前胡 6 克，瓜蒌仁 9 克。3 剂后即愈。

［按语］病毒性肺炎，属于中医温病的范畴，叶天士云："温邪上受，首先犯肺。"其病情发展变化，有在卫、在气、在营、在血之分，其治疗有透卫、清气、和营血、滋阴之别。

本案系表邪未解，肺热伤阴，方用银翘葱豉汤、泻白散加减，方中银花、连翘、甘草清热解毒；葱白、淡豆豉发汗解表；银柴胡、地骨皮、黄芩退日晡之潮热；桑皮、川贝母、桔梗、炒杏仁、丝瓜络止咳化痰通络；南沙参扶正滋阴，使邪去而正不伤，进3剂而热退症减，后以原方增损，继服3剂后，病霍然痊愈。

## 4. 哮　喘

例一：

付××，男，10岁，1979年9月20日初诊。

［主症］哮喘2年余。

［病史］患儿于1977年始罹气喘，一直未痊愈，每次着凉后加重，以往曾服西药氨茶碱、四环素、止咳糖浆等效不显。近来晚上喘重，痰声如拽锯，不咳，气短，纳便调。其母、姐姐、兄均有哮喘病。

［诊察］慢性病容，形体消瘦，面色萎黄，鸡胸明显，听诊：二肺散在哮鸣音，心率110次/分，律齐，余未见异常。舌苔薄白，脉象细数。

［辨证］哮为病有宿根，是一种经常发作性疾患，故该儿2年多来每因着凉而哮喘加重；久病肺虚，母病及子而肾气亦虚，是以有喘出于肾之说，故动则气短，喘鸣声如拽锯；而面色萎黄，形体消瘦，鸡胸，舌苔薄白，脉细数等，均属肺肾两虚之哮喘证。

［治则］补益肺肾，平喘化痰。

［方药］太子参9克，麦冬9克，炒杏仁9克，炒白果9克，五味子6克，半夏曲6克，橘红6克，炙远志6克，炙旋复花6

克（布包），茯苓6克，炒葶苈6克，炒白芥子6克，炙款冬花6克，补骨脂6克，灵磁石15克（先下）。3剂。

二诊：哮喘减轻，喉中拽锯声亦好转，脉细微数，心率98次/分。听诊：二肺呼吸音稍粗，未闻及哮鸣音，效不更方，原方3剂后，病已愈十之七八，后又随诊2次，步原方略有加减，继进6剂后病情基本治愈停药。

例二：

邢×，男，9岁，1977年7月23日初诊。

[**主症**] 哮喘反复发作7年余。

[**病史**] 自2岁始患气喘咳嗽，多在气候变化时反复发作，于2月前因感冒而喘咳又发病，一直服中西药不见好转，仍喘咳痰多，痰色白黏，不易咳出，盗汗，乏力，余好。

[**诊察**] 舌质淡，舌苔薄白，脉细滑。听诊：二肺哮鸣音较多。

[**辨证**] 喘咳反复发作，导致肺肾两虚，浊痰内阻，故发则喘咳，痰多白黏，不易咳出；久喘肺阴虚，故盗汗乏力；然舌质淡，脉细而滑，为体质虚弱浊痰壅盛之症征。

[**治则**] 补肾纳气，益肺化痰平喘。

[**方药**] 生地9克，山药9克，茯苓9克，炒葶苈子9克，炒苏子9克，炒白果9克，山萸肉6克，五味子6克，白芥子6克，灵磁石15克（先下），生牡蛎15克（先下）。6剂。

二诊：气喘咳嗽已平，痰亦减少，仍有盗汗，余好，舌苔薄白，脉缓，听诊：二肺喘鸣音已无，肺气渐和而肾阴未复，步原方出入。

[**方药**] 生地、熟地各9克，怀山药9克，茯苓9克，白芍9克，炒白果9克，五味子6克，半夏曲6克，陈皮6克，甘草4.5克，黄芪12克，煅牡蛎15克（先下），浮小麦15克，大枣

3枚。6剂。

三诊：浊痰已除，盗汗亦减，舌脉同前，原方减半夏曲、炒白果，继服6剂以善后。

例三：

姚×，男，8岁，1984年10月17日初诊。

［**主症**］喘咳5年余。

［**病史**］5年来喘促、咳嗽反复发作，每年9~10月份发作尤甚，常易并发肺炎。1月前因着凉而喘咳又作，入夜加剧，胸憋闷气短，自汗出，不能平卧，痰多稀白，纳差。经本市某儿童医院及中医医院服用中西药一直未见明显好转。

［**诊察**］面色苍白，精神萎顿，舌质淡，苔薄白，脉结代，参伍不齐。

［**辨证**］喘促咳嗽已数年，肺气必虚，卫外不固，故每因着凉而喘咳即发作，发作时则喘促胸憋闷气短，痰多稀白，喘憋重时不能平卧；子病及母，则脾失健运而纳差，面色萎黄，精神萎顿；肺脾两虚，心失所养，则自汗出，舌质淡，脉结代等心营不足之候。

［**治则**］补益心肺，健脾化痰平喘。

［**方药**］南沙参15克，麦冬8克，陈皮8克，姜半夏8克，炙款冬花8克，炒苏子8克，炒葶苈8克，五味子6克，川贝母6克，炒白果10克。5剂。

二诊：喘咳明显减轻，已能平卧，自汗亦止，精神转佳，仍痰多，纳差，大便干，舌脉同前，方已显效，原方加瓜蒌仁10克、炙杷叶8克、焦三仙20克，以增强化痰健脾之功，5剂。

三诊：喘咳基本消失，仍饮食欠佳，原方减苏子、葶苈子继进5剂而诸证平。

［**按语**］哮证是一种发作性的痰鸣气喘疾患，以呼吸急促，

喉间哮鸣为特征；喘证以气急喘憋，甚至张口抬肩、鼻煽为特征。哮证病有宿根，经常发作，喘证多并发于各种急、慢性疾病中。临床上多哮必兼喘，而喘未必兼哮。其病因病机与肺、肾、脾、心等脏器有关。然肺为气之主，职司呼吸，外合皮毛，易受外邪侵袭。若风邪袭肺，肺失宣降，呼吸不利，气逆而为喘促；肾为气之根，司气之摄纳，若肾元不固，摄纳失常，则气不归元，气逆迫肺而为喘；脾为生痰之源，肺为贮痰之器，若脾虚湿化为痰，痰浊上壅于肺亦喘；心脉上贯于肺，肾脉上络于心，若肺肾两虚，易致心阳受损，不能鼓动血脉，则心慌心悸，血行瘀滞而为发绀。其治疗法则《景岳全书·喘促篇》有云："……哮喘，未发时以扶正为主，既发时以攻邪为先，扶正者，须辨阴阳，阴虚者补其阴，阳虚者补其阳。攻邪气者，须分微甚，或散其风，或温其寒，或清其痰火。"

本案例一属于肺肾心脾俱虚，痰浊壅盛，方用生脉饮、青娥丸、二陈汤加减，方中太子参、麦冬、五味子益心肺；杏仁、白果、橘红、半夏、炙远志、炙复花、茯苓、葶苈子、白芥子、炙款冬花止咳平喘化痰；补骨脂、磁石补肾纳气平喘。服6剂后病已十去七八，再进6剂而咳嗽气喘即平。

例二属于肺肾两虚，虚实互见之证，方用六味地黄汤、三子汤加减，方中生地、山药、茯苓、山萸肉、五味子、灵磁石补肺肾，纳气平喘；葶苈子、炒苏子、白芥子降气定喘而止咳嗽；生牡蛎镇心敛汗，仅服6剂而气喘咳嗽消失。唯盗汗未止，原方加生黄芪、浮小麦、大枣以益气养心敛汗，继进12剂盗汗止而收全功。

例三属于心肺两虚，方用生脉饮、三子、二陈汤加减，方中沙参、麦冬、五味子养心敛汗；炒苏子、葶苈子、炙款冬花、炒白果降气平喘；陈皮、姜半夏、川贝母止咳化痰。进5剂而喘咳大减，自汗亦止，原方稍事增损，再进5剂而病情基本治愈，后以原方化裁5剂碾细面为丸以巩固疗效。

## 5. 支气管扩张

赵××，女，12岁，1964年12月7日初诊。

[**主症**] 咳嗽，痰中有时带血已半年余。

[**病史**] 半年前因患支气管肺炎后，体质虚弱，屡犯上呼吸道感染，1月前又因感冒咳嗽不愈，吐黄黏痰，有时呈脓性痰，并痰中带血，低热盗汗，日渐消瘦，饮食减退，左胸憋闷，偶有咳引胸痛，乏力。曾用青霉素、链霉素等病情虽有暂时好转，仍反复发作，每遇感冒则病情加重。

[**诊察**] 舌质赤，苔黄薄，脉细稍数，听诊：右肺下部呼吸音减弱，可闻干、湿啰音少许，胸片：诊为“左肺支气管扩张”。

[**辨证**] 本病由于患肺炎，体质虚弱，故屡犯咳嗽迁延难愈；肺为娇脏，宣散失宜，寒郁化热，热邪炼液成痰，则咳嗽吐黄黏痰及脓性痰；久咳肺阴必虚，阴虚火旺，火热伤灼肺络，则低热盗汗，咳嗽痰中带血，胸憋闷，甚则咳引胸痛；脾为肺母，子病及母，则乏力消瘦，食欲减退；参之以舌脉，细则为虚，数则为热，舌质赤，苔薄黄等均系虚热之证征。

[**治则**] 补肺清热，止咳化痰。

[**方药**] 炙紫菀9克，知母6克，川贝母4.5克，南沙参12克，甘草6克，桔梗9克，炙杷叶9克，黄芩9克，白茅根15克，麦冬9克，橘红4.5克。7剂。

二诊：咳嗽减轻，黄黏痰亦减少，精神好转，仍低热盗汗，时有咳嗽痰中带血，左胸仍痛，纳欠佳，舌质稍赤，舌苔白黄厚，脉象细数，听诊左肺仍有少许干、湿啰音，前方小效，原方加地骨皮9克，桑皮9克，以清肺经之虚热，7剂。

三诊：咳嗽及痰中带血稍有好转，仍咳引左胸痛，低热盗汗，神倦纳呆，脉舌同前，听诊左肺偶闻干、湿啰音，咳痰虽减，肺热未平，拟补肺阴，清气营之法。

［**方药**］银柴胡9克，地骨皮9克，黄芩9克，生石膏30克（先下），知母9克，川贝母6克，阿胶珠6克，青黛6克（包），海浮石12克（先下），瓜蒌仁9克，桑叶9克，炒栀子6克，白茅根24克，南沙参15克，青蒿10克。7剂。

四诊：咳嗽大减，黄黏痰亦明显减少，咳引胸痛已无，低热盗汗见好，痰中偶带血丝，精神食欲增进，脉细稍数，舌苔微黄，听诊未闻干、湿啰音。效不更方，原方继进7剂。

五诊：低热已退，盗汗亦不显，轻咳痰不多，痰中已无血丝，未再胸痛，舌苔薄，脉细缓较前有力，胸片复查，支气管扩张较前有改善，病已十去八九，原方减青蒿、生石膏、栀子，加麦冬9克以滋肺阴。5剂后而诸症悉平，仅偶咳，痰少，拟清余焰调肺胃之法。

［**方药**］南沙参15克，麦冬9克，怀山药9克，炙枇叶9克，桑叶9克，川贝母4.5克，桔梗9克，甘草6克，玉竹9克，焦三仙30克。5剂后病愈停药。

［**按语**］肺为五脏之华盖，易于损伤，伤则必咳，咳久则肺阴虚而心火妄动，心火伤灼肺之血络而动血，是以久嗽而咳血也。其治疗当滋肺阴清心火，止咳化痰，凉血止血之法，但不可纯用止血之品，以防肺之络热不清，血瘀于里，浊痰壅盛，则咳不止，而血焉能止乎？方用紫菀汤、咳血方、养血清肺汤等化裁。

本案属于肺气虚而屡犯外感，久咳而阴虚火旺之证，前方用紫菀汤加减，进14剂而咳嗽痰中带血稍见好转，但低热、盗汗、胸痛如故，乃病重药轻，而肺之燥热未平，故在三诊时改用泻白散、养阴清肺汤、咳血方加减。方中银柴胡、地骨皮、青蒿、黄芩、南沙参，阿胶珠补肺阴，清虚热，止盗汗；生石膏、知母、炒栀子、白茅根、海浮石、青黛清气营之热，凉血止血；桑叶、瓜蒌仁、川贝母润肺止咳化痰。连进14剂后而低热退，咳血止，盗汗除，咳嗽大减。巩余焰未尽，后以调理肺胃之法继进5剂而病情基本治愈。

## 6. 麻　疹

例一：顺证

李×，男，3岁半，病历号96156。

[**主症**] 发热4天，出疹1天。

[**病史**] 患儿4天来高热不退，昨始周身出现皮疹，疹点稀疏，色深红，咳嗽气急喘促，近2日加重，烦急不安，神倦，纳差，二便正常。

[**诊察**] 体温39.5℃，急重病容，面目微赤，舌质红，苔根薄黄，科氏斑（+），脉浮细数，肌肤灼热有汗，皮疹散在色赤，听诊肺呼吸音粗，右背下方可闻小水泡音，肝可触及。

西医诊断：麻疹合并肺炎（单纯型）。

中医诊断：麻疹喘（温毒闭肺）。

[**辨证**] 外感时令之邪，故初起身发高热；热邪入里，内蕴肺络，以致咳嗽气喘；若热邪郁于血分，则发于肌肤而为疹，色深红；肺热脾虚，故神倦乏力，纳差；然烦急不安，舌质红，苔根薄黄，脉浮细数，肌肤灼热有汗，为表里俱热故也。

[**治则**] 拟先予辛凉解表，宣肺透疹。

[**方药**] 银花9克，连翘9克，浙贝母9克，淡豆豉6克，牛蒡子6克，炒杏仁6克，桔梗6克，荆芥穗4.5克，甘草4.5克，生地12克，芦根15克。

二诊：服药1剂后，疹出较多而不透，色转深红，余无明显变化，原方继服2剂。

三诊：皮疹遍布全身，发热亦渐退，诸症好转，原方减荆芥穗、淡豆豉。加元参6克，丹皮6克，焦三仙15克。3剂后疹退病愈。

例二：逆证

李××，女，2岁，病历号95459。

[主症] 发热5日，出疹1日。

[病史] 5日来发热不退，咳嗽流涕，目赤畏光羞明。昨始身出皮疹，疹出稀疏，喘憋气急，咳嗽加重，咳声不扬。

[诊察] 体温37.6℃，急重病容，神倦嗜睡，唇干，舌质赤，苔白微黄，脉细数急，右耳流脓，听诊：两肺可闻小水泡音及捻发音，心率快，肝在肋下1cm。

西医诊断：1. 麻疹并发肺炎（心衰型）。

2. 急性中耳炎。

中医诊断：1. 麻疹喘；2. 耳聤。

[辨证] 麻疹毒热内蕴肺胃，疹出不透，故发热咳嗽，咳声不扬，喘憋气急；由于毒热壅盛，肝火上升，则目赤畏光羞明，右耳流脓；若毒热扰心，则神倦嗜睡，心率快，唇干，舌质赤，脉细数急等毒热攻心之证。

[治则] 以辛凉透表为主，宣肺止咳。

[方药]

1. 银翘散加减，1剂。

2. 甲壬金散0.5克，日2次。

3. 金霉素125毫克，日4次。

二诊：次日下午体温逐渐升高至40.3℃，咳嗽喘促鼻煽，胸高气促，口渴，饮水即呛，唇干齿燥，舌质赤，舌苔黄褐，脉细数而急，疹仍稀疏，为正虚邪盛，毒热化火，熏灼肺胃，肺热叶焦，有化源欲绝之候。治当扶正驱邪，清热生津，止咳平喘，以其化险为夷。

［**方药**］西洋参3克（另煎），生甘草3克，川贝母3克，鲜竹叶20片，麦冬12克，生石膏30克（先下），知母4.5克，鲜芦根30克，羚羊粉1克（分冲）。1剂。

三诊：体温下降至38.4℃，饮水已不呛，咳嗽、喘憋、鼻煽亦减轻，仍口渴喜饮，呼吸急促，疹色不红润，舌质赤，苔光起刺，唇焦，脉细数急。前方已见效，原方再进1剂后而发热退，喘促气急已平，轻咳，余症明显好转，后以养阴清热、健脾胃之法调理痊愈出院。

例三：险证

李×，男，3岁，病历号97622。

［**主症**］发热、咳嗽5日，出疹3日。

［**病史**］5日来发热咳嗽流涕泪，目赤羞明。3日来身出皮疹，疹布全身，色深红，已部分开始回靥，咳嗽加重，声音嘶哑，喘憋气促，高热不退，烦躁不宁，口渴喜饮，纳食差，二便调。

［**诊察**］体温40.2℃，急重病容，面赤，唇干裂出血，舌质赤，舌苔黄燥，咽部红肿，呼吸急促，鼻煽，脉细数，皮肤灼热有微汗，听诊：两肺呼吸音粗糙，背部可闻捻发音，肝在肋下1.5cm，剑下2cm。

西医诊断：1. 麻疹肺炎（呼吸型）；2. 喉炎（Ⅰ度喉梗阻）。

中医诊断：1. 麻疹喘；2. 呛咳。

［**辨证**］疹出虽透，但回靥过早，热毒炽盛，郁闭肺络，上熏灼咽，故高热不退，咳嗽喘憋加重，鼻翼煽动，呼吸急促，声

嘶哑，口渴烦躁，肌肤灼热；毒热化火伤阴，故面赤而唇干裂出血，舌质赤，舌苔黄燥，咽红肿，脉细数等津液大伤之症征。

[**治则**] 清热解毒，养阴生津。

[**方药**] 生石膏45克（先下），黄芩6克，川贝母6克，生地9克，石斛9克，花粉9克，天冬9克，大青叶9克，甘草4.5克，鲜芦根15克。1剂。

紫雪丹2克，日服4次。

金霉素125毫克，日服4次。

二诊：体温下降至37.4℃，咳嗽喘憋，呼吸急促等症均有明显好转，精神转佳，仍唇干，舌质赤，苔黄有津，脉细稍数，毒热有减退之渐，阴津有来复之机，原方加羚羊粉3克（冲服），日服2次，2剂。

三诊：发热已退，诸证亦渐平，病情已逾险境，后以扶正清热、养阴生津之沙参麦冬汤加减调理数日而愈。

[**按语**] 麻疹是儿童最常见的一种急性传染病，其传染性很强，如“麻疹之发，多在天行疠气传染，沿门履巷，遍地相传……”凡没有患过麻疹的儿童，若有接触，就有传染上之可能，而且容易并发肺炎，对儿童的健康与生命有很大的威胁。解放后，自麻疹疫苗问世以来，麻疹的发病率就大为减少，近年来仅有散在的发生。

麻疹是由麻疹病毒传染所致，其临床症状，根据其病程发展过程，一般是发热3~4天，出疹3天，收没3天三个阶段。但因患儿体质的强弱，病毒之轻重，治疗之当否，以及调护等因素的影响，故在临床证候表现方面就有顺、逆、险之殊。

本案例一属于顺证，治以宣透为主，用银翘散加减。方中荆芥穗、豆豉、鲜芦根解表透疹；桔梗、甘草、杏仁、牛蒡、浙贝母宣肺止咳化痰；生地凉血清热；银花、连翘清热解毒。服3剂即疹布全身，发热亦退，后以原方减解表之荆芥穗、豆豉，加滋阴凉血之玄参、丹皮和健脾之三仙，继进3剂而安。

例二属于逆证，首用辛凉透表之银翘散化裁，仅服一剂而病情逆转，显系病重药轻，未能截断病情，致毒热化火，阴津大伤，有化源欲绝之势，改用扶正清热、养阴生津之参白虎、竹叶石膏汤加减，方中西洋参、麦冬扶正生津养阴；生石膏、知母清气分之壮热；鲜竹叶、鲜芦根清热生津止渴；羚羊粉、川贝母清心肺之热而止咳化痰；甘草调和诸药。仅进1剂而高热下降，再剂而热退正常，诸症亦明显好转，化险为夷，后以养阴健胃法调理而痊。

例三属于险证，回靥过早，疹毒郁闭，故用辛凉甘寒清热重剂。方中重用生石膏以清气分之热；生地、石斛、天冬、花粉清热养阴、生津止渴；黄芩、川贝母清肺热而止咳化痰；鲜芦根、大青叶、甘草清热解毒透疹，进1剂而体温骤降，喘咳呼吸急促等亦明显好转，步原方加羚羊粉以加强清肺热之功。继进2剂后，而病逾险境，后以沙参麦冬汤加减调理数日病获痊愈。

以上数案，在治疗过程中，由于病情轻重不同，故处方用药各异，而且必随机应变，不可拘泥，才能事半功倍。

## 7. 水　痘

张××，女，4岁，1984年5月10日初诊。

［主症］高热、周身出水痘已3日。

［病史］3日前始发高热，体温持续在39℃以上，逐渐颜面及全身出现水痘。昨日抽风一次，至某医院急诊，化验白细胞$4.6\times10^9$/L，胸透肺纹理增粗。经用镇静剂及退热药等处理后，抽风停止，但高热不退，手发颤抖，轻咳，饮食和精神差，大便2日未行，溲少。

［诊察］急重病容，精神萎靡，口唇干燥，舌质红，舌苔薄

黄，脉浮数，体温39.2℃，周身水痘满布。

[辨证] 外感时令之邪，内有毒热蕴结，由肺脾而发于肌表，故身发高热、抽搐、上肢颤抖，轻咳，周身出水痘；肺热移于下焦，脾胃运化失司，故纳差，神疲，大便不畅，小溲亦少；而口唇干燥，舌质红，苔薄黄，脉浮数均系水痘毒热郁于气营之象。

[治则] 清热凉血解毒，祛风镇惊，以防热入心包。

[方药] 荆芥穗6克，防风6克，甘草6克，桔梗6克，丹皮6克，僵蚕6克，钩藤6克，连翘15克，银花15克，芦根15克，生龙骨、牡蛎各15克（先下），生地10克，生石膏20克（先下），玄参8克，黄芩8克。2剂。

紫雪散，1/4瓶，日服2次。

二诊：高热已退，抽风未再出现，水痘已部分结痂，无新痘疹出现，轻咳，精神饮食好转，大便通畅，舌质红，苔黄，脉细滑。表解热退，尚有余热毒邪未尽，原方减荆芥穗、防风、钩藤、生龙骨、牡蛎、生石膏，加南沙参10克以滋阴益气，焦三仙15克以健脾助运，3剂后水痘逐渐消退，病获痊愈。

[按语] 水痘是一种传染性疾病，初起1～2日发热，继之皮肤出现红色丘疹，由头面而躯干，四肢稀少，丘疹大小不等，周围发赤，中心起水疱或脓疱，破溃后数日即逐渐结痂。中医认为本病是由于外感时邪，与内之毒热蕴结，毒热由血分而发于肌肤为痘疹，其治则为祛风清热解毒透疹，凉血和营，方宜银翘散加减。

本案即以此方法而施治，方中荆芥穗、防风、甘草、桔梗祛风解表，宣肺止咳；生地黄、玄参、生石膏、黄芩、银花、连翘、芦根清热凉血解毒透疹；钩藤、僵蚕、生龙骨、牡蛎祛风镇惊；紫雪散芳开醒神，解热止痉。服2剂而热退，亦未再出现抽搐，痘疹逐渐结痂，后以原方略有加减，又进3剂而安。

## 8. 百日咳

例一：

赵×，男，5岁，1983年8月3日初诊。

[**主症**] 阵咳20余日。

[**病史**] 20天前因感冒咳嗽，逐渐加重，服中西药症状未见好转。近一周来咳嗽成阵，咳时面赤发憋，自汗出，呕吐痰涎，吐后咳嗽即止，咳时有鸡尾声，夜咳重，每晚5~6次，每次连续数十声，纳差，大便干。

[**诊察**] 舌苔薄白黄，脉细滑，查血：白细胞19.2×$10^9$/L，中性粒细胞38%，淋巴细胞72%。

[**辨证**] 本病因风邪疫疠之气侵袭肺卫，失于宣散，疫邪化火而刑金，故咳嗽久治不愈，且日渐加重，呈阵发性咳嗽，咳时面赤发憋，自汗出，咳带鸡尾声；肺热乘脾犯胃，则脾虚纳差，湿浊郁而生痰，痰壅气逆，故咳而呕吐痰涎及乳食等火旺刑金之证。

[**治则**] 清肺火，和胃止咳化痰。

[**方药**] 南沙参12克，天冬、麦冬各8克，竹茹10克，陈皮8克，姜半夏8克，瓜蒌仁10克，炙百部10克，川贝母6克，甘草6克，鱼腥草15克。5剂。

二诊：药后症状无明显变化，脉细滑，舌苔白灰黄，原方加焦三仙20克，5剂。

三诊：阵咳已大见减轻，白天已不咳，晚上仍咳2~3阵，咳时面赤发憋自汗出、呕吐痰涎均有好转，鸡尾声已不显，仍纳差寐少，大便2~3日一行，脉滑，苔转薄白，前方显效，原方5剂。

四诊：诸症悉平，仅晚上偶有阵咳，复查血象：白细胞 7.4 $\times 10^9$/L，中性粒细胞 36%，淋巴细胞 62%，单核细胞 2%，步原方 5 剂以巩固之。

例二：

李××，男，1 岁 7 个月，1983 年 7 月 19 日初诊。

[主症] 阵发性咳嗽 2 周。

[病史] 2 周前始有阵咳，咳嗽连声，每天发作十余次，咳时面赤发憋汗出，呕吐痰涎及乳食，咳后带鸡尾声，曾服西药及注射水青等不见好转，伴纳少，二便调。

[诊察] 舌质红，苔薄白黄，指纹紫滞过风关，听诊：双肺无干湿啰音，查血：白细胞 12 $\times 10^9$/L，中性粒细胞 26%，淋巴细胞 74%。

[辨证] 肺失清肃，邪郁化火，火热伤灼肺金，故咳嗽成阵，面赤发憋汗出，咳带鸡鸣回声；子病及母，伤及脾胃，则纳少，湿痰上壅，以致咳逆呕吐痰涎及乳食；而舌质红，苔薄黄，亦为肺胃蕴热之候。

[治则] 清肺止咳，和胃化痰。

[方药] 南沙参10 克，竹茹8 克，天冬、麦冬各6 克，陈皮6 克，姜半夏6 克，瓜蒌仁 10 克，炙百部8 克，炙杷叶6 克，川贝母 3 克。5 剂。

二诊：阵咳次数减少，咳后带鸡鸣回声及呕吐痰涎亦好转，前方见效，原方 5 剂。

三诊：近日又复感风邪，鼻流清涕，阵咳又加剧，夜卧喉中有痰鸣声，咳时仍呕吐痰涎，手心发热，舌质红，舌苔薄白，指纹紫浮过风关，原方加生姜 1 片以和胃解表，代赭石 10 克（先下）以降逆止呕，鱼腥草 15 克以清热解毒，5 剂。

四诊：外感已解，流涕亦无，咳嗽痰鸣均减少，咳时面赤发憋汗出及鸡尾声消失，原方减生姜，连服12剂。

五诊：一般情况好，唯偶有阵咳，舌苔薄白，指纹紫沉，复查血象：白细胞 $14.4\times10^{9}/L$，中性粒细胞56%，淋巴细胞36%，嗜酸性粒细胞6%，单核细胞2%，再步原方7剂而收全功。

［按语］百日咳是百日咳杆菌引起的一种儿科常见的呼吸道传染病，多在冬春季发病。中医称百日咳为顿咳或鹭鸶咳等，由风邪疫疠之气从口鼻而入肺，如肺气失于清肃，乘及脾胃，脾胃之火上逆，则可见阵发性痉咳，呕吐痰涎及食物。若痉咳不已，血随气行而上走清窍，则可见目赤鼻衄，痰中带血丝等。其治疗当清肺热，泻胃火，和胃降逆化痰止咳，方用止嗽散、二冬汤等。

案中例一、二均属肺胃蕴热之顿咳，故采用前述二方化裁。方中南沙参、天冬、麦冬、鱼腥草补肺阴，清肺胃之火而解毒；川贝母、瓜蒌仁、炙杷叶、炙百部润肺止咳而化痰；竹茹、陈皮、姜半夏、代赭石和胃止呕逆，化痰止嗽。

例一服20剂而痉咳止，例二进29剂而诸症悉平。余在治疗百日咳过程中均用此方法，都有很好的疗效。如有发热者，可加黄芩、生石膏、银花、连翘等；目赤鼻衄或痰中带血丝者，加生地、白茅根、仙鹤草、焦山栀等；若出血过多者，可加三七面、白及面等；总的来说，只要辨证准确，方药得体，才能事半功倍之效。

## 9. 流行性腮腺炎并发症脑炎

例一：

杜××，女，7岁，1959年3月4日初诊。

［主症］头痛呕吐1周，发热腮肿2日。

［病史］1周来头痛头晕，呕吐日5~8次，初为食物，继则吐黄水。近2日始发热，右侧腮腺及下颌肿痛，纳差，便调。

［诊察］体温38.2℃，右耳前下方肿胀约2cm×3cm，轻度压痛，右侧颊乳头充血肿胀，精神差，嗜睡，颈有抵抗，克尼格氏征阳性，腱反射亢进，巴宾斯基征阴性。脑脊髓液检查：细胞总数98个，白细胞4个，糖4管阳性。舌苔薄黄，脉象浮数。

［辨证］耳下乃少阳胆经之通路，肝胆郁火上升，兼温毒外袭，故胙腮肿痛，上攻于头则头痛头晕，毒热犯胃则呕吐；若肝胆毒热炽盛，逆犯神明而入脑络，则神昏嗜睡，项强，甚者有入营动风之虑；而舌苔黄，脉象浮数，为表里俱热故也。

［治则］清热解毒，凉血和营祛风。

［方药］犀角片0.06克（先煎），赤芍6克，丹皮6克，竹叶6克，全蝎6克，玄参6克，青竹茹6克，银花12克，连翘9克，生石膏18克（先下），蜈蚣3条。1剂。

二诊：体温下降至36℃，已无头痛头晕，呕吐亦止，精神好转，神经系检查恢复正常，唯右腮及下颌仍肿胀，有压痛，面赤，舌苔薄黄，脉已缓和。前方显效，原方减竹茹、全蝎、蜈蚣，加板蓝根12克，焦三仙15克，继服2剂后即愈。

例二：

宋××，男，2岁，1957年8月24日就诊。

［主症］两侧腮腺肿大已5天，呕吐嗜睡1日。

［病史］4~5日来两侧腮腺肿大，伴发热，腹痛，纳差，服西药后热退，余无明显变化。入院前1日始又发热，又去某医院注射退热针后，体温又下降至正常，但出现呕吐嗜睡，口渴有汗，腹痛如故，大便2日未行。

［诊察］呈嗜睡貌，但唤之可醒，颈部稍强直，神经系检查

正常，脑脊髓液：细胞98个，蛋白（＋＋＋＋），中性粒细胞46%，淋巴细胞54%，糖2～5管阳性，舌苔黄，脉滑数。

［**辨证**］温毒未解，故发热退而复升；毒热入里，深入脑络，似有逆犯心包之势，以致出现呕吐嗜睡，颈项强直，口渴有汗；然腹痛便秘，乃邪热蕴结大肠，不通则痛；盖脉象滑数，舌苔黄，为毒热入里之症征。

［**治则**］清气和营，解毒消肿。

［**方药**］生石膏24克（先下），知母4.5克，姜黄连3克，广犀角3克（先煎），甘草3克，竹茹12克，板蓝根9克，连翘9克，玄参6克，花粉6克，银花15克，鲜芦根15克。1剂。

二诊：精神食欲好转，仅呕吐一次，仍嗜睡，口渴多饮，腹阵痛，两腮微肿，无压痛，颈项稍强直，苔白，脉缓滑已不数。效不更方，原方再进1剂而病霍愈。

［**按语**］流行性腮腺炎，是由于腮腺病毒而致的一种急性传染病，中医属于痄腮、腮肿、温毒发颐的范畴，以学龄儿童为多见。

痄腮为风温疫疠之毒，由口鼻而入，循少阳、阳明经之络，毒热郁结而为腮肿疼痛，发热，少阳胆与厥阴肝相表里，足厥阴肝经之脉绕阴器。若温毒循经下窜于睾丸，则并发睾丸肿痛；若疫毒炽盛，邪陷心包，深入脑络，则可发生头痛头晕呕吐，甚则昏睡痉厥。其治疗原则，初起邪在表者，以散风清热解毒为主；若毒热盛者，侵犯心营，则以清热解毒、凉血和营为主。

本案例一、二均属于后者，病情较重，方用清瘟败毒饮为主而化裁，方中生石膏、知母清气分之热；犀角、赤芍、丹皮清营血之热；青竹茹、川黄连清热和胃止呕逆；银花、板蓝根、连翘清热解毒肿。例一加用了全蝎、蜈蚣祛风止痉，例二加用了菖蒲、郁金以芳开醒神；花粉、鲜芦根、玄参以生津止渴。由于辨证准确，方药中病，仅服药2～3剂，而使腮腺病毒已深入脑络之重病迅速获愈。

## 10. 猩红热

例一：

黄×，女，7岁，1982年4月4日门诊。

[主症] 发热3日，身起皮疹1日。

[病史] 3日来发热持续不退，嗓子痛。昨晚始周身起弥漫性皮疹，瘙痒，口干无汗。大便2日未行。曾经某医院急诊注射退热针，病情不见好转而来门诊。

[诊察] 舌质赤，舌苔白黄厚，口唇周围苍白，咽红，脉浮数，颈部及周身呈弥漫性皮疹，皮肤潮红，境界不明显，压之褪色，体温38.7℃。

[辨证] 本病由于温热之邪，从口鼻而入于肺胃，毒热上熏咽喉，故症见身热咽痛，周身皮肤发为皮疹；毒热深入营血，则疹色鲜红如涂朱之状；而舌质赤，苔黄厚，脉浮数等均为表里俱热之烂咽痧证。

[治则] 祛风，清热解毒，利咽，凉血和营。

[方药] 荆芥穗6克，薄荷3克（后下），甘草6克，牛蒡子6克，玄参6克，生地黄10克，丹皮6克，银花15克，连翘15克，大青叶15克，蝉衣6克，生石膏30克（先下）。3剂。

二诊：发热已退，周身皮疹变为褐色，精神好转，轻咳，口干唇裂，舌苔薄黄，脉已缓和，毒热大减，原方加减。

[按语] 南沙参10克，麦冬8克，川贝母3克，甘草6克，桔梗6克，牛蒡子6克，生地黄10克，丹皮6克，银花15克，连翘15克，生石膏20克（先下）。5剂。

三诊：周身皮疹已呈糠秕样脱屑，精神食欲佳，口唇干脱皮，舌光红无苔，有津，脉象细滑，尿检：蛋白（-），红细胞0~1，白细胞0~2个。余热未尽，原方略有增损，继服5剂而愈。

例二：

刘××，女，6岁，1986年3月10日门诊。

［**主症**］发热2日，身起皮疹半日。

［**病史**］前日始发热、咽痛、轻咳、流涕，今晨始周身出现皮疹，有痒感，以颜面及前后心为多，为粟粒状，纳差，大便一日未行，曾服西药不见好转。

［**诊察**］舌质赤如胭脂色，苔薄黄，咽红，扁桃体肿大Ⅱ度，脉浮数，周身皮疹如粟粒状，境界不明显，皮肤潮红，体温38.5℃。

［**辨证**］外感时令之邪，故发热，咽痛流涕，轻咳；内蕴毒热之气，由血分而发于肌肤，故周身出现皮疹如粟粒状，境界不明显，皮肤潮红；然舌质赤如胭脂色，苔薄黄，咽红扁桃体肿大Ⅱ度，脉浮数等邪热壅盛之候。

［**治则**］祛风疏表，清热凉血解毒。

［**方药**］荆芥穗6克，防风6克，甘草6克，桔梗6克，牛蒡子6克，玄参8克，生地黄10克，丹皮6克，蝉衣6克，银花15克，连翘15克，生石膏20克（先下），赤芍6克。3剂。

二诊：昨日热始退，咽痛已除，全身弥漫性皮疹仍较多，皮肤潮红，部分已变为褐色，仍有偶咳，纳欠佳，舌质赤如草莓样，苔少，脉细滑，热退身凉，但营分之热未清。原方减解表祛风之荆芥穗、防风，加扶正养阴健脾之南沙参12克，焦三仙15克，继服3剂而收功。

［**按语**］猩红热是一种由病毒引起的急性传染病，多发于冬春季节。中医属于“烂喉痧”、“痹痧”、“疫喉痧”。其临床特

征为发热，咽喉红肿疼痛，甚者糜烂，全身出现粟粒状皮疹，色赤如丹痧，弥漫成片，境界不明显之时行疫疠。其病因病机为因感受疫疠之邪，从口鼻而入于肺胃，毒热上蒸于咽喉而致；盖肺主皮毛，胃主肌肉，疫毒内蕴肺胃，由血分发于肌肤而为㾦痧。其治疗则宜辛凉解表，清热凉血解毒，方用银翘散、犀角地黄汤加减。

案中例一、二均按此方化裁，方中荆芥穗、薄荷、防风祛风解表；甘草、桔梗、牛蒡子、玄参、蝉衣宣肺止咳利咽；生地、赤芍、丹皮清热凉血和营；生石膏、银花、连翘、大青叶辛凉甘寒，有清热解毒，使热由气转卫之功。服 3 剂而表解热退症减，后以原方增损各继进数剂而诸症平。

## 11. 痢　疾

例一：

孙×，女，10 月，1984 年 7 月 14 日初诊。

[**主症**] 腹泻、大便黏液 20 余日。

[**病史**] 自 6 月 20 日始腹泻，大便溏薄带黏液，日行 3 ~ 4 次，饮食和精神差，曾服西药痢特灵及中药等不见好转。

[**诊察**] 舌质红，舌苔薄白，指纹紫过风关，检查大便常规：白细胞 10 ~ 11 个。

[**辨证**] 乳食不洁，内伤脾胃，食滞生热，湿热互结，故腹泻便带黏液；泻泄日久，脾胃运化失司，则纳少神倦。

[**治则**] 清热利湿，健脾止泻。

[**方药**] 广木香 3 克，川黄连 3 克，甘草 3 克，肉豆蔻 3 克，乌梅肉 3 克，白芍 6 克，车前子 6 克（包煎），炒白术 5 克，焦三仙 15 克，赤石脂 10 克（先下）。3 剂。

二诊：腹泻好转，大便已不带黏液，日行3次，纳和精神增进，尿多，舌质稍赤，苔薄白，指纹紫沉。前方显效，原方加党参6克、茯苓6克，以增强健脾止泻之功，而促其恢复，继进3剂而安。

例二：

刘××，男，1岁，1986年3月26日门诊。

［主症］腹泻便脓3天。

［病史］患儿于3日前因大便干，自服小儿化食丸等即开始腹泻，每日5~6次，带脓样便，纳差，夜睡不安，烦躁哭闹，溲少黄，腹泻痢保童及庆大霉素等乏效。

［诊察］舌苔薄白，脉象滑细，查大便常规：白细胞30~40个，红细胞4~6个。

［辨证］饮食伤脾，泻下之药亦伤脾。该儿由于便干而服消食泻下药后，以致腹泻便脓；脾胃既伤，运化失司，食滞生热，故纳差，烦躁哭闹，夜睡不安，溲短黄等湿热下利之证。

［治则］清热利湿，调气行血。

［方药］当归6克，白芍8克，甘草6克，川黄连3克，黄芩6克，广木香3克，焦山楂、槟榔各6克，酒军6克，银花12克，秦皮6克。3剂。

二诊：便脓已愈，腹泻亦减，大便日行3~4次，不成形，纳增，舌脉同前，复查大便常规已转阴，原方减焦军继进4剂后，病即告愈。

［按语］痢疾是夏秋季小儿常见的一种肠道传染病。《内经》称之谓“肠澼”，《金匮》名曰“下利”，至隋唐始命名为“痢疾”。本病的腹泻、腹痛、里急后重、大便脓血等为临床主要证候，其病因是由于饮食不洁，或外感时邪，湿热内蕴肠胃，以致气血阻滞而成，其治疗若因外感时邪而发热腹泻便脓血者，以解

表清里为主，方用葛根芩连汤、藿香正气散加减；若因饮食不洁，而腹泻、腹痛、便脓血者，以调气行血为主，方用芍药汤、白头翁汤加减；若因久痢脾虚而利下白冻，食少乏力者，方用人参乌梅丸、香连丸、赤石脂禹余粮丸加减。

本案例一属于久痢脾虚，仿香连丸、人参乌梅丸化裁，方中广木香、黄连、白芍调气行血；肉豆蔻、白术、焦三仙健脾助运，乌梅、赤石脂酸涩收敛止泻；甘草和中，车前子分利大小便，进3剂后而黏液除，腹泻减，原方加党参、茯苓以增强健止泻之功，继进3剂而病愈。

例二属于胃肠蕴热，误服泻下药而致腹泻便脓，方用芍药汤化裁，方中当归、芍药、黄连、黄芩、熟军、广木香清利湿热，行血以调气；银花清气分之热；秦皮苦涩清热止痢；甘草、焦山楂、槟榔和中消食。进3剂而症大减，原方减熟军再进4剂后而收全功。

## 12. 高热惊厥

屈×，女，8月，1984年9月10日门诊。

［**主症**］发热3天，抽风半天。

［**病史**］3日高热，曾服西药不见好，今晨仍持续高热不退，体温38.9℃，抽风一次，用指甲捏人中后，2~3分钟抽搐停止，喉中呼噜有痰，不咳，流清涕，大便干。

［**诊察**］面颊赤有微汗，舌苔薄白，指纹紫浮过风关。

［**辨证**］外感风邪袭表，腠理不密，正邪相争，故流清涕而发高热持续不退；肺主气司呼吸，风邪入里化热，炼液成痰，故喉中呼噜痰鸣；热邪不解而生风，则四肢抽搐而目直视；而舌苔薄白，指纹紫浮过风关等为外感风邪未解之症征。

［**治则**］辛凉解表，祛风止痉。

［方药］荆芥穗6克，防风6克，钩藤6克，僵蚕5克，黄芩6克，甘草5克，桔梗5克，豆豉5克，银花10克，连翘10克，熟军6克，葱白一寸，2剂。

药后热退而诸症悉愈。

［按语］小儿脏腑娇嫩，神气怯弱，易虚易实，易寒易热。若冷暖不适，衣被不时，则易感风邪而发热，若治疗不当或不及时，往往由低热而转为高热。盖热盛则易生风，风动则痉，由外感风邪热盛而致抽搐者为外风，因热病久病，热入心包，肝木失养而致痉者为内风，其治疗外风是以解表祛风止搐为主，内风是以清热养血柔肝解痉为主。

本案是由外风而致的抽搐，方用银翘散、葱豉汤化裁，方中荆芥穗、防风、钩藤、僵蚕祛风止惊；葱白、豆豉辛温发汗解表退热；甘草、桔梗宣肺化痰；银花、连翘、熟军清热解毒。仅进2剂后即热尽身凉矣。

## 13. 单核细胞增多症

徐×，女，1岁，1984年1月17日初诊。

［主症］发热咳嗽5日。

［病史］5天前始发热，体温38～40℃之间，经×医院急诊治疗后烧退，仍咳嗽流清涕，流泪，咳时痰声漉漉，夜重，心烦易哭闹，纳呆，二便调。

［诊察］舌苔薄白，咽峡充血，指纹紫浮过风关，检查细胞总数分类：白细胞 $10.4\times10^9$/L，中性粒细胞45%，淋巴细胞27%，单核细胞25%。

［辨证］外感风邪后，热虽退而肺气失于宣肃，故咳嗽流清涕，流泪；风邪化热入里，则心烦急而哭闹，痰声漉漉，咽峡充血；然舌苔薄白，指纹紫浮过风关，纳呆，均系表解不彻，运化

失司之候也。

［**治则**］宣肺止咳，清热化痰。

［**方药**］桑叶6克，炒杏仁6克，陈皮6克，姜半夏6克，天冬、麦冬各6克，南沙参8克，瓜蒌仁8克，炙百部8克，川贝母3克，甘草5克，焦三仙15克，连翘12克。5剂。

二诊：咳嗽流涕泪减轻，心烦急已无，仍纳差，舌纹同前，咽峡充血已无，复查白细胞 $11.9\times10^9/L$，中性粒细胞40%，淋巴细胞24%，单核细胞36%，步原方化裁。

［**方药**］南沙参10克，天冬、麦冬各6克，陈皮6克，姜半夏6克，炙杷叶6克，瓜蒌仁10克，川贝母3克，炙百部10克，焦三仙15克，鱼腥草15克。5剂。

三诊：药后诸证悉愈，复查白细胞 $10.2\times10^9/L$，中性粒细胞62%，淋巴细胞32%，嗜酸性粒细胞1%，单核细胞5%，停药观察。

［**按语**］单核细胞增多症，是以急性感染、发热、咽炎、淋巴细胞结和脾肿大及血液检查特点为特征。中医无此病名，根据临床证候表现，属于外感风邪，侵袭咽喉及肺，故症见发热、咳嗽、痰多、流涕泪，咽喉充血。治当宣清并举，止咳化痰，方用桑杏汤、二冬汤加减，方中桑叶、杏仁宣肺止咳；南沙参、天冬、麦冬、炙百部、瓜蒌仁、川贝母清肺利咽，止咳化痰；陈皮、姜半夏、焦三仙健脾和胃；甘草、连翘解毒清热。进5剂而诸症减，唯单核细胞增多，原方减杏仁、桑叶、甘草、连翘，加炙杷叶、鱼腥草，继服5剂而安，复查单核细胞亦降至正常。余细思之，该患儿服一方后而症虽减，但单核细胞不降而升高，是何故也？二方仍按原方略有出入，仅加用了炙杷叶、鱼腥草，岂鱼腥草之功？有待进一步研究。

## 14. 急性中耳炎

马×，女，7岁，1979年10月30日初诊。

［**主症**］发热，右耳疼痛2天。

［**病史**］2日来发热，体温高达39℃以上，右耳疼痛，纳和精神差，经某医院耳鼻喉科检查，诊断为“急性中耳炎”，给注射庆大霉素不见好转，来门诊求治。

［**诊察**］舌苔薄白，脉象浮数，体温39.2℃。

［**辨证**］肾开窍于耳，肾阴不足，风火上炎，故身发高热，右耳疼痛；而舌苔薄白，脉象浮数，均系外感温邪之表证。

［**治则**］先予辛凉解表法。

［**方药**］荆芥穗7克，薄荷5克（后下），银花15克，连翘15克，甘草7克，蒲公英15克，豆豉7克，葱白2寸，桔梗7克，黄芩7克。3剂。

二诊：发热稍退，体温38℃，但右耳疼痛加重，口干思饮，纳差，精神不振，大便2日未行，且出现耳鸣耳聋（可能与注射庆大霉素有关），舌苔薄黄，脉数，为风温化热，肝胆火旺，仿龙胆泻肝汤化裁。

［**方药**］柴胡10克，黄芩10克，黄连7克，生地10克，丹皮7克，木通7克，龙胆草7克，银花15克，连翘15克，蒲公英15克，熟军7克。3剂。

药后热退，耳鸣、耳聋疼痛诸证悉平。

［**按语**］急性中耳炎，是一种感染性化脓性疾病。中医称为“聤耳”、“脓耳”、“耳漏”等。其病因一为肝胆火盛，上熏耳窍；一为肾水不足，虚火上炎，日久化脓；一为沐浴水中，水入耳内不洁，感染而成脓者。其治疗若肝胆热盛者，以银翘散、龙胆泻肝汤为主。若肾虚火旺者，以知柏地黄汤为主。

本案属于肝胆热盛，始用银翘散、葱豉汤以辛凉透表解毒，服3剂后热虽稍退，但未能截断病情，继用龙胆泻肝汤化裁，药始中的，继进3剂而热退病愈。由此可见，截断病情发展，是临床治疗中的重要手段，医者应予重视。

## 15. 目痛、目赤

### 例一：目痛

马××，男，8岁，1985年2月×日初诊。

[主症] 视物目痛1年。

[病史] 患儿于1年前看书过久或写字超过半小时则目痛，稍休息则痛减，常反复出现，余好，病后未予治疗，经眼科检查视力，双眼均为1.2，未见其他异常。

[诊察] 双目外观正常，舌质稍赤，舌苔薄白，脉细滑。

[辨证] 肝肾不足，水不济火，故看书或写字过久则目痛也。

[治则] 滋阴降火，疏风止痛。

[方药] 桑叶10克，菊花10克，川芎10克，茯苓10克，枸杞子10克，羌活8克，山药8克，丹皮8克，泽泻8克，山萸肉8克，生地12克。5剂。

经追访服药后病愈。

### 例二：目赤（日光性结膜炎）

曹×，男，6岁，1985年7月8日门诊。

[主症] 两目赤、羞涩1周。

[病史] 该儿每年入夏后即易出现双目赤、畏光，尤其怕太阳光晒射，且干涩刺痒。经同仁医院眼科检查，诊为“日光性

结膜炎”，曾用消炎药及点眼药水等均不见好转，尿黄，大便正常。

［诊察］目为肝之窍，白睛属肺，瞳孔属肾，肾阴不足，肝热风火上攻于目，以致目赤干涩刺痒，畏光羞明；而尿黄、舌质赤，舌苔黄、脉滑等均为风火上攻和下移热于小肠之候。

［治则］祛风清热，滋阴泻火。

［方药］荆芥穗6克，防风6克，丹皮6克，蝉衣6克，川黄连6克，甘草6克，生地12克，炒栀子8克，玄参8克，菊花8克，桑叶8克，车前草8克。4剂。

二诊：目赤减退，干涩刺痒，畏光羞明等均见好转，纳便调，舌脉同前，效不更方，原方3剂而痊。

［按语］目乃肝之窍，经云：“目得血而能视。”如阴血不足，肝目失养，则视力减退或过劳则疼痛；若风邪化火上炎，则目赤干涩刺痒，畏光羞明。

案中例一属于肝肾不足，肝木失养，水火不济，治当滋肾阴，养肝血，疏风止痛，方用杞菊地黄汤加味。枸菊地黄汤滋阴血而补肾，清肝火以明目，另加桑叶、羌活、川芎活血祛风止痛，仅服药5剂而目痛悉除。

例二为阴虚火旺，风火上炎，治当祛风清火，兼顾肾阴之法，方用散风清火汤（自拟方），方中荆芥穗、防风、蝉衣、菊花、桑叶祛风以散火，黄连、栀子清热泻肝，生地、玄参、丹皮滋肾阴而凉血；甘草和中，车前草利小便，使肝肺之火从小便而出。进4剂而目赤大减，再剂而疾瘳矣。

## 16. 鼻衄

翟××，男，11岁，1982年11月26日初诊。

［主症］鼻衄2天。

［**病史**］患儿从2~3岁始经常鼻衄，约数月犯病1次。近2年来1~2月即鼻衄1次，西医院确诊为“鼻黏膜糜烂”。2日前始有发热、鼻衄，热退后鼻衄不止，血量较多，手脚发凉，头稍晕，而目视物不清，大便未行。

［**诊察**］舌苔薄黄，脉细滑数。

［**辨证**］素有肺热，复感风邪，邪热迫血妄行，上扰清窍，故发热衄血不止；心主血，血流过多，则心血不足，以致头晕四肢不温；目为肝之窍，目得血而能视，鼻衄量多则血亏，是以两目视物不清；参之以舌脉，脉细为虚，滑数为热，舌苔黄亦为热象。

［**治则**］清肺泻火，凉血止血。

［**方药**］生地20克，桑皮15克，黄芩15克，玄参15克，南沙参15克，丹皮10克，侧柏炭10克，棕榈炭10克，荷叶10克，熟军10克，白茅根30克，仙鹤草30克。3剂。

二诊：鼻衄已止，仍头晕，四肢发凉，食欲减退，舌质红，苔微黄，脉缓滑，衄血虽止而余热未尽，正气未复，治以益气扶正兼清热凉血法。

［**方药**］太子参15克，南沙参15克，生地15克，麦冬10克，玄参10克，白茅根20克，山药10克，丹皮10克，甘草10克，荷叶10克，炒白术10克，焦三仙30克。7剂而症平。

［**按语**］鼻衄是儿童最常见的一个证候，其病因病机为心肺火盛，火热损伤脉络，迫血循经上行于鼻窍而致。其治疗当清心火、泻肺热，使热平火降，而达到止血之目的。

本例即仿此法，方用清肺凉血止血汤（自拟方），方中桑皮、黄芩、熟军清泻肺热；生地、玄参、丹皮、白茅根清热凉血；侧柏炭、棕榈炭、仙鹤草止血；荷叶芳香透络而清络热；南沙参益气善补肺阴，使气充而血行自畅，瘀去而血自止。仅服3剂而衄止，后以益气清热凉血而善后。

## 17. 紫癜（即紫斑）

例一：阴斑

谢××，男，6个月，1964年2月22日门诊。

[主症] 恶寒肢冷，轻咳流涕4~5日，身出紫斑1日。

[病史] 患儿于4~5日前始有轻咳流涕，四肢发凉，小便稍少，余好，未经治疗。于昨天下午突然身出冷汗，嘴唇发颤，口鼻周围青紫，鼻塞气粗，无热恶寒肢冷，曾服回生救急散和保幼化风丹等不见好转。

[诊察] 体温36.5℃，颜面青紫，恶寒战栗，四肢不温，冷汗自出，脉象微细，指纹紫沉过风关，舌苔淡白。

[辨证] 本病为外感风寒，寒邪入里，表阳虚，腠理开，卫气不固，故鼻塞流涕，轻咳少痰，恶寒肢冷，冷汗自出；寒则血凝气滞，呼吸不利，则嘴唇发颤，口鼻周青紫，舌苔淡白，脉微细等阳虚外感证。

[治则] 祛风解表，温阳敛汗。

[方药] 制附块3克（先煎），桂枝3克，干姜3克，生杭芍4.5克，甘草1.5克，大枣2枚。2剂。

二诊：肢厥已回，冷汗亦止，恶寒战栗及颜面青紫悉除，唯昨始发际及胸背部出现斑块色淡红融合成片，手足则稀少，大便溏薄，日3~4次，小便清长，舌苔薄白，指纹隐赤，此乃阳邪被阴寒内逼，外发阴斑之证；若阴寒下乘脾阳，而致脾阳虚损，不能腐熟水谷，故腹泻稀水，以温中州升脾之法，使阳回而阴霾自散，斑块亦自消退，方用理中汤加味。

[方药] 党参6克，焦白术6克，炮姜1.5克，炙甘草1.5克，升麻3克，葛根3克。2剂。

三诊：泻泄已止，斑块亦基本消退，唯皮肤留有褐色瘢痕，轻咳有痰，舌苔少，指纹紫赤，为阳气来复，表里俱和，后以六君子汤化裁调理而愈。

例二：阳斑

李××，男，7岁，1983年10月12日门诊。

**[主症]** 下肢紫斑半月余。

**[病史]** 患儿于9月26日始发现两下肢有出血点，大小不等，始为深红色，2~3日后即变为紫褐色，斑点密聚，并不断出现新的出血点，曾服中药7剂未见好转。

**[诊察]** 舌质赤，苔薄黄，脉滑细，检查血小板$18.6\times10^9/L$。

**[辨证]** 紫斑一症乃皮肤出血所致，故症见两下肢较密聚之出血点，大小不等；血凝聚于肌肤而不散，紫斑始为深红，逐渐变为黑褐色而吸收，但亦有不断出现新的出血点，此为血热未尽所致，而舌赤、苔黄、脉滑均为血热之象。

**[治则]** 清热凉血化斑。

**[方药]** 青黛6克（包），川黄连6克，甘草6克，知母8克，炒栀子8克，赤芍8克，丹皮8克，玄参8克，生石膏20克（先下），生地12克，白茅根15克。5剂。

二诊：下肢紫斑已明显减少，大部变为黑褐色，仅有少数新的出血点，唯纳差，乏力，舌脉同前。原方加南沙参12克，焦三仙20克以扶正养阴健脾，5剂。

三诊：紫斑已基本消退，呈黑褐色瘢痕，饮食精神增进，守原方7剂。

四诊：近来一般好，唯昨始又双下肢出现新的出血点，舌质微赤，舌苔黄，脉滑。血分余热未平，原方减栀子、焦三仙，加牛膝8克，鸡血藤12克，三七面3克（分冲），以加强活血止血之功，继进7剂病愈，以后未再发。

［按语］紫斑为皮肤出血，由于过敏或血小板减少所致。中医根据临床证候表现，有阴斑阳斑之分，其病因病机，《东医宝鉴》论之最详：“发斑者因胃热助手少阴心火而入于手太阴肺也……故红点见于皮肤之间，轻如疹子、蚊迹，只在手足……重如锦纹，发在胸腹；阴证发斑，出胸背及手足稀少而微红，此无根失守之火，聚于胸中，上独熏肺，传于皮肤而为斑。”指出了其病变部位，一在心肺，一在肺肾，其治则为：阳斑以清热凉血止血化斑为主，阴斑以温元阳之火为法。

本案例一属于阴斑，方用理中汤合升麻葛根汤加减，方中党参、白术、炮姜、炙甘草温脾肾之阳；升麻、葛根升清阳以托斑外出，仅进2剂而斑退泻止。

例二属于阳斑，方用消斑青黛饮加减，方中知母、生石膏清气分之热；青黛、黄连、栀子清血分之热解毒，凉血活血。由于紫斑反复出现，步原方稍事增损，共进24剂而诸症悉平。

## 18. 瘰　疬

樊×，男，7月，1983年6月2日初诊。

［主症］耳后生瘰疬4月。

［病史］患儿生后1个多月即周身起湿疹，逐渐耳后及枕骨下起瘰疬呈串珠形，不发热，纳差。经×儿童医院检查，未作明确诊断，给服西药效不显。

［诊察］形体消瘦，面色萎黄，两侧耳后及枕骨下淋巴细胞结肿大，推之移动，呈连珠状，无压痛，舌苔薄白，指纹紫浮，腹软，肝脾未触及。

［辨证］患儿先天不足，后天失养，脾虚不能化湿而生痰浊，痰浊郁结，而为瘰疬；然面色萎黄，形体消瘦，纳差等均系

脾胃虚弱之证征。

［**治则**］健脾助运，化痰消疬。

［**方药**］南沙参8克，生地8克，炒白术6克，山药6克，莲子肉6克，玄参6克，浙贝母6克，甘草5克，山慈姑5克，夏枯草10克，生牡蛎12克（先下），焦三仙15克。5剂。

二诊：枕部及耳后淋巴细胞结肿大明显缩小，纳增进，近日偶咳，余好，舌苔少，指纹紫浮过风关，效不更方，原方5剂。

三诊：淋巴细胞结肿大已基本消失，精神较好，纳便调，近3日来面颊部出现少许皮疹，余无不适，病已十去八九，原方加丹皮5克，继服5剂后而疾瘳。

［**按语**］瘰疬又称“颈疬”、“气疬”、“痰瘰”、“鼠疮”等。多见于体弱儿童，以颈项、耳后及枕骨下一侧或两侧同时出现，亦有蔓延至颌下及胸锁乳头肌和腋下等部位，其形状累累如珠串样，推之移动，故名瘰疬。其病因多由于肺脾虚，肝火炼液成痰，痰浊蕴结而致。其治疗若因肝火而痰气郁结者，方用栀子清肝汤、夏枯草散加减；若因肺脾阴虚而痰浊盛者，方用健脾消瘰丸加减。

本案属于后者即本健脾消瘰丸化裁，方中南沙参、白术、山药、莲子肉、焦三仙健脾补肺助运；生地、玄参、连翘滋阴清火解毒；浙贝母、山慈姑、夏枯草、生牡蛎化痰散结消瘰；甘草解毒和中。进5剂后淋巴细胞结肿大明显缩小，守原方继进5剂而淋巴细胞结肿大基本消失，后因面部起皮疹少许，步原方加丹皮以清热凉血，再进5剂即收全功。

## 19. 慢性肾炎

于×，男，14岁，1984年4月3日初诊。

［**主症**］腰膝酸软，乏力，蛋白尿2年。

[**病史**] 患儿于1982年4月4日始全身出现弥漫性皮疹，经×职工医院诊断为“猩红热”，经用青霉素、链霉素治疗后皮疹消退，4月9日检查尿常规：蛋白（++），白细胞6~9个，红细胞4~5个，并有颗粒管型，又到市×儿童医院、中医医院，用中西药配合治疗，但病情一直不稳定。

现症纳差，气短乏力，腰膝酸软，溲黄，大便稍干，近来面生痤疮。

[**诊察**] 舌尖红，舌苔薄白，脉细滑，检查尿常规：蛋白（++），白细胞0~1个，红细胞1~2个。

[**辨证**] 病起于烂喉痧之后，毒热内蕴血分，伤及肾阴，精血暗耗，故腰膝酸软，尿蛋白一直不消失；肾虚侮脾，是以脾气亦虚，故纳差乏力；而面生痤疮，溲黄，舌尖红，脉细滑等均系阴虚火旺，血热生疮之候。

[**治则**] 补肾健脾，清热利湿。

[**方药**] 生黄芪15克，生地15克，茯苓15克，山药10克，丹皮10克，泽泻10克，山萸肉10克，炒白术10克，车前子10克（包煎），连翘20克，赤小豆20克，白茅根20克，焦三仙30克。7剂。

二诊：饮食增进，面部痤疮减少，余无变化，舌脉同前。复查尿常规：蛋白（+），白细胞0~1个，上皮0~1个，前方尚合度，拟原方继进7剂。

三诊：神倦乏力好转，大便干，近几日尿意不尽，周身燥热，晚上体温稍高37.2℃，舌质红，苔薄黄，脉稍滑数，查尿常规已正常，原方加知母10克、黄柏10克、蒲公英30克以滋肾阴，除燥热而解毒，35剂。

四诊：近来一般情况好，未见明显不适，3日前始又感冒低热，体温37.2℃，燥热不安，周身乏力，大便溏薄，日1~2次。昨日下午复查尿常规：蛋白（+），白细胞3~4个，舌质仍红，舌苔薄白，脉细滑，外感风邪后而病情反复，拟益气固表以增强抗病能力，兼顾肾脾之法。

［**方药**］生黄芪 20 克，炒白术 10 克，防风 10 克，生地 15 克，山药 10 克，丹皮 10 克，茯苓 10 克，泽泻 10 克，山萸肉 10 克，当归 10 克，赤芍 10 克，益母草 15 克，地骨皮 12 克，车前子 10 克（包煎）。28 剂。

五诊：低热已退，燥热亦除，仍腰腿沉重无力，纳少，口渴饮不多，舌质正常无苔，脉滑略细，查尿常规：红细胞 1~2 个，余无不适。病已基本治愈，原方减防风、地骨皮、车前子，加焦三仙 30 克，7 剂后病告痊愈。

［**按语**］小儿急、慢性肾炎，中医属于水肿病的范畴。《金匮要略》将水肿分为风水、皮水、正水、石水、黄汗等，分类较为繁杂。朱丹溪则将水肿分为阴水、阳水，这种分类方法能够指导临床实践，受到后世医家的推崇。小儿急、慢性肾炎的临床表现，大部分均有水肿症状，但也有部分病人而没有水肿症状的，因此临床上有水肿症状不一定都是肾炎。没有水肿的也有可能是肾炎。这就要中西医结合，既要辨证，又要辨病，才能不致漏诊，避免影响对病人的治疗。

本案发病后即始终没有出现水肿，主要是由于烂喉痧后毒热内伤肾阴，精血受损，阴损及阳，致脾气亦虚，故采用益肾健脾之方法，方用芪术六味汤化裁。方中六味地黄滋补肾阴；芪、术、三仙益气健脾助运；赤小豆、车前子补肾利湿；连翘、白茅根清热解毒凉血。进 14 剂后而症减，但又出现燥热，乃肾水不能济相火故也，原方加知柏滋肾水以济相火，蒲公英以增强清热解毒之功。连进 35 剂后病愈十之八九，后因外感而病情反复，故步原法加用玉屏风散益气固表，归、芍、益母草养血活血，使瘀去而新血生，地骨皮退燥热、车前子利小便，使热邪有出路也，守方继服 28 剂后而诸症悉平。

## 20. 泻　泄

例一：伤风泻

董×，女，3岁。

［主症］腹泻、发热1日。

［病史］昨始身发高热无汗，轻咳痰少，喷嚏，鼻流清涕，腹泻日已4次，大便不消化无黏液，纳差。

［诊察］体温39.8℃，舌苔薄白，咽红，扁桃体肿大，脉浮数。

［辨证］外感风邪，肌表抗邪外出，邪正分争，故身发高热无汗；肺主呼吸，风邪由皮毛而入肺，肺气不利，则咳嗽喷嚏，鼻流清涕；肺与大肠相表里，肺移热于大肠，内伤脾胃，则腹泻便频而不消化；而舌苔薄白，脉浮数，亦为表热之候。

［治则］发汗解表，健脾止泻。

［方药］苏叶6克，藿香9克，炒厚朴6克，焦白术6克，桔梗6克，黄芩6克，炒神曲9克，陈皮4.5克，甘草4.5克，焦军4.5克，生姜3片，大枣2枚。1剂。

甲壬金散0.5克，日服2次。

二诊：发热已退，仍咳嗽咽哑，曾鼻衄1次，腹泻如故，有腹痛下坠感，舌苔微黄，脉滑小数，为表解而里未和，治以宣肺利咽，清热健脾止泻。

［方药］桑叶9克，炒杏仁4.5克，桔梗3克，牛蒡4.5克，生杭芍6克，黄芩6克，六一散9克（包煎），生稻芽9克。2剂而愈。

例二：暑湿泻

张××，男，2岁，1962年6月26日门诊。

［主症］发热、呕吐泻泄1日。

［病史］患儿1日来发热，呕吐甚频，腹泻日4次，大便溏薄，时诉腹痛，纳差，口渴喜饮，夜寐不安。

［诊察］体温39.3℃，舌质尖红，苔根部黄稍腻，脉濡数。

［辨证］夏季暑湿当令，暑湿中表，故发高热；暑湿内伤脾胃，挟食滞蕴阻中州，上逆而为呕吐，下迫则为泻泄，腹痛，纳差；胃不和则卧不安，故夜寐不宁；而口渴喜饮，舌尖红，苔根黄稍腻，脉象濡数，乃暑湿将化热之症征。

［治则］清解暑湿，理脾和胃。

［方药］藿香9克，香薷4.5克，葛根6克，黄芩4.5克，法半夏6克，陈皮3克，青竹茹3克，六一散9克（包煎），车前草6克。仅进2剂而高热退，呕吐泻泄亦止。

例三：湿热泻

赵××，男，3岁。

［主症］腹泻10余日，发热1日。

［病史］10余日来腹泻便溏薄，日7~8次，无黏液及脓血，但腹痛，昨始身发高热，有汗，鼻流清涕，今晨呕吐3次。

［诊察］体温39.4℃，舌苔黄稍腻，脉象浮数。

［辨证］脾胃运化无权，水化为湿，湿蕴生热，故腹泻便溏薄，日7~8次，伴有腹痛，延绵十余日不愈；近日来新感风邪，表卫不固，则鼻流清涕，身发高热有汗；泻泄已久，胃气失和，则上逆为呕吐；然脉浮数，舌苔黄稍腻，均系湿热内蕴新感风邪所致。

［治则］解表清里，健脾和胃止泻。

［**方药**］粉葛根9克，鲜藿香9克，黄芩9克，川黄连3克，鲜芦根15克，六一散12克（包煎），炒神曲9克，青竹茹6克，川朴4.5克，熟军4.5克。2剂。

紫雪丹0.6克，日服2次。

二诊：发热已退，呕吐亦止，腹泻减轻，大便转稠，仍不消化，腹痛阵作，纳差，脉象缓滑，舌中心苔黄，为表解里少和，湿热未彻之候，治以清热利湿，健脾助运法。

［**按语**］黄芩9克，六一散15克（包煎），焦白术6克，川朴6克，陈皮4.5克，炒神曲9克，焦山楂9克，焦槟榔9克。继服2剂后腹泻止而诸症亦愈。

例四：寒泻

张××，女，11岁，1962年3月8日门诊。

［**主症**］腹泻纳谷不化10余日。

［**病史**］半年来纳差形瘦，神倦乏力，近10余日来腹泻腹痛喜按，大便日4~5次，完谷不化，稀水样，小溲清长。

［**诊察**］面色萎黄，舌净无苔，脉细无力，四肢清冷，颜面及下肢轻度浮肿。

［**辨证**］脾主运化，胃主收纳，今脾胃素虚，运化失司，故纳差，面黄形瘦，神倦乏力；脾阳不振，饮食内伤，则腹泻腹痛，大便溏薄，完谷不化，四肢清冷，脉细无力；脾喜燥而恶湿，脾虚则水化为湿，溢于肌肤而致颜面及下肢浮肿。

［**治则**］温中散寒，健脾止泻。

［**方药**］党参9克，焦白术9克，炒神曲9克，制附片3克（先煎），炮姜炭3克。5剂。

二诊：浮肿消失，四肢转温，精神增进，腹泻亦明显减轻，大便日2次，色转黄稠，唯时有腹痛，饮食稍差，舌苔净，脉沉细，前方显效，再步原法。

[**方药**] 党参9克，焦白术9克，炙甘草6克，伏龙肝9克（包煎），炒神曲9克，煨诃子6克，干姜4.5克。又进3剂而安。

例五：伤食泻

杭××，女，10月，1962年4月24日门诊。

[**主症**] 腹泻月余。

[**病史**] 1月前因食凉肉后而引起腹泻，大便日5~6次，味酸臭带黏液及泡沫，有腹痛后重感，饮食尚可，曾服西药磺胺嘧啶及合霉素未效。

[**诊察**] 舌苔薄白，脉细数。

[**辨证**] 饮食不节，年方10月之婴幼儿而进食冷肉，损伤脾胃，阻滞中州，故腹泻便溏，夹有泡沫；泽泻日久，食积肠胃而生湿热，则大便味酸臭黏腻而脉细数也。

[**治则**] 清热导滞，健脾消食。

[**方药**] 川黄连3克，黄芩4.5克，枳实3克，川朴3克，焦军3克，甘草1.5克，焦山楂、槟榔各3克，车前子6克（包煎）。仅服药2剂而泻即愈。

例六：脾虚泻

赵××，女，4岁，1962年6月22日门诊。

[**主症**] 腹泻20余日。

[**病史**] 患儿于半年前因痢后而逐渐消瘦，近20天来始又腹泻，大便日5~6次，纳谷不化，无黏液及脓血，便时脱肛，纳可。

[**诊察**] 体重10.5kg，面色萎黄，舌净无苔，脉象细缓。

[**辨证**] 痢疾愈后，脾胃受损，运化失司，不能输布精血于全身，故身体逐渐消瘦；由于脾虚不运，又因饮食内伤，故腹泻

而完谷不化；脾虚阳气下陷，故便时脱肛；而面色萎黄，舌净无苔，脉细缓等均系脾虚之证。

[治则] 补脾助运，升阳举陷。

[方药] 黄芪9克，党参9克，焦白术9克，陈皮4.5克，当归6克，白芍6克，诃子肉6克，炙甘草4.5克，升麻3克，炮姜1.5克，焦麦芽9克。

二诊：脱肛已无，腹泻亦减轻，日2~3次，便已转稠，纳增，舌苔薄白，脉沉细。效不更方，原方继服3剂而痊。

例七：肾虚泻

尹××，男，10月，1962年8月2日门诊。

[主症] 腹泻2月余。

[病史] 2月前始腹泻，时轻时重，1月前因腹泻加重，住×医院16天基本治愈而出院，出院后3日腹泻又作，来我院门诊治疗好转。近1周多来每日晨3~4点即开始腹泻，大便日5~6次，稀黄水样，多在上午，午后即止，纳可。

[诊察] 舌根苔薄白，脉细沉。

[辨证] 久泻则易导致脾虚，运化无权，故2月来腹泻反复发作，时轻时重；脾虚日久及肾，因之肾阳亦虚，且肾者胃之关也，关门不力，运化失司，亦易导致泻泄，其泻泄之特点，是晨起或五更必泻，称为肾泻，而舌苔根薄白，脉象沉细，乃脾肾两虚之候也。

[治则] 温肾补脾，涩肠止泻。

[方药] 补骨脂4.5克，炒吴茱萸1.5克，五味子1.5克，肉豆蔻6克，焦白术6克，干姜3克，灶心土9克（先下），大枣2枚。进3剂后泻止病愈。

[按语] 泻泄是小儿最常见的一种疾病，其病理特征与病变部位主要在于脾胃。张景岳云："泻泄之本，无不由于脾胃。盖

胃为水谷之海，而脾主运化，使脾胃和，则水谷腐熟而化气化血，以行营卫。”若脾胃受伤，运化无权，如“春伤于风，夏生飧泄”或“冷热不调，饮食不节，使人阴阳之气相干，而变乱于胃肠之间”均可引起泻泄。临床上最常见的有伤风泻、伤暑湿泻、伤食泻、湿热泻、寒泻、脾虚泻、肾泻等。

本案例一属于伤风泻，方用藿香正气散加减，服一剂而热退泻减，但咳嗽未平，后以桑杏汤加减，服2剂后即愈。

例二属于伤暑湿泻，方用香薷饮合黄芩滑石汤加减，仅服2剂而热平泻止。

例三属于湿热泻，方用葛根黄芩黄连汤加减，服2剂而诸证悉减，后以黄芩滑石汤合平散胃加减调理而安。

例四属于寒泻，方用附子理中汤加味，服5剂后腹泻明显减轻，后改理中汤化裁，继进3剂而收全功。

例五属于伤食泻，方用大承气汤合三仙汤加减，进2剂后泻即止。

例六属于脾虚泻，方用补中益气汤加减，连服6剂而诸症平。

例七属于肾泻，方用四神丸加味，服3剂即瘳。

上述各案均属于泻泄，但由于症状表现不同，体质强弱有异，因而治疗亦殊，同样收到了满意的疗效。

## 21. 慢脾风（中毒性消化不良）

例一：

米××，男，7个月，1962年8月24日入院。

[**主症**] 发热，腹泻5~6天。

[**病史**] 患儿5~6日腹泻，大便日行5~6次。近3日腹泻

加剧，日10余次，水样便，色黄，无黏液及脓血，腹胀，恶心呕吐，日3~4次，伴发热，口渴思饮，乳食少。

[**诊察**] 体温38℃，发育营养中等，急重病容，精神萎靡，嗜睡，呼吸深长，眼窝凹陷，呈重度脱水征，心音钝，肺、腹、神经系无异常，舌尖赤苔光，指纹隐紫。

[**辨证**] 外感暑湿之邪，内饮不洁之物，蕴于中州，清浊相干，升降失调，故发热呕吐，腹泻腹胀；吐泻日久，脾胃之阴津大伤，则口渴思饮，眼窝凹陷，精神萎靡，呼吸深长，气短不续，舌尖赤，苔光少津等虚脱之象。

[**治则**] 清暑化湿，生津和胃止泻。

[**方药**] 葛根6克，鲜藿香6克，黄芩5克，川黄连1克，麦冬6克，滑石块9克，枳壳5克，焦麦芽6克，车前草9克。1剂。

二诊：发热已退，呕吐亦止，腹泻减轻，精神好转，脱水征已纠正，仍恶心，舌质赤，苔薄白，津液有来复之渐，腹泻有减退之机，原方再进1剂而腹泻止，呕吐亦除。唯精神稍差，后以沙参麦冬汤化裁调理2日痊愈出院。

例二：

刘××，女，8月，1960年11月22日入院。

[**主症**] 腹泻呕吐3日。

[**病史**] 患儿于10余日前始腹泻呕吐，并发口疮，经×医院治愈。3日来始又频泻无度，大便日40~50次，为蛋花水样便，呕吐日5~6次，溲少。昨始精神差，两眼无神。

[**诊察**] 体温不升，发育迟缓，重度营养不良，急重病容，呈昏睡状，面色灰暗，眼窝凹陷，角膜混浊，对光反射迟钝，唇赤，舌乳头增大起刺，咽充血，呼吸深长，肺无异常，心音低钝，第一音极弱，心率160次/分，腹肌弛缓，弹力差，肝在肋

缘下1.5cm，瞳孔反射迟钝，余无异常。

舌质赤无津，指纹紫沉，哭声无力，四肢厥冷。

**[辨证]** 胃阳不伤不吐，脾阳不伤不泻，该患儿吐泻已数日，胃阴大伤，脾阳虚惫，肾水亏竭，肝木失养，内风欲动之势，故症见体温不升，四肢厥冷，神昏嗜睡，面色灰暗，眼窝凹陷，目珠混浊，哭声无力，舌赤无津等一派阴阳厥脱之征。

**[治则]** 扶正回阳，养阴生津。

**[方药]** 人参6克（另煎），麦冬9克，甘草3克，制附片5克（先煎）。1剂，水煎2次，4小时服1次。

二诊：体温回升至36.2℃，四肢转温，呕吐已止，大便仅1次，脱水征已基本纠正，仍口渴喜饮，烦躁不宁，唇干，舌质赤无津，指纹紫赤，乃阳回而阴渐复，拟扶正养阴生津之法。

**[方药]** 人参3克（另煎），大麦冬9克，花粉9克，西瓜翠衣9克，甘草3克，莲子心1克，鲜芦根15克，鲜石斛5克。1剂，水煎2次，4小时1次。

服后一般症状明显好转，已化险为夷，经调理脾胃数日而愈。

**[注]** 本案2例患儿入院后，均配合西药抗菌及输液等治疗。

**[按语]** 中毒性消化不良，属于中医慢脾风病的范畴，大多是由于突然吐泻或吐泻日久不愈转变而致的一种胃肠道疾患，多见于婴幼儿。一般发生在夏秋之间，因夏秋暑湿当令，暑为阳邪，湿为阴邪，暑湿之邪伤人，内犯肠胃，使清气不升，浊阴不降，上为呕逆，下为泻泄，最易伤脾胃之阳，阳损及阴，导致气阴两伤，成为厥脱之慢脾风证。庄在田氏《福幼篇》中指出："其症神昏气喘，或大热不退，眼翻惊搐，或乍寒乍热，或三阴暗晦，或面色淡白青黄，或大小便青白，或泻利冷汗，或完谷不化，或四肢冰冷，并腹中气响，喉内痰鸣，角弓反张，目光昏

暗，此虚症也，俗谓之……慢脾风。”其治疗当以脾胃为主，但有伤暑伤湿，在表在里，益阴助阳，扶正固脱之分。

例一为表尚未解，暑湿阻滞中焦，呕吐泻泄，胃阴已伤，主以葛根芩连汤加减，方中葛根生津解肌表之热；藿香、滑石醒脾和胃化湿；黄连、黄芩清热燥湿；麦冬养阴生津；枳壳、焦麦芽理气导滞，消食助运；车前草分利止泻。进2剂而热退，吐泻亦止，后改用沙参麦冬汤化裁调理2日而愈。

例二为吐泻愈而又发作，脾胃之阴大伤，阴虚风动而有厥脱之势，方用生脉饮、参附汤化裁，方中人参、麦冬、五味子益气扶正养阴生津；附块回阳固脱，仅一剂厥回泻止，再剂减附块、五味子以防收敛太过，阳盛损阴之敝，另加花粉、鲜石斛、鲜芦根、西瓜翠衣以加强清热、养阴生津之功，莲子心清心安神，甘草和中，服后津复神安，后改用补脾胃助运之品而促其恢复。

## 22. 脾虚虫积

李××，女，6岁，1983年8月10日初诊。

［**主症**］阵发性腹痛2年，加重半月。

［**病史**］2年来腹痛，时作时止，近半月来腹痛绵绵，持续不止，身体逐渐消瘦，饮食减少，手心发热，经医务室检查大便常规：蛔虫卵阳性，服2次西药驱虫剂，未见便虫，仍腹痛以脐周为甚，大便日3次不成形。

［**诊察**］面色发黄，有虫斑，巩膜灰暗，舌苔薄白，脉象细滑。

［**辨证**］食饮不洁、积滞而生湿热，湿热蕴而生虫，更因小儿饭前便后不洗手，进食时感染虫卵则生虫，故腹痛阵发，时作时止；脾为生化之源，脾虚运化无权，则纳差，大便溏泻，形体消瘦；而面色萎黄，有虫斑，巩膜灰暗，均为脾虚虫积之候也。

［**治则**］健脾助运，化虫消积。

［**方药**］党参10克，炒白术8克，茯苓8克，甘草8克，陈皮8克，白芍10克，川楝子8克，使君肉8克，胡黄连6克，广木香6克，焦三仙20克。4剂。

二诊：腹痛减轻，昨仅腹痛一次，余无变化，舌脉同前。效不更方，原方5剂。

三诊：腹痛已无，大便日一次成形，仍纳差，手心发热，舌苔薄白，脉象细缓，治以补脾助运法。

［**方药**］党参8克，炒白术8克，茯苓8克，白芍8克，炒鸡内金5克，焦三仙20克，10剂。服药后诸症悉平，改用参苓白术丸以巩固之。

［**按语**］虫积是小儿最常见的一种肠寄生虫病，临床上以蛔虫、蛲虫最为多见。其致病之源，由于小儿不懂饭前便后洗手之习惯，食饮不洁之物，而感染虫卵所致，其治疗当以驱虫消积为主，兼见脾虚者，则需补脾。常用方剂如驱虫丸、使君子散、乌梅丸等，脾虚者则用四君、参苓白术散等。

本案属于脾虚虫积，故用四君合使君子散化裁，方中参、术、苓、草、焦三仙健脾助运；使君肉、川楝子、胡黄连甘苦合化，驱虫消积；白芍、木香、陈皮理气缓急止痛。进4剂而腹痛减，继进5剂而腹痛消失，唯脾运未复，后改用参苓白术丸，使虫安脾健而病获愈。

## 23. 梦游证

例一：

王×，男，8岁，1983年10月10日初诊。

［**主症**］梦游惊恐2月余。

［病史］近2月来每晚入睡后约2小时左右始突然惊醒，眼睛发直，全身哆嗦，恐惧感，烦躁乱动，持续2～3分钟又安然入睡，第2天醒后问之一无所知。每晚如此，白天尿频数，犯病时尿裤子，气喘发憋，善太息，纳差。病后曾到安定医院、阜外医院、儿童医院检查尿常规、脑电图均无异常，给服镇静剂等不见好，并至×中医院服中药30余剂亦惘效。

［诊察］面黄消瘦，舌苔薄白，脉象细滑。

［辨证］肝藏魂，肝郁火旺，以致神魂不守舍，故入睡后易惊恐，两眼发直，烦躁，扰动不安；火旺则水亏，肾气不固，故小便频数以及犯病时尿裤子；肝旺克脾，故纳差而面黄消瘦。此心肝火旺，脾肾两虚之证。

［治则］疏肝健脾补肾，清心安神。

［方药］南沙参12克，麦冬10克，炒白术8克，茯苓8克，制香附8克，郁金8克，生龙骨、牡蛎各20克（先下），莲子心3克，焦三仙20克，琥珀3克（分冲），补骨脂8克。5剂。

二诊：药后在入睡后两眼发直、恐惧感均减轻，但入睡后仍易惊醒、哆嗦，烦躁乱动，尿裤子，舌脉同前，原方加益智仁8克、桑螵蛸10克以增强补肾缩尿之功，5剂。

牛黄镇惊丸，每服1丸，日服2次。

三诊：诸症已基本消失，仍尿频，舌脉无变化，原方10剂，药后病告痊愈。

例二：

李×，男，5岁，1984年2月8日初诊。

［主症］梦游年余。

［病史］1年多来经常在睡梦中呓语，或下床行走，然后又自己躺下而入睡，第二天问之则茫然无所知，每晚或3～5日犯一次，纳差，消瘦，精神尚可，大便干燥，2～3日一行。曾服

中西药未见效而来门诊求治。

[**诊察**] 面有花白斑，舌尖赤，舌苔薄白黄，脉细略滑。

[**辨证**] 阴虚火旺，心神失守，故在睡梦中呓语而下床行走；火旺乘脾，脾阴伤损，故纳差，消瘦，大便干结；参合舌脉，舌尖赤，舌苔薄黄，脉象细滑，均系阴虚火旺之候。

[**治则**] 清心火，安心神，健脾助运。

[**方药**] 莲子心3克，麦冬8克，生龙骨、牡蛎各15克（先下），生龙齿15克（先下），南沙参12克，炒白术8克，茯神8克，甘草6克，琥珀面3克（分冲），焦三仙15克，灯心3克。5剂。

二诊：诸症略有减轻，纳增，舌脉同前，前方已效，原方7剂。

三诊：近1周来偶有在睡梦中呓语和下床行走，纳便调，舌苔转薄白，脉象细缓，病已十去七八，效不更方，继服原方7剂，以巩固疗效。

[**按语**] 梦游症是由于小儿心经有热，入睡后易惊恐或下床行走、呓语等肝脾不调的一种疾病。其治疗本《内经》“热淫于内，治以甘寒”，以苦泄之，以温补之之法，方用清心健脾安神汤（自拟方），“莲子心、麦冬、生龙骨、牡蛎、琥珀面、党参、白术、茯神、甘草”。若肝火旺者加龙胆草、柴胡、郁金；痰多者加陈皮、半夏、炙远志；纳差者加山药、焦三仙；肾虚者加补骨脂、益智仁。本案2例均以此方化裁，各服19、20剂后而诸症悉平。

## 24. 遗 尿

例一：

朱××，女，10岁，1976年5月13日初诊。

［主症］遗尿已3年。

［病史］3年前始有尿床，每2~3天晚尿床1次，近1年来加重，隔日或每晚尿床1次，偶有2次，睡眠很实，不易叫醒，神倦消瘦，纳可。

［诊察］舌质淡赤，脉细软无力。

［辨证］由于先天不足，肾虚下元不固，膀胱失约，而为遗溺；而舌质淡赤，脉细软无力均为气血不足之症征。

［治则］补肾固涩下元，兼益气血。

［方药］桑螵蛸10克，益智仁9克，乌药9克，菟丝子9克，覆盆子9克，生黄芪15克，当归9克，党参9克，菖蒲4.5克，煅龙骨15克（先下）。5剂。

二诊：尿床已明显好转，近1周来仅遗尿2次，叫之易醒，精神转佳，舌苔薄白，舌质已正常，脉亦较前有力，步原方7剂。

三诊：半月来一直未尿床，一般情况好，舌脉平，病已基本治愈，拟改丸剂以巩固之。

补中益气丸20袋，每服4.5克，日服2次。

例二：

李×，男，7岁，1982年5月3日初诊。

［主症］尿床4年余。

［病史］患儿自幼尿床，但从3岁以后较明显，每晚必遗，

甚至每晚 2 ~3 次，睡眠较实，唤之不易醒，梦多，饮食二便正常，曾用针灸及中药治疗不见好转。

［**诊察**］形体消瘦，舌质稍淡，膀胱失约，而为遗溺。

［**辨证**］补肾益气，固涩止遗。

［**治则**］桑螵蛸 10 克，益智仁 6 克，乌药 10 克，五味子 6 克，金樱子 15 克，煅龙骨 15 克（先下），覆盆子 10 克，生黄芪 15 克，菟丝子 8 克，菖蒲 3 克。7 剂。

二诊：遗尿明显减轻，一周内遗尿 3 次，睡眠亦易叫醒，余好，舌脉同前，原方连进 12 剂后，尿床未再出现。

［**按语**］遗尿又称尿床，是 3 岁以上儿童在睡梦中随意小便的一种疾病。其病因病机是由于小儿先天禀赋不足，或病后损伤脾肾，致使下元虚损，肾关不固，膀胱失约，而为遗溺之证。其治疗若因肾虚下元不固者，当以补肾固涩为法，方用桑螵散、缩泉丸加减；若因脾虚而水液失于收摄者，方用补中益气汤加减。

本案两例均系先天不足、肾虚关门不固所致，方用桑螵蛸散、缩泉丸化裁。方中菟丝子、覆盆子、益智仁补肾阳；桑螵蛸、五味子、金樱子、煅龙骨酸涩收敛止遗；菖蒲开心窍醒神；生黄芪、乌药补气行气，使肾气充盛，气化得行，而遗尿自止。故例一服 12 剂而遗尿止，例二服 19 剂后亦未再出现遗尿，均收到较好的疗效。

# 皮外科医案

## 1. 酒渣鼻

向××，女，41岁，1982年7月6日门诊。

［主症］鼻头赤已4年。

［病史］患者于1979年初起始于鼻头微赤，逐渐鼻周及两颧均发赤，色深红，自觉患部有火辣烧灼感，并起小疙瘩，挤之有粉刺或脓样物，心烦急躁，口臭，大便干，2~3日一行。曾在某医院皮科治疗，给服祛风、清热利湿之品十余剂病情不见好转。

［诊察］鼻头及颧部紫赤如朱，并有痤疮样脓疱疹散在，鼻唇干，舌尖赤，舌苔黄厚腻，脉弦滑。

［辨证］素有阴虚肝旺，肝火挟湿热上攻于鼻及颧部，故鼻头赤，两颧赤和生脓疱及粉刺样疹，而有火辣烧灼感；肝肺之火下移于大肠，则大便干燥；然舌尖赤，苔黄厚腻，脉弦滑等均系肝经火旺湿热内蕴之症征。

［治则］清利肝经湿热，凉血解毒。

［方药］龙胆草10克，黄连10克，炒栀子10克，泽泻10克，木通10克，白蔹15克，生石膏30克（先下），连翘20克，甘草10克，熟军10克（后下），蝉衣10克，生地20克，赤芍12克，丹皮10克。5剂。

二诊：两颧及鼻尖紫赤已见好转，脓疱疹及粉刺样物亦减少，心烦急躁及患部灼热感稍有改善，大便转溏，日一行，舌尖微赤，苔转薄黄，脉弦滑。前方已见效，原方减龙胆草、熟军，加黄柏10克、炒苍术10克以增强清热燥湿之功，5剂。

三诊：鼻头颧部紫赤及脓疱粉刺样物已明显好转，但患部瘙痒流水，干后起白皮，时有烦急易汗出，舌脉同前，步原方加减。

［**方药**］炒栀子10克，黄连10克，黄柏10克，木通10克，泽泻10克，生地15克，白蔹15克，甘草10克，炒苍术10克，蝉衣10克，知母10克，丹皮10克，当归10克，车前子15克（包煎），银花20克，连翘20克，生石膏30克（先煎），南沙参15克。10剂。

外洗药：荆芥穗10克，防风10克，当归10克，甘草10克，黄柏15克，大黄15克，苦参15克，地肤子12克，白矾6克，花椒6克。10剂。

水煎2次，每日早晚各洗患处一次。

四诊：鼻头及颧部稍赤，已不流水，脓疱疹及粉刺样物亦消退，心烦易汗出等均见减轻，舌苔黄，脉略滑，病已十去八九，原方继服7剂以巩固之。

［**按语**］酒渣鼻多由于心肝火旺，肺胃湿热，郁于血分，上攻于面部所致。其症起始于鼻部出现油腻光亮，逐渐发展为皮肤红赤，或红丝满布，并出现大小不等之红色丘疹或脓疱粉刺，鼻尖部肥厚变大。其治则宜清泻心肝之火，凉血解毒燥湿，方用龙胆泻肝汤为主。

本例方中龙胆草、黄连、栀子、熟军清火心，泻肝经湿热；生地、赤芍、丹皮凉血活血；木通、泽泻清利膀胱，使湿热从小便而出；连翘、生石膏、甘草、白蔹、蝉衣祛风解毒，清肺胃之热。服药5剂而诸症减，后以原方略有出入，继进22剂，并加用外洗之药以加强燥湿、清热解毒之功，使数年难愈之痼疾霍然而愈，追访数年亦未再犯。

## 2. 上腭肿块

李×，男，60岁，1984年2月26日初诊。

［主症］上前腭肿块2天。

［病史］患者于2日前始上腭突然不适，摸之有肿块突起，压之疼痛，纳欠佳，大便干，小便色黄。

［诊察］舌质红，舌苔薄黄，脉弦滑，上腭肿块约1.5cm×1.5cm。

［辨证］肾阴不足，心胃之火上炎，毒热内蕴而为肿块。

［治则］滋阴清热泻火，解毒消肿。

［方药］生地20克，丹皮10克，赤芍12克，南沙参15克，玄参12克，黄连10克，生石膏30克（先下），熟军10克（后下），白芷10克，连翘20克，蒲公英30克。5剂。

二诊：上腭肿块已消，局部亦无压痛，余无明显不适，舌质稍赤，苔转薄白，脉弦，心胃之火渐平，拟清余焰。

［方药］南沙参20克，麦冬10克，玄参10克，生地15克，丹皮10克，赤芍12克，甘草10克，石斛15克，陈皮6克，熟军10克（后下）。3剂。

［按语］上腭肿块是由于心胃火旺，毒热内蕴而致。其临床特点是突然局部肿硬疼痛，焮红灼热，或全身恶寒发热，甚则化脓而破溃。治疗当以清心胃之火，凉血解毒消肿。方用清心泻火解毒汤（经验方），方中川黄连、生石膏、熟军清心泻火；南沙参、生地、玄参、赤芍、丹皮滋阴清热，凉血活血；连翘、蒲公英、白芷清热解毒消肿，进5剂而上腭肿块消，疼痛除，后以原方化裁以清余焰，继进3剂病获痊愈。

## 3. 急性淋巴细胞结炎

例一：下颌淋巴细胞结炎

赵××，男，21岁，1983年6月27日初诊。

［主症］左颌下肿痛3天。

［病史］患者3日来发热，口渴喜饮，左侧颈部下颌生一肿物（约2.5cm×2.5cm）凸起，局部红肿热痛，推之不移，疼痛拒按，余好。

［诊察］舌苔薄白，脉象弦滑稍数，体温38.2℃。

［辨证］毒热内蕴，气血郁结而为疖肿。

［治则］清热解毒，活血消肿散结。

［方药］防风10克，白芷10克，当归10克，甘草10克，浙贝母10克，皂角刺10克，赤芍12克，夏枯草15克，花粉30克，连翘30克，蒲公英30克。3剂。

散结灵10粒，日服2次。

二诊：左颌下淋巴细胞结肿已消大半，局部变软，热痛亦减轻，发热退而口渴除。昨始又感冒咽痛，咳嗽，咳痰不爽，咳引胸痛，纳减，脉弦滑稍数，舌质淡红，苔薄白滑，毒热大减，复感风邪，拟原方减皂角刺，加荆芥穗15克、桔梗10克、紫菀10克、射干10克，继服3剂后颌下淋巴细胞结肿消失，外感风邪亦愈。

例二：颈部淋巴细胞结炎

李××，女，17岁，1986年10月16日初诊。

［主症］右侧颈部淋巴细胞结肿、发热5日。

［病史］患者2周前上体育课时，不慎颈部扭伤，第2天晨

起即右侧颈部淋巴细胞结肿胀疼痛，伴发热，体温38℃。经用青霉素、麦迪霉素等未见好转，现颈部淋巴细胞结肿较前增大，发热恶寒，头晕，纳差，二便调。

［**诊察**］右侧颈部淋巴细胞结肿大压痛，舌质红，舌苔灰黄，脉细滑数，体温36.2℃（服退热药后）。

［**辨证**］毒热内蕴，新感风邪，故发热恶寒，头晕；风邪与毒热互结，故颈部淋巴细胞结肿大压痛；而舌质赤，舌苔灰黄，脉细滑数等均为心火毒热之候。

［**治则**］辛凉解表，清热解毒，消肿散结。

［**方药**］银花20克，连翘20克，蒲公英30克，白芷10克，柴胡15克，黄芩15克，南沙参20克，甘草10克，浙贝母10克，花粉15克，夏枯草15克，炮山甲10克。3剂。

紫雪散每次服1瓶，发热时服。

金黄散适量调和外敷患处，日1次。

二诊：发热恶寒减轻，右侧颈部淋巴细胞结肿痛如故，不咳，有痰，神倦乏力，纳可，舌脉同前。原方加瓜蒌仁20克、玄参10克，6剂。药后病即痊愈。

例三：*右踝及鼠溪淋巴细胞结炎*

王××，男，38岁，1977年12月2日初诊。

［**主症**］右踝关节内侧肿痛3日，右侧鼠溪淋巴细胞结肿痛1日。

［**病史**］患者3日来右踝关节内侧肿痛，以后逐渐红肿发热、拒按，触之则痛甚，不能站立和下垂，足背亦红肿热痛。昨始右侧鼠溪淋巴细胞结亦肿痛，恶寒头痛，心慌，恶心纳差。

［**诊察**］舌苔薄白，脉象滑数。

［**辨证**］毒热壅滞于经脉，气血不畅，以致右侧踝关节内侧、足背、鼠溪淋巴细胞结肿痛灼热；正气与毒邪抗争，则恶寒

头痛；然心慌、恶心纳差，乃毒热亢盛，心脾不足之症征。

[**治则**] 清热解毒消肿，佐以凉血活血。

[**方药**] 生石膏30克（先下），知母9克，银花24克，连翘15克，大青叶30克，川黄连9克，元参15克，生地20克，竹叶9克，赤芍12克，牛膝9克。3剂。

二诊：患部灼热已退，红肿疼痛减轻，触之不甚痛，鼠溪淋巴细胞结肿痛亦好转，心慌、头痛恶寒已除，纳增，大便通畅，脉转细滑，舌苔薄白，右踝关节内侧摸之有一核桃大小之肿块，较硬。前方显效，原方减生石膏，加蒲公英30克、炮山甲9克以增加活血消肿之功，3剂。

金黄散适量，蜂蜜调敷右踝患处，日1次。

三诊：鼠溪淋巴细胞结肿已消，右踝内侧肿块肿痛明显减轻，肿块变软，皮肤已无触痛，能下地行走，舌脉平，余热未清，原方稍有出入继服3剂而痊愈。

[**按语**] 急性淋巴细胞结炎，是一种因感染而引起的疖肿疼痛，多见于下颌、耳后、颈部、腋下、鼠溪部、下肢等淋巴细胞结部位。一般多由风热、温毒、火旺、血热等内外因而诱发，其症初起发热恶寒，一处或多处淋巴细胞结肿大，局部红肿硬痛，甚则呈红线条状，压痛拒按，其治疗以清热解毒，凉血活血、消肿散结为主，方用仙方活命饮、五味消毒饮、银翘、白虎汤化裁。

例一为下颌淋巴细胞结炎，仿仙方活命饮加减方中连翘、蒲公英清热解毒；防风、白芷、当归、赤芍、皂角刺祛风活血、消肿止痛；浙贝母、夏枯草、花粉、甘草化痰软坚散结，更加散结灵以助消肿散结之功。进3剂后颌下淋巴细胞结肿已明显好转，局部红肿热痛减轻，发热亦退，唯复感风邪而咳嗽咽痛，原方减皂角刺，加荆芥穗、桔梗、紫菀、射干继服3剂而诸症平。

例二为颈部淋巴细胞结炎，方用五味消毒饮、小柴胡汤加减，方中银花、连翘、蒲公英清热解毒；柴胡、黄芩和解表里而清少阳肝胆之热；白芷、炮山甲活血消肿止痛；浙贝母、花粉、甘草、夏枯草化痰散结；南沙参滋阴扶正，使邪去而正不伤，更加紫雪散以芳化清热解毒。进3剂而诸症减，但痰仍盛，原方加瓜蒌仁、玄参以加强化痰散结之用，继服6剂而愈。

例三为右踝及鼠溪淋巴细胞结炎，方用白虎汤、五味消毒饮加减，方中生石膏、知母、竹叶辛凉甘寒解表而清里热；银花、连翘、大青叶、甘草清热解毒消肿；黄连、生地、赤芍、丹皮、元参清热凉血活血；牛膝引药下行。进3剂后患部灼热退，红肿疼痛减轻，淋巴细胞结肿痛亦见好，唯右踝关节内侧摸之有核桃大小之硬结肿块，压痛明显，原方减生石膏，加蒲公英、炮山甲以加强解毒活血消肿之功，并外用金黄散涂敷，继服3剂而肿痛基本消失，后以原方出入再进3剂而安。

## 4. 荨麻疹

例一：浮肿型

刘××，男，39岁，1986年11月17日初诊。

［主症］口唇及全身起风疹块4月余。

［病史］患者数月来周身起风疹块，嘴唇周围肿胀发硬，甚则引起面部浮肿，时隐时现，以晚间为重，局部瘙痒，曾服用中西药未见明显好转。

［诊察］舌质红，舌苔薄白，上唇肿硬，脉象细弦。

［辨证］经云："诸痛痒疮，皆属于心。"心主血，属火，风邪化热，入于血分，发于肌肤而为瘾疹；风为阳邪，风阳上扰，故口唇周围及面部浮肿，瘙痒甚，舌质红等均系血热风疹块之症征。

［治则］祛风，清热凉血，佐以益气养血。

［方药］荆芥穗10克，防风10克，生地20克，赤芍12克，丹皮10克，当归10克，生黄芪30克，蝉衣10克，川黄连10克，甘草10克，首乌10克，白蒺藜10克，木通10克，白鲜皮15克，地骨皮15克，连翘20克。7剂。

二诊：荨麻疹已减轻，口唇周围肿亦消退，睡眠好转，舌脉同前，原方加红花10克，7剂。

三诊：周身疹块明显减少，上唇肿亦未再起，余好，舌红少苔，脉细滑，步原方7剂后病获痊愈。

例二：胃肠型

李××，女，28岁，1980年10月29日门诊。

［主症］身起荨麻疹5日。

［病史］患者于5日前因受风后，全身起荨麻疹，丘疹样，如见风和下地则瘙痒甚，伴恶心呕吐，腹泻，胃脘痛，心烦热急躁，寐差，曾服扑尔敏、维生素C、颠茄等不见好，并服防风通圣丸亦罔效。

［诊察］全身满布丘疹样荨麻疹，巩膜充血，舌苔薄白，脉缓滑。

［辨证］因受风邪后，风邪乘虚而入于血分，发于肌肤而致周身起荨麻疹，瘙痒甚；风热由表及里入于肠胃，则恶心呕吐、腹泻，胃脘痛，纳差；而目赤痒，心烦热，急躁，睡眠不好，乃风热侵犯心经然也。

［治则］祛风活血凉血，清热健脾和胃。

［方药］荆芥穗10克，防风10克，当归10克，丹皮10克，红花10克，桃仁10克，蝉衣10克，炒苍术10克，川黄连10克，白鲜皮10克，首乌10克，生地15克，连翘15克，赤芍12克，茯苓10克，竹茹15克，乌梅肉15克，焦三仙30克。3剂。

二诊：胃痛已止，纳增，偶有恶心，唯荨麻疹如故，瘙痒较甚，心烦急躁。近2日来又感冒咳嗽，痰少，舌苔薄白，脉细缓滑，原方加苏叶10克，黄芪20克。3剂。

三诊：荨麻疹已有好转，瘙痒、心烦急躁亦减轻，仍咳嗽，余好，舌脉同前，前方化裁。

**[方药]** 生地15克，连翘15克，乌梅肉15克，当归10克，丹皮10克，桃仁、杏仁各10克，白鲜皮10克，首乌10克，防风10克，苏叶10克，蜈蚣5条，蛇衣10克，赤芍12克。3剂。

四诊：荨麻疹已基本消退，咳平，唯经来腹痛，苔薄，脉缓滑，原方加益母草15克，制香附10克，元胡10克，6剂而愈。

例三：扁平样荨麻疹

潘×，女，22岁，1982年3月15日初诊。

**[主症]** 身起皮疹，瘙痒3周。

**[病史]** 患者近3周来身起皮疹，凸出皮肤，为扁平样，以胸背部为多，瘙痒甚，纳可，大便偏干，经×医院服中西药等不见好转，乃来门诊治疗。

**[诊察]** 颈及胸背部呈现扁平样皮疹较多，不充血，舌尖红，苔白黄厚，脉细滑。

**[辨证]** 风热之邪内蕴血分，发于肌肤，故周身起皮疹而瘙痒甚；舌质红，苔白黄厚，瘾疹色白，脉滑等均系湿热内蕴之征。

**[治则]** 祛风，清热燥湿，凉血解毒。

**[方药]** 荆芥穗10克，防风10克，蝉衣10克，丹皮10克，甘草10克，当归10克，黄连10克，炒栀子10克，白鲜皮10克，赤芍12克，生地15克，白薇15克，连翘15克，银花15克，苡仁米30克。5剂。

二诊：周身荨麻疹明显减少，瘙痒亦减轻，大便已不干，舌质稍赤，苔白，脉缓滑，前方显效，原方7剂后而诸证平。

［按语］荨麻疹是一种常见的皮肤过敏性疾病，中医称为“痦瘤”或“瘾疹”等。其症状特点是周身皮疹突起，时隐时现，呈块状或片状，异常瘙痒，影响睡眠，常反复发作。瘾疹消退后，皮肤不留任何瘢痕。其病因一为温热内蕴血分，血热发疹；一为外受风邪侵袭而入于肌肤；其次为食鱼虾辛辣，或闻油漆等异味和某些刺激物而诱发。其治疗则本着“治风先治血，血行风自灭”的原则进行辨证论治。方用消风散、犀角地黄汤等加减，方中主要药物为荆芥穗、防风、蝉衣、白鲜皮以祛风止痒；生地、当归、赤芍、丹皮活血凉血清热；川黄连、连翘清热解毒。

本案3例均用此方化裁。例一加用黄芪、首乌以益气养血，白蒺藜、木通以祛风利湿消肿，地骨皮泻血中之伏火。例二加用竹茹、茯苓、苍术、焦三仙以健脾和胃止泻，首乌、红花、桃仁以加强养血活血之功。例三加用炒栀子、苡米、白蔹以清利湿热。使3例之顽固荨麻疹，均收到满意的疗效。

## 5. 病毒性单纯性疱疹

张××，女，38岁，1986年2月28日初诊。

［主症］右侧面部疱疹反复发作14年余。

［病史］患者于14年前突然右侧面部痒痛，跳痛，逐渐出现皮疹，迅速蔓延成片，疱疹内含浆液，甚则化脓，发作时面部浮肿，头胀，颌下及颈部淋巴细胞结肿大。经×医院皮科诊为“病毒性单纯性疱疹”，发作周期逐渐缩短，每次发作持续两周左右。近2月发作3次，犯病时伴有心悸、局部肌肉抽搐连及右目，时有脘腹疼痛，纳差，寐少，大便溏，月经提前量少。病后经中西药治疗无明显效果。

［诊察］右颊面部可见红色化脓性小疱疹，舌质红，舌苔薄黄，脉细弦滑。

［辨证］肝胆湿热，内蕴血分，发于肌肤而为疱疹；肝热化风，上攻于面，则肌肉抽搐；邪热扰心，则心悸、寐少；木旺乘脾，则脘腹痛，纳差便溏；舌质赤，苔黄，脉细弦滑等均系心肝火旺之象。

［治则］拟先予清肝胆湿热，泻心经之火，佐以凉血祛风解毒。

［方药］龙胆草10克，炒栀子10克，川黄连6克，黄芩10克，生地20克，赤芍12克，丹皮10克，蝉衣10克，当归10克，银花20克，连翘20克，防风10克，生龙骨、牡蛎各30克。7剂。

二诊：右侧面颊部疱疹、瘙痒、抽搐等均见减轻，仍心慌，寐不实，多梦，纳差，大便转干，左颌下淋巴细胞结肿亦好转，舌脉同前，原方加玄参10克，南沙参20克，14剂。

三诊：前方服后面部疱疹已基本消失，于3日前右侧面颊部又起疱疹，内含浆液，鼻唇周围作痒如蚁行，伴尿血，尿频，尿痛。经×医院查尿常规，红细胞满视野，蛋白（++），全身乏力，给注射氨苄青霉素一针后泌尿系症状消失，面部病变未见好转，舌质淡，苔白，脉细滑小数，再步原法清热利湿，凉血解毒。

［方药］荆芥穗10克，防风10克，生地20克，赤芍12克，丹皮10克，当归10克，甘草10克，南沙参20克，玄参12克，银花20克，连翘20克，川黄连10克，车前子15克，首乌10克。7剂。

四诊：面部疱疹已结痂，未再新起，颈部淋巴细胞结肿已不显，仍局部刺痒，面部及四肢发胀，头痛，余好，舌质暗红，苔薄白，脉滑而细。原方减车前子，加蝉衣10克、川芎10克，21剂。

五诊：一般情况好，面部疱疹已退，唯经前全身发胀，苔薄，脉细滑，病情已基本治愈，原方减荆、防，加益母草15克，继进7剂。

[**按语**] 病毒性单纯性疱疹是一种由病毒引起的皮肤病。中医属于脓疱疮，其病因乃由肝胆湿热，内蕴血分，上攻于面而致，其治则当清利肝胆湿热，泻心经郁火，方用龙胆泻肝汤加减，方中龙胆草、栀子、黄芩清肝胆之湿热；黄连、生地、赤芍、丹皮泻心火、凉血热；当归、蝉衣、防风养血祛风；银花、连翘辛凉清热解毒。服7剂而症减，唯心慌心悸如故，二诊加玄参、南沙参益心气而滋阴，连服14剂后面部疱疹基本消失，但由于湿热移于下焦，下焦湿热上攻，以致面部疱疹又起，仍步原法减龙胆草、栀子、黄芩以防苦寒太过而化燥，加荆芥穗、防风以祛风止痒，加车前子清利膀胱，又进7剂后面部疱疹结痂，仍头痛而面部及四肢发胀，原方减车前子，加蝉衣、川芎以祛风而止头痛，连服21剂而痊愈。

## 6. 带状疱疹

例一：

廖××，男，63岁，1977年8月6日初诊。

[**主症**] 右侧胸部起疱疹疼痛1周。

[**病史**] 患者1周前始右侧胸部起带状疱疹，继之蔓延至右上肢，皮疹为紫红色，凸出皮肤，局部灼热疼痛，其赤如斑，影响睡眠，并右肩肘关节痛，食欲、二便正常。

[**诊察**] 舌苔黄稍厚，脉弦数。

[**辨证**] 毒热内蕴，气血经脉阻滞，以致右胸及右上肢起紫色疱疹，局部灼热疼痛，不能入睡；而苔黄，脉滑数，为热入气

营也。

[治则] 清热和营，凉血活血解毒。

[方药] 生地18克，赤芍12克，玄参12克，丹皮9克，川黄连9克，炒栀子9克，银花15克，连翘15克，生石膏45克（先下），板蓝根30克，桑枝30克，青黛9克。3剂。

二诊：疱疹及疼痛明显减轻，局部已不灼热，仍右肩、右胁疼痛，舌苔转薄黄，脉细弦，毒热大减，原方减生石膏，加知母9克、秦艽9克，继进5剂而愈。

例二：

吴××，男，73岁，1987年2月23日初诊。

[主症] 右胁下起疱疹刺痛已20天。

[病史] 患者于20日前始右侧胸部起皮疹数个，患部灼热刺痛，逐渐蔓延至右胁下及右侧背部，现部分已结痂，右侧胸背部仍有散在新疹出现，起疱灼热刺痛，手不能触及，触之则痛甚，大便干，溲黄。

[诊察] 舌质红，苔黄厚腻，脉弦。

[辨证] 肝胆湿热毒邪蕴于血分，发于肌肤而为疱疹。

[治则] 清利肝胆湿热，凉血解毒。

[方药] 龙胆草10克，炒栀子10克，川黄连10克，黄芩10克，生地20克，玄参10克，丹皮10克，赤芍12克，连翘20克，柴胡6克。5剂。

二诊：患部新出疱疹已结痂，灼热疼痛均已减轻，未再出现新疹，大便已不干，舌苔转薄黄，脉弦，前方大效，原方继进6剂而诸症悉平。

[按语] 带状疱疹是一种由病毒感染而引起的急性皮肤病。中医称为“缠腰火丹”、“蛇串疮”，俗称“缠腰龙”。本病发病的病因病机，多由于肝胆火旺，外受毒邪侵犯所致，若肝胆火

郁，化生湿热，毒邪与肝火湿热蕴结，经络气血阻遏不通，不通则痛，毒火炽盛亦痛，故症见局部灼热疼痛，触之则痛甚；毒热蕴于血分，则患部发赤发斑；毒热凝聚不得疏泄，则起水疱，其主要特征为局部灼热刺痛。其治则以清利肝胆湿热，凉血解毒为主，方用龙胆泻肝汤、消斑青黛饮为主。

例一用消斑青黛饮化裁，方中青黛、生地、赤芍、丹皮、玄参、生石膏清气营之热而化斑；黄连、栀子苦寒清热燥湿；桑枝通络脉而利关节；银花、连翘、板蓝根清热解毒，服3剂则疱疹及疼痛明显减轻，灼热亦除，仍肩、肋关节痛，原方减生石膏，加知母、秦艽以祛风而清骨中之热而止痛，继服5剂而愈。

例二用龙胆泻肝汤化裁，方中龙胆草、黄连、栀子、黄芩清肝胆之湿热；生地、赤芍、丹皮、玄参、生石膏、竹叶清热凉血；柴胡疏泄肝胆；连翘、甘草解毒和中，服5剂而症减大半，效不更方，原方继进6剂而诸症平矣。

## 7. 黄疱疮

张××，女，30岁，1986年1月25日门诊。

[**主症**] 周身起黄疱疮月余。

[**病史**] 患者于月前始双侧臀部及大腿肩部起疱疹，局部红肿热痛，初起为丘疹样疱疹，逐渐长大凸起红肿化脓，曾经×医院皮肤科诊为“黄疱疮”，给注射青霉素，口服麦迪霉素等治疗，效果不显。现患部仍散在大小不等之脓疱疮，红肿疼痛，部分已化脓，少部分结痂，口干，大便干，心烦急，余好。

[**诊察**] 舌尖红，苔薄白，脉细滑。

[**辨证**] 外受湿毒，心胃蕴热，发于肌肤而为火赤疮；毒热与正气抗争，故局部红肿热痛；心胃火盛，则口干，大便干，心烦急，舌尖红等热盛伤阴之候。

［治则］清热解毒消肿，泻心火，活血止痛。

［方药］银花30克，连翘30克，蒲公英30克，甘草10克，浙贝母10克，炮山甲10克，黄柏10克，川黄连10克，熟军10克，制乳香、没药各10克，白芷15克，花粉15克。5剂即愈。

［按语］黄疱疮中医称为火赤疮，多由于心胃火盛，外受湿毒而致。其症初起以全身或局部起丘疹样疱疹，逐渐凸出皮肤而红肿热痛，尖部化脓，其治则宜清热解毒，消肿，泻心火，活血止痛，方用活命饮、三黄解毒汤加减，方中银花、连翘、蒲公英清热解毒消肿；黄连、黄柏、熟大黄泻心胃之火；当归、炮山甲、制乳香、没药、白芷活血消肿止痛；浙贝母、花粉清热生津，化痰散结。仅服药5剂，使拖延月余之黄疱疮霍然而愈。

## 8. 疮疡（多发性疖肿）

例一：

郑×，女，29岁，1986年11月6日初诊。

［主症］臀部及大腿疖肿2月余。

［病史］患者于产后1个月后，臀部及大腿内侧起红色斑丘疹，有硬结如小疖肿，逐渐自中心出现脓疱，局部灼热疼痛，不得坐卧，初起发热，体温37.8℃。经×医院皮肤科诊为皮肤感染（多发性疖肿，因产后洗澡引起感染所致），经用水剂青霉素及口服药后热退，大面积小疖肿脓疱逐渐消退，但仍有新的疖肿反复出现，分布在大腿内外侧及臀部，后又改服红霉素，外用消毒膏，并服中药12剂。迄今已2月余，未见好转，仍患部灼热剧烈疼痛，影响睡眠，余好。

［诊察］唇干赤，舌质红，苔黄厚腻，脉滑稍数。

［辨证］产后皮肤不洁，沐浴受风，以致风火热毒从肌肤而

入于血分，故病初起发热，下肢皮肤起红色斑丘疹，逐渐发展为小疖肿；血分毒热炽盛，酿血成脓，则局部红肿热痛，痛甚时不能入眠；心主血，属火，血热火盛，则唇干舌赤，苔黄厚，而脉滑数也。

[**治则**] 清热解毒，凉血活血止痛。

[**方药**] 银花 20 克，连翘 20 克，生石膏 30 克（先下），川黄连 6 克，甘草 10 克，知母 10 克，生地 20 克，丹皮 10 克，防风 10 克，白芷 12 克，当归 10 克，炮山甲 10 克，皂角刺 10 克。5 剂。

二诊：小疖肿肿痛减轻，灼热亦好转，但仍有新的疖肿出现，疖肿尖部化脓有脓头，以肛门周围及会阴部较多，伴灼热疼痛，余好，舌质红，苔薄黄，脉仍滑数。前方已效，原方加蒲公英 30 克，7 剂。

三诊：疖肿已基本消失而停药，前日始又臀部起 2 个小疖肿，局部无灼热及疼痛感，纳可，二便正常，舌苔微黄，脉滑。余毒未尽，仍步原方减防风、皂角刺，继服 7 剂而愈。

例二：

刘 ×，男，50 岁，1986 年 4 月 16 日初诊。

[**主症**] 颈部多发性疖肿 3 年。

[**病史**] 患者 3 年来头、颈部反复出现疖肿，经久不愈，一直服中药及用抗菌素治疗未见好转，在某医院检查血糖、尿糖、血常规等无异常。现仅后颈部疖肿 3 个，疼痛甚剧而夜卧不宁，颈部淋巴细胞结亦肿大，心烦急躁，口干欲饮，大便不成形，小便黄而频数。

[**诊察**] 舌质红，苔薄黄，脉细弦滑，颈部疖肿已破溃，但根部仍红肿硬，活动受限，右侧颈部淋巴细胞结肿大如鸽蛋、质较硬推之不动，有压痛。

［辨证］头为诸阳之会，本案由于心肝火旺，毒热内蕴，气血痰浊毒热互结，上攻头颈部而生疖肿瘰疬，反复发作不愈，乃上盛也；肾阴虚则肝火旺，火旺乘脾而脾亦虚，以致大便不成形而小便频数，乃下虚也；脉细为虚，脉滑弦为痰热，舌质红苔黄亦属热，脉舌合参，均系虚实互见而以实证为主之征。

［治则］清热解毒，化痰散结，佐以益气活血消肿。

［方药］生黄芪 20 克，当归 10 克，白芷 10 克，甘草 10 克，浙贝母 10 克，首乌 10 克，炮山甲 10 克，赤芍 12 克，玄参 12 克，花粉 15 克，夏枯草 30 克，生牡蛎 30 克（先下），银花 30 克，连翘 30 克。11 剂。

二诊：颈部疖肿已基本愈合，颈部淋巴细胞结肿亦变小，但右耳后又起小疖肿，局部红肿疼痛，舌质变暗，脉细滑，拟原方加川黄连 6 克、炒栀子 10 克、制乳香、没药各 10 克，17 剂。

三诊：颈部及耳后小疖肿已愈，右侧颈部淋巴细胞结肿基本消失，仍小便频数，淋沥不尽（与患慢性前列腺炎有关），舌苔薄白，脉象缓滑，病已基本治愈而停药。

［按语］疖肿是一种常见的急性化脓性毛囊周围炎症，多发于夏秋季节。其症初起为皮肤出现圆形小结节，局部红肿热痛，数天后结节变软，顶端呈现黄色脓头，破溃后脓液排出收口而愈；其病因为皮肤不洁感染或毒热内蕴于肌腠所致；其治则初起宜清热解毒消肿，方用活命饮加减，若脓成久不收口或屡犯不愈者，用益气活血解毒汤（自拟方）化裁。

例一疖肿虽已二月余，但毒热尚炽盛，方用活命饮加减，方中银花、连翘、生石膏、知母清气分之热；黄连、生地、丹皮清血分之热；防风、白芷祛风消肿止痛；当归、炮山甲、皂角刺活血化瘀、散结消肿、排脓。服 5 剂而症减，原方加蒲公英以加强清热解毒之功，又 7 剂后病已十去八九，故减除祛风活血之防风、皂角刺，继服 7 剂而愈。

例二为疖肿反复发作已数年，故用自拟之益气活血解毒汤加味，方中（黄芪、当归、首乌益气养血；炮山甲、赤芍、白芷活血消肿；银花、连翘、甘草清热解毒）。加玄参、花粉、浙贝母、生牡蛎以化痰散结消疬。服11剂而颈部疖肿基本愈合，颈部淋巴细胞结亦变小，因余毒未尽，颈部又出现新的疖肿，原方加黄连、栀子、制乳香、没药以增强清热解毒活血止痛之功，继服17剂使数年未愈之疖肿终获痊愈。

## 9. 湿 疹

石××，男，47岁，1982年8月18日初诊。

[**主症**] 手痒起水疱4年余。

[**病史**] 患者4年前双手虎口处出现皮疹，瘙痒，起水疱，以后逐渐蔓延至全身及手背部，皮疹脱屑。经××等3家医院皮肤科诊断为湿疹，给用青万、肤万、氟万等药治疗，症状有好转。近5月来又加重，再用前药未见明显效果而来就诊。

[**诊察**] 舌尖红，苔薄白，脉弦滑。

[**辨证**] 湿热内蕴，发于肌肤而为湿疹起水疱，瘙痒脱屑，久病耗伤阴血，以致缠绵不愈。

[**治则**] 清热利湿，凉血解毒。

[**方药**] 黄柏10克，炒苍术10克，白鲜皮10克，甘草10克，丹皮10克，生地15克，赤芍12克，连翘20克，蝉衣10克，炒苡仁20克，滑石30克（包煎），黄连10克。5剂。

肤轻松软膏2支，外用，日涂3次。

二诊：全身湿疹明显减轻，水疱亦减少，瘙痒好转，纳便调，舌脉同前，原方加川黄连10克以增强清热燥湿之功。5剂。

洗药方：荆芥穗15克，防风15克，当归15克，生大黄15克，地肤子15克，艾叶15克，白矾10克，花椒10克。5剂，水煎2次，每次煎1000ml，擦洗，日2次。

三诊：湿疹已基本治愈，瘙痒亦止，舌质红，苔薄黄，脉弦，原方5剂以巩固之。

［**按语**］湿疹是皮肤科的一种常见病，多发病，其病因病机多由于外受湿热之邪，内则过食炙煿厚味、辛辣、酒、烟、浓茶等伤脾，脾为湿热所困，运化失司，以致湿热发于肌腠而为湿疹。其治则以清热利湿、凉血解毒为主，方用二妙汤、六一散、犀角地黄汤加减，方中黄柏、黄连、连翘、甘草清热解毒；苍术、苡仁、滑石清热燥湿；生地、赤芍、丹皮凉血活血；白鲜皮、蝉衣祛风止痒。外用洗剂以增强祛风养血杀虫止痒之功。进药10剂而湿疹基本消退，原方继进5剂而收全功。

## 10. 老年皮肤瘙痒症

侯××，男，79岁，1987年11月28日门诊。

［**主症**］全身瘙痒月余。

［**病史**］患者月余来全身皮肤瘙痒，以夜间为甚，影响睡眠，皮肤干燥，抓后起粟粒状皮疹，不怕风，口渴喜饮，小溲黄少。曾在×医院皮肤科治疗，服苦寒清热祛风之剂20余剂不见好。

［**诊察**］舌质红，舌苔白腻，脉弦硬。

［**辨证**］“诸痛痒疮，皆属于心”，老年皮肤瘙痒症，乃心血不足，不能外荣于肌肤，以致皮枯血热而瘙痒甚，影响睡眠，抓后起粟粒状皮疹；然口渴喜饮，溲少黄，舌质红，为心火盛而移热于小肠故也。

［**治则**］养血凉血，清热祛风。

［**方药**］当归10克，赤芍、白芍各12克，生地20克，丹皮10克，山药10克，蝉衣10克，知母10克，白鲜皮15克，甘草

10克，防风10克，生黄芪30克，连翘20克。6剂。

二诊：全身皮肤瘙痒明显好转，夜间已能入睡，余无不适，舌质微赤，脉弦。前方大效，原方4剂而痊，随访未再犯。

[**按语**] 老年阴虚火旺，气血虚弱，不能荣于肌肤，因之血分蕴热，皮肤干燥而瘙痒甚，夜难入眠，抓后起栗粒状皮疹，某医院皮肤科用苦寒清热祛风之剂20余剂未效何也？余思苦寒能化燥，燥则血热更盛，瘙痒焉能平？余故投以养血滋阴之归芍地黄汤化裁，方中当归、赤芍、白芍、生地、山药、丹皮、知母养血凉血，滋阴清热；蝉衣、白鲜皮、防风、甘草、连翘祛风解毒；黄芪益气，使气血充，皮肤荣润，而瘙痒自平矣。

## 11. 手 癣

贺×，男，24岁，1987年6月20日初诊。

[**主症**] 手掌、背脱皮瘙痒3月余。

[**病史**] 患者长期接触染料，于3月前突然右手中指、无名指尖脱皮、充血、起白屑瘙痒，逐渐蔓延及右手心、背及左手心、掌，经某医院皮肤科检查真菌（-），未明确诊断，给外敷尿素软膏等无效，并手心汗多，口渴多饮，并有时胃脘痛（以往有胃炎史）。

[**诊察**] 舌质红，舌苔薄黄，脉滑数。

[**辨证**] 染料是一种化学物质，该患者长期与染料接触，毒热之邪侵袭肌肤，深入血分，故初起而手指尖脱皮、充血、起白屑、瘙痒甚，日久则蔓延及手掌心、背等毒热入于血分之手癣证。

[**治则**] 清热解毒，凉血祛风止痒。

[**方药**] 生地30克，生石膏30克（先下），土茯苓30克，银花20克，连翘20克，赤芍12克，丹皮10克，当归10克，

蝉衣10克，知母10克，炒苍术10克，玄参10克，川黄连10克，黄柏10克，甘草10克。7剂。

二诊：症状明显好转，已不脱屑，患部皮肤较前平而干燥，出汗亦见少，仍瘙痒甚，但始服后便溏，现已正常，舌红，苔薄白，脉仍滑数。效不更方，原方7剂。

三诊：手指、掌心、手背已未再脱皮，瘙痒亦止，唯右手掌心仍发干，余好，脉已平，病已基本治愈，原方7剂以巩固之。

［**按语**］手癣是一种常见的皮肤病，其病因病机多属于毒热入于血分所致，其症状特点为手指、掌心、手背脱皮、充血、起白屑、瘙痒等。治当清热解毒，凉血祛风止痒，方用清热凉血解毒汤（自拟方），方中银花、连翘、黄连、甘草清热解毒；生地、赤芍、丹皮、生石膏、知母凉血和营兼清气分之热；当归、土茯苓、黄柏、苍术养血清热燥湿；蝉衣祛风止痒。进7剂而症显减，继进7剂后病已十去八九，原方再进7剂而病迅即治愈。

## 12. 丹　毒

例一：

康××，女，35岁，1984年8月28日初诊。

［**主症**］面部起红斑2月余。

［**病史**］患者于6月初始右颧部起小块红斑，逐渐扩散至两颧、两颊、鼻及背部，呈蝴蝶状，局部潮红，边缘整齐略隆起，面部轻度浮肿，无痛痒。曾经×医院检查肝功能及血、尿等均未见明显异常，给服中西药等惘效。病后心烦急躁，爱生气，睡眠多梦，纳便调，月经正常。

［**诊察**］舌尖瘀斑，舌苔薄白，脉弦滑细。

［**辨证**］肝亢气滞，气郁化火，火热内蕴血分，发于肌肤而

为丹毒；头面部为诸阳之首，火热上扰，故以头面颧颊部为多；而心烦急，爱生气，舌尖瘀斑，脉弦滑，均系肝旺气郁血瘀所致。

[**治则**] 疏肝泻火，清热凉血解毒。

[**方药**] 龙胆草10克，黄芩10克，炒栀子10克，黄连10克，柴胡6克，玄参10克，甘草10克，青黛10克，桃仁10克，生地20克，赤芍12克，丹皮10克，生石膏30克（先下）。5剂。

二诊：面颊部丹毒，红紫色斑块已明显变暗，部位亦缩小，仍心烦急躁，纳差。近几天来头晕麻木，脉象弦细，舌体瘀斑如故，舌苔薄黄，原方加焦三仙30克，5剂。

三诊：颜面红斑变为暗褐色，斑的中心变为花白色。二日来呼吸时右胁下疼痛，胸闷发憋，善太息，纳增，舌脉同前，肝火血热已十去七八，唯肝气郁滞，原方减生石膏，加制香附10克、郁金10克，5剂。

四诊：面部红斑已基本消失，胸憋闷痛亦减轻，舌苔薄润，舌体瘀斑亦减轻，脉细弦，原方减龙胆草、桃仁，继服5剂而安。

例二：

任××，男，48岁，1980年6月13日初诊。

[**主症**] 左下肢小腿内侧皮肤紫赤月余。

[**病史**] 患者于月前始左下肢小腿内侧皮肤呈紫色，局部灼热红肿，伴有低热。经×医院注射青霉素10天后热退，局部红肿减轻，但患部皮肤仍紫赤，肿痛，有灼热感，夜间为甚，呈阵发性跳痛，溲黄，纳便调。

[**诊察**] 舌尖红，苔薄白，脉弦稍数。

[**辨证**] 血分毒热炽盛，发于肌肤腠理，以致皮肤出现片状

紫红色，灼热肿痛，溲赤，舌尖红，脉象弦数等呈现丹毒之征。

［治则］清热凉血，解毒消肿。

［方药］青黛10克，炒栀子10克，黄连10克，丹皮10克，甘草10克，生石膏30克（先下），知母15克，丹参15克，玄参15克，生地20克，连翘20克，银花20克，赤芍12克。3剂。

二诊：患部已不肿，灼热感亦消失，皮肤由紫色变为暗红，但晚上患处仍有抽跳痛，行走时间长后左下肢发胀，余好，脉弦滑，舌尖红，舌苔白，毒热有清解之势。原方3剂。

三诊：左下肢内侧皮肤暗紫色已基本消退，唯行走多时患侧局部稍有胀感，脉弦，舌苔薄白。病已近愈，原方减青黛、生石膏、知母，继服3剂以清余焰。

例三：

张××，女，51岁，1986年8月28日门诊。

［主症］右下肢内侧小腿红肿4天。

［病史］患者5天前因洗澡感冒而引起恶寒，恶心，一日后右下肢小腿内侧开始红肿。昨去×医院检查，诊为“丹毒”，给红霉素等治疗未见好转，现患部呈大片红紫色斑块，皮肤灼热，口干欲饮，纳差，大便干。

［诊察］舌质暗，苔薄黄，脉细滑。右下肢小腿内侧红肿起疱疹，局部灼热。

［辨证］外感风邪后，毒热入于血分，以致恶寒，恶心，右下肢内侧肌肤呈现大片红紫色斑块，局部起疱疹灼热，口干，大便干，舌暗苔薄黄等表里俱热之象。

［治则］辛凉解表，清热凉血解毒。

［方药］青黛10克，生地20克，赤芍12克，丹皮10克，蝉衣10克，川黄连10克，炒栀子10克，知母12克，生石膏30克

(先下)，甘草10克，玄参12克，连翘30克，银花20克。4剂。

二诊：已不恶寒，右下肢小腿红肿减轻，食欲增加，但患部仍灼热作痒起疱，舌质紫暗，苔薄白，脉细滑稍数。效不更方，原方5剂。

三诊：患部已变为紫暗，红肿亦减轻，皮肤仍灼热而痒(面积22cm×12cm)，恶心，大便干，舌脉同前。原方减青黛、炒栀子，加南沙参20克、竹茹10克，10剂。

四诊：红斑已变为紫褐色，患部大部已脱皮发痒，稍有灼热感，舌苔微黄，脉滑细，原方减蝉衣，继服10剂后痊愈。

[**按语**] 丹毒是一种常见的皮肤病。其临床证候表现为患部皮肤红肿如丹涂，灼热似火，焮赤肿硬，形如云片，边缘清楚，表面光滑发亮，或痛或痒，并可见发热恶寒等证，一般多发于小腿或头面部，发于头面者为抱头火丹，发于下肢者为赤游丹。其病因病机，为毒邪入于血分，发于肌肤腠理所致。其治则如丹毒发于头面而兼肝火盛者，方用龙胆泻肝汤加减；如丹毒发于下肢，血分毒热壅盛者，方用消斑青黛饮、犀角地黄汤加减。案中例一即仿龙胆泻肝汤化裁，方中龙胆草、黄芩、炒栀子、黄连、柴胡疏泻肝胆之火；玄参、生地、赤芍、桃仁活血凉血清热；青黛、生石膏辛凉甘寒生津，清肺胃之热。服10剂而病减大半，后以原方稍有增损，继进10剂而病愈。例二、三均属于血分毒热炽盛，肌肤灼热焮赤肿痛，均用消斑清黛饮、犀角地黄汤化裁。方中青黛、炒栀子、苦寒清热解毒；生地、赤芍、丹皮、玄参、丹参活血凉血清血分之热；知母、生石膏、银花、连翘、甘草清气分之热而解毒消肿。例二仅服6剂而迅愈，例三由于患部发痒起疱，故加用蝉衣以祛风止痒，服9剂而丹毒明显好转，后以原方略有出入，继进20剂而疾瘳。可见病情之轻重，病程之长短，与疗程疗效有一定的关系。

## 13. 结节性红斑

例一：

马××，男，32岁，1976年12月15日门诊。

［主症］头、躯干、下肢起红斑结节已2周。

［病史］患者于2周前始头部，继之躯干及下肢起结节性红斑，局部红肿热痛，并发热恶寒，体温持续在38℃左右，颈部淋巴细胞结亦肿大，曾用西药及注射青霉素等不见效，精神稍差，小便黄少。

［诊察］舌苔根白厚，脉细数，查血：白细胞 $14.2\times10^9/L$，中性粒细胞79%，淋巴细胞21%。

［辨证］毒热蕴结于血分，以致气血瘀阻，而为结节性红斑；毒热与正邪分争，故恶寒发热不退。

［治则］凉血活血化瘀，清热解毒，散结消肿。

［方药］生地18克，丹参18克，银花30克，蒲公英30克，赤芍12克，玄参12克，当归9克，丹皮9克，白芷9克，夏枯草15克。6剂。

二诊：周身结节性红斑已基本消退，局部灼热肿痛亦除，体温降至正常，复查白细胞 $11.4\times10^9/L$，舌根微黄，脉细无力，原方加南沙参18克，继服6剂而愈。

例二：

刘××，男，48岁，1977年5月6日初诊。

［主症］下肢结节性红斑3年余。

［病史］患者3年前始两下肢起红斑结节，局部红肿灼热疼痛，经用西药及服中药数百剂均不见好转。现下肢结节性红斑大

小不等，大结节5~6cm，局部红肿硬痛灼热，活动时心慌，睡眠易醒，纳差，溲黄，脉弦数。

[**诊察**] 舌尖赤，苔根白厚，脉弦数，下肢活动障碍，走路跛行，查血沉65mm/h。

[**辨证**] 气血瘀滞，瘀久化热，瘀热互结而为结节性红斑，局部红肿灼热硬痛，运动障碍；毒热蕴郁于下焦，则溲黄，便干，参合舌脉，舌尖赤，苔根白厚，脉弦数等均系阴虚血热之候。

[**治则**] 清热解毒消肿，凉血活血化瘀。

[**方药**] 生地24克，丹参30克，鸡血藤30克，银花30克，赤芍12克，牛膝12克，当归9克，丹皮9克，红花9克，秦艽9克，三棱9克，陈皮9克，制乳香、没药各9克，焦军9克。15剂。

二诊：下肢结节性红斑和局部灼热均已消退，活动时亦无心慌，饮食精神好转，大便已不干，唯下肢静脉曲张，轻度浮肿，苔转薄白，脉弦。原方减三棱、制乳香、没药、焦军。加生黄芪18克、苡米30克、大腹皮9克、车前子12克，22剂。

三诊：左下肢浮肿已退，静脉曲张亦减，小便增多，唯近日来两踝关节内侧仍轻度充血，余好。舌苔薄白，脉弦略细，复查血沉18mm/h，病情基本治愈，拟原方化裁以巩固之。

[**按语**] 生地20克，丹参30克，鸡血藤30克，生黄芪30克，苡米30克，赤芍、白芍各12克，牛膝12克，当归12克，车前子12克（包煎），红花9克，桃仁9克，陈皮9克，木瓜9克。6剂后病愈停药。

例三：

芦××，女，23岁，1978年6月11日初诊。

[**主症**] 下肢结节性红斑已月余。

[**病史**] 患者于5月初始罹两下肢及右肘关节部出现结节性

红斑大小不等，以下肢较多，有的斑块呈大片状，局部红肿热痛，摸之较硬，部分为结节样，色青紫有压痛，走路及活动时均感疼痛，余好，曾经×医院服中药15剂未见明显好转。

[**诊察**] 舌质稍赤，舌苔薄白，脉滑数92次/分，两踝关节红斑呈大片状，两膝及右肘关节部位呈结节状，色紫暗，局部红肿灼热压痛，检查血沉28mm/h。

[**辨证**] 毒热内蕴于血分，气血瘀滞于肌腠，以致肘、膝、踝关节出现红斑结节，局部灼热肿痛之症。

[**治则**] 活血化瘀，清热凉血解毒。

[**方药**] 生地18克，赤芍12克，丹皮9克，当归9克，桃仁9克，红花9克，三棱9克，黄连9克，制乳香、没药各9克，甘草9克，玄参15克，丹参30克，银花30克，大青叶30克，鸡血藤24克。6剂。

二诊：左肘部红肿已消，结节仅有痕迹可触及，压之不痛，两侧下肢结节红斑已缩小，色转暗褐，患部已不肿痛，余无不适，舌苔薄白，脉细滑，毒热大减，瘀血渐散，原方减大青叶、制乳香、没药，加牛膝9克。3剂。

三诊：四肢结节性红斑已基本消退，未再出现新的病灶，复查血沉8mm/h，舌脉同前，原方3剂后而诸症悉愈。

[**按语**] 结节性红斑类似中医学中之“瓜藤缠”。其症多发生在四肢关节部位，呈暗红色小结节，红肿硬痛，活动后疼痛加剧，有时呈片状大小不等之红斑，境界清楚，局部红肿灼热，或伴有恶寒发热，多由于毒热内蕴血分，使血脉经络瘀滞，气血运行不畅所致。其治疗原则以清热解毒，凉血活血化瘀，软坚散结为主，方用五味消毒饮、桃红四物汤、犀角地黄汤加减。

例一为急性期，病程较短，以清热凉血解毒为主，故药用生地、赤芍、丹皮、玄参、当归、丹参清热凉血，活血化瘀；银花、连翘、白芷、夏枯草解毒消肿散结。进6剂而发热退，结节红斑基本消失，唯神倦乏力，原方加南沙参以益气滋阴，继服6剂而诸症若失。

例二为慢性期，反复发作，病程较长，以致气血瘀滞，脉络不畅，故重用丹参、鸡血藤、红花、制乳香、没药、三棱、赤芍、当归、秦艽以活血化瘀，通络散结止痛；陈皮理气，使气行则血行；银花、熟军、生地、丹皮以清热凉血解毒；牛膝引诸药下行以达病所，进15剂后结节性红斑基本消退，后以原方化裁连服20余剂，使3年反复发作之红斑结节治愈，而下肢静脉曲张亦获良效。

例三亦为急性期，本清热解毒、凉血活血化瘀为法，故药用银花、大青叶、黄连、甘草清热解毒；生地、丹皮、玄参清热滋阴凉血；桃仁、红花、三棱、丹参、鸡血藤、赤芍、当归、制乳香、没药活血化瘀止痛，消肿散结。进6剂后结节性红斑明显消退，步原方略有出入继进6剂而迅即治愈。

## 14. 下肢静脉曲张

乔×，男，55岁，1984年9月4日初诊。

［**主症**］左下肢静脉曲张8年。

［**病史**］患者8年来左下肢静脉曲张、浮肿，静脉呈结节型，如串珠状，较硬，色紫暗黑，无压痛，但行走时间长则胀痛而浮肿加剧，曾服中药数百剂惘效。近2年来经常头晕目眩，血压升高，服用中西药亦不见好，纳可，溲短赤，大便正常。

［**诊察**］脉细弦而迟涩，舌质淡，舌苔薄白，血压170/100mmHg。

［**辨证**］气血瘀滞，脉络不畅，以致下肢静脉曲张，呈结节型，如串珠之状，行走时间长则患部胀痛而浮肿甚；更因肝肾不足，肾阴虚而肝阳偏亢，故血压升高而头晕目眩。

[**治则**] 活血化瘀通络，佐以养血柔肝，利水消肿。

[**方药**] 当归15克，赤芍12克，生地20克，丹参30克，牛膝10克，鸡血藤30克，甘草10克，炒苡仁15克，丹皮10克，车前子15克（包煎），水蛭6克，桃仁10克，红花10克，陈皮10克。7剂。

二诊：头晕减轻，上午下肢肿胀见轻，下午稍重，小便增多，下肢静脉曲张未见变化，舌质红，苔薄白，脉沉细弦。前方小效，原方加虻虫6克、大腹皮15克以增强活血利水之功，14剂。

三诊：左下肢静脉结节已变软而缩小，肿胀疼痛亦明显减轻，血压下降150/90mmHg，偶有头晕，有时走路不稳，下肢有发凉感，舌脉同前，原方减苡仁、大腹皮，加忍冬藤30克、桂枝10克以温经通络，7剂。

四诊：静脉结节已基本消失，胀痛亦除，肤色已转为正常，但左下肢仍有轻度静脉曲张和浮肿，有时头晕，脉沉细弦，舌质红，舌苔薄白，病已明显好转，原方加生黄芪20克，7剂后而停药。

[**按语**] 下肢静脉曲张和结节型血栓是由于静脉回流缓慢而致气血瘀滞脉络不畅之症。治当养血活血化瘀、通络散结利湿之法，方用桃红四物汤、䗪虫丸化裁。

本例方中红花、桃仁、当归、赤芍、丹参、鸡血藤养血活血化瘀；水蛭、陈皮理气破血，行瘀散结；生地、丹皮、牛膝凉血而滋养肝肾；苡仁、车前子利湿消肿；甘草和中。进7剂而头晕减轻，下肢肿胀亦好转，原方加虻虫、大腹皮以增强破血行瘀利水之功。继进14剂后，下肢静脉结节曲张已变软而缩小，肿胀亦明显减轻，唯下肢发凉，乃寒滞经脉，原方减苡仁、大腹皮以防渗利太过而伤正，加桂枝、忍冬藤以温经通络。再进7剂而下肢静脉结节已基本消失，血压亦下降，唯静脉仍有轻度曲张和肿胀，原方加黄芪以益气而促其恢复。

# 妇科医案

## 1. 先兆流产

刘××，女，33岁，1987年2月26日门诊。

［主症］妊娠漏血1周。

［病史］患者妊娠已2月，近1周来少腹微痛，阴道流血，淋沥不断，血量不多，恶心，纳差，神倦乏力，大便溏薄，日2~3次。曾在某医院妇科妊娠检查，尿及B超均为阳性反应，诊为“先兆流产”，经注射黄体酮症无明显好转。

［诊察］面色萎黄，舌苔薄白，脉右细滑，左细弱。

［辨证］妊娠胎漏，脾胃虚弱。

［治则］益气养血，固胎止痛，佐以调理脾胃。

［方药］生黄芪30克，党参20克，炒白术10克，茯苓10克，甘草10克，当归10克，白芍15克，熟地20克，砂仁6克，阿胶珠10克，艾叶炭10克，焦三仙30克，益母草15克。5剂后即漏止且诸症若失。

［按语］先兆流产，中医称为“漏胎”或“胎动不安”。其病因病机多由于肝肾不足或脾胃虚弱，以致胎元不固，亦有因素体阳盛迫血妄行者。其治则前者以养肝肾健脾胃为法，方用胶艾四物汤、四君子汤加减，后者以芩连四物汤加减。

本例患者属于肝肾不足而脾胃虚弱，方用胶艾四物、四君化裁，方中黄芪、党参、白术、茯苓、甘草、焦三仙益气健脾止泻；当归、白芍、熟地、阿胶珠、养血安胎；砂仁、艾叶炭暖宫止漏而固胎元，仅服药5剂而漏止胎安矣。

## 2. 痛　经

王××，女，17 岁，1979 年10 月16 日初诊。

[**主症**] 痛经 3 年余。

[**病史**] 患者自 14 岁始月经初潮时即有痛经，一般为 14 $\frac{6\sim7}{40}$天，月经量多，色紫暗红。每次经期第一天即感少腹发凉疼痛，痛甚则恶心，纳差神倦，以往未予治疗。去冬因痛剧而去某医院门诊治疗，给服“益母膏”、“八珍益母丸”等罔效。

[**诊察**] 舌苔薄白，脉沉缓无力。

[**辨证**] 患者月经初汛时即痛经，且血量多而色紫黑，乃血瘀所致；经前和经期少腹发凉疼痛，系寒凝气滞，肝脉不畅；痛甚则恶心，纳差，神倦，脉沉缓无力，舌苔薄白，又属气血虚弱、脾胃失调之征象。

[**治则**] 温经散寒，活血化瘀，行气止痛。

[**方药**] 当归10 克，川芎10 克，红花10 克，五灵脂10 克，制香附10 克，乌药10 克，小茴香10 克，玄胡10 克，蒲黄炭10 克，白芍15 克，肉桂3 克，炒吴茱萸6 克。5 剂，每次经前3～5 日服。

二诊：服药3 剂后，第一月症状无明显变化，第二月经前又按原方加重白芍、制香附、乌药之用量，继服5 剂，经潮时已无腹痛，少腹发凉亦减轻，血块减少，但经量仍多，余好，舌脉同前。前方大效，原方再进 5 剂。半年后因头晕前来门诊治疗云：近六月来，经潮时未再腹痛，亦未见血块，经量较正常，少腹发凉亦愈。

[**按语**] 本案由于肝寒气滞，血瘀经痛，冲任失调所致。前医单从调经着手，经服益母膏、八珍益母丸等罔效。余思该痛经

缘于血瘀，血瘀缘于气滞。气滞则肝脉不畅，寒凝肝脉而然，故方用桃红四物汤、失笑散、温经汤加减；方中当归、白芍、川芎养血活血；红花、五脂灵、蒲黄炭活血化瘀，使瘀除而血块自止；香附、乌药、玄胡理气止痛；肉桂、炒吴茱萸、小茴香温经散寒。进3剂后第一月症无明显变化，第二方即重用白芍、香附、乌药继进5剂而诸症大减。效不更方，原方再进5剂，使3年顽固难愈之痛经，仅服药13剂而告痊愈。

## 3. 倒　经

童××，女，18岁，1979年7月2日初诊。

［**主症**］经期鼻衄年余。

［**病史**］患者于1年前月经初潮，但经量较少，伴有少腹胀，每次经期鼻衄，色鲜红，量少，持续3~4天，有时头晕乏力，心慌，纳可，大便不成形。

［**诊察**］舌苔薄白，脉细弱无力。

［**辨证**］心生血，脾统血，心脾不足，气血虚弱，以致月经初潮时即量少，心慌，头晕乏力，大便不成形；每逢经期鼻衄，又属脾虚不能统血，故经血倒行而为鼻衄；而舌苔薄白，脉细缓无力，乃心营不足故也。

［**治则**］补益心脾，统血归经。

［**方药**］黄芪30克，党参20克，炒白术9克，茯苓9克，炙甘草6克，当归9克，白芍12克，生地、熟地各12克，炙远志9克，陈皮6克，益母草15克，制香附9克，龙眼肉9克，生姜6克，大枣4枚。8剂。

二诊：本次月经量较前稍多，色红无血块，4天即经净，未见鼻衄，头晕心慌亦明显好转，舌质淡红，苔薄白，脉细无力，原方5剂。

三诊：心慌已无，精神好转，仍头晕乏力，腹阵痛怕凉，舌苔薄白，脉细较前有力，心脾虽已渐复，但少腹气滞寒凝，仍步原法益气养血，佐以理气温暖下焦。

[**方药**] 黄芪30克，党参20克，炒白术9克，茯苓9克，甘草9克，白芍12克，当归9克，熟地9克，广木香6克，陈皮9克，蔻壳6克，焦三仙30克，小茴香9克。3剂后诸症悉除。

[**按语**] 本案由于心气虚，脾之运化失司，统摄无权，故月汛少而经血逆行，以致经期鼻衄。其治则当补益心脾，方用人参归脾汤加减。连服8剂后月经量较前增多，鼻衄亦止，余症好转。效不更方，原方继服5剂后病已十去八九，唯脐腹阵痛怕凉，再步原法加温中理气止痛之品，仅服3剂而腹痛止，亦无怕凉现象，诸症痊愈而停药。

## 4. 崩　漏

例一：

余××，女，46岁，1976年3月24日初诊。

[**主症**] 月经淋沥不净已20余日。

[**病史**] 患者月经来潮20余日未净，量少，色紫黑，身倦乏力，头痛头晕，腰软酸痛，血压偏高，曾服西药止血药及中药10余剂均未见明显好转。

[**诊察**] 舌质赤，苔薄白，脉象弦细，血压140/96mmHg。

[**辨证**] 肾虚水不涵木，肝阳偏亢，以致头痛头晕；肝木乘脾，则身倦乏力；盖肝藏血，脾统血，肝旺脾虚，统摄无权，则冲任不固，而经水淋沥不断；经色紫黑量少，乃血虚血瘀所致。参以舌脉，舌质赤为肝肾阴虚，脉弦为肝阳偏亢，细为气血不足

之明证。

［治则］滋肾平肝，活血止血，调摄冲任。

［方药］生地炭30克，白茅根30克，生龙骨、牡蛎各30克（先下），当归9克，川断9克，女贞子9克，生杭芍12克，茜草18克，桑寄生24克，菊花12克，牛膝12克，枸杞12克，藕节炭12克。3剂。

二诊：月经已净，血压下降至120/90mmHg。仍阵发性头痛头晕，腰酸软痛，少腹胀，寐差乏力，舌质赤，苔转薄黄，脉弦略细。原方减菊花、白茅根，加熟地15克、鹿角霜9克、炒杜仲9克、乌药12克、首乌藤30克。3剂。

三诊：腰酸软痛已减轻，睡眠好转，由于坚持工作，休息不好。昨又见经血少许，色暗红，头晕，上肢发麻，少腹作胀，有紧迫感，舌质微赤，苔光，脉弦细无力，血压100/70mmHg。原方去枸杞、首乌藤，加黄芪18克、白茅根30克、菟丝子12克，6剂。

四诊：少腹胀及紧迫感已除，头晕、腰痛肢麻等亦不显。但经血仍有少许未净，头沉。二日来晚上躁热，自汗出，唇干，舌质仍赤，苔少，脉细软，乃肝肾之阴未复，阴虚而躁热汗出，法当益肝肾之阴，以济心火。

［方药］生地18克，生杭芍12克，桑椹12克，牛膝12克，川断9克，枸杞9克，女贞子9克，菊花9克，丹皮9克，刘寄奴9克，蒲黄炭9克，旱莲草15克，白茅根30克。3剂。

益母草膏2瓶，每次服1匙，日服2次。

五诊：经血已停2日，躁热自汗亦除，唯有头痛、腰背痛，舌苔薄白，脉细较前有力，病已基本治愈，拟原法方配丸药一料以巩固之。

［方药］生地30克，熟地30克，川断20克，牛膝20克，女贞子30克，旱莲草30克，补骨脂18克，枸杞子18克，菊花

24克，茺蔚子24克，怀山药45克，杭芍45克，桑椹30克，陈皮15克。一料，共碾细面，炼蜜为丸，每丸重9克，每次服1丸，日服2次。

例二：

徐××，女，49岁，1976年11月25日初诊。

［主症］月经持续不断40余天。

［病史］患者以往月经一直正常，本次经前因生气经至，经来后持续不断40余日，量少，色暗红，夹血块少许，伴腰酸，神倦乏力，睡眠较差，并有时心慌，口干心烦，纳食欠佳。

［诊察］舌苔薄黄，脉两寸细、关沉弦而尺弱。

［辨证］溯其源，病起于生气后心情不畅而经至，淋沥不断持续40余日。盖肝主藏血，主疏泄，脾主统血，司运化。因怒气伤肝，肝郁乘脾，脾气受损，统藏失收摄之权，冲任不固，以致经漏不止；经色暗红，夹有血块，乃气血瘀滞；肝肾同源，肝郁火旺则肾水亏，不能上济心火，心营暗耗，则心慌寐差；而神倦乏力，食欲不佳，为脾虚而运化无权。参之以脉，寸细尺弱、为心脾肾俱不足，关脉沉弦，为肝肾阴亏，虚火上炎，而出现腰酸、口干烦急、舌苔薄黄等症。

［治则］滋肾柔肝，养心安神，调摄冲任，活血止血。

［方药］生地、熟地各15克，茜草15克，益母草15克，旱莲草15克，生杭芍12克，当归9克，阿胶9克（烊化），枸杞子9克，女贞子9克，丹皮9克，制香附9克，侧柏炭9克，桑寄生18克，茅根炭30克，首乌藤30克。6剂。

二诊：月经及血块减少，睡眠见好，仍腰酸，口干烦躁，舌苔白，稍腻，脉沉弦细无力。前方见效，原方6剂。

三诊：经行将净，唯晨起有少许，心慌已无，精神及睡眠亦见好，仍口干，腰酸，舌苔薄黄，脉细略弦，仍守原方减茜草、益母草、制香附，加桑椹、茺蔚子、川断各9克，6剂。

乌鸡白凤丸20丸，每次1丸，日服2次。

四诊：一般好，经血已净，唯寐稍差，口干，舌苔薄黄，脉细弦，病已基本治愈，再步原法滋养肝肾以善后。

［**方药**］生地黄15克，旱莲草15克，山药12克，丹皮9克，山萸肉9克，枸杞子9克，女贞子9克，桑椹9克，黄柏9克，生龟板24克（先煎）。6剂。

［**按语**］功能性子宫出血，中医属于崩漏的范围。其病因病机为肝肾不足，冲任失调，脾不统血，怒气伤肝，气滞血瘀所致。其治则当以益肝肾，调摄冲任，补脾疏肝，活血化瘀兼止血为法。

案中例一发病20余日，并非痼疾，服前医之方十余剂惘效，何也？观其方乃一派清肝经湿热与止血之品，犯虚虚实实之弊，其惘效也明矣。余思治病必须探原求本，标本兼顾，才能收事半功倍之效。本例系肾虚而肝木失养，冲任不固，以致崩漏淋沥不净，而经色紫黑，又系瘀血，治当滋肾水以平肝木，兼活血止血之法，使肝木得养，脾土自健，行使其正常统摄职能，而崩漏自止。所以佐活血祛瘀之品者，盖瘀血不去，则新血不生，是以前人有“祛瘀生新”之说。

余多年来在治疗崩漏的过程中，本着“祛瘀生新”这一治疗法则，使很多顽固性崩漏患者得以治愈，尤其在用止血常规方药惘效时，常加红花、桃仁、生蒲黄、五灵脂、三七面活血化瘀药后而获效甚速。倘瘀血不除，乃关门揖盗，病焉能愈？所以该患者首剂用桑寄生、川断、女贞子、牛膝、狗脊、菊花、当归、白芍以养肝肾，生地炭、藕节炭、白茅根、茜草以凉血止血，活血化瘀，加生龙骨、牡蛎以平肝而镇心神，仅服3剂而经停，血压亦降至正常。但由于患者休息不好，自感疲劳，故在三诊时又见经血少许，步原方略有增损，连服10剂而经血止，血压一直稳定，五诊时病情基本治愈，继用原方化裁配丸药一料以巩固疗效。

例二属于怒气伤肝，肝木乘脾，导致肝不藏血，脾不统血，冲任失调而致崩漏，法用养肝肾，调冲任，滋肾水以济心火，仿四物汤、左归丸加减，进6剂后经血及血块减少，诸证好转，宗原法继进12剂，并加用乌鸡白凤丸20丸，服后病情基本治愈而停药。

## 5. 子宫脱垂

林××，女，45岁，1980年4月29日初诊。

[**主症**] 少腹下坠感9年余。

[**病史**] 患者于9年前始有少腹坠感，一直未治疗，3年前经×医院妇科检查，诊断为“Ⅱ度子宫脱垂”，曾服西药不见好转即停止治疗。近一年来又腰痛尿频，每晚4~5次，尿量较少，行经时腰及两侧少腹痛，胃脘部经常不适，有灼热感，纳差，大便时干。

[**诊察**] 舌苔白微黄，脉细弦。

[**辨证**] 脾阳不升，中气下陷，故少腹有下坠感；脾虚则胃气亦虚，运化失司，纳谷呆滞，灼热嘈杂，大便时干；脾损及肾，脾阳虚而肾阳亦虚，以致腰痛下元不固，而小便频数。

[**治则**] 益气升陷，健胃，收摄下元。

[**方药**] 黄芪30克，党参15克，炒白术10克，炙甘草10克，当归10克，柴胡10克，升麻10克，白芍15克，广木香10克，益智仁10克，补骨脂10克，菟丝子12克，石斛15克，焦三仙30克。10剂。

二诊：少腹下坠、尿频及腰痛均有减轻，仍纳差，胃脘部不适，有灼热感，大便时干，舌苔白，脉细弦，原方减石斛，加陈皮10克，5剂。

三诊：腰痛、尿频已基本痊愈，少腹下坠感较前又有好转，饮食大增，大便正常，胃脘部灼热感亦有减轻，唯近几日咳嗽吐白痰，舌苔薄黄，脉细弦，原方加姜半夏10克，5剂。

服后诸症明显减轻，步原方略有加减，继进25剂，少腹下坠感基本消失而停药。

[**按语**] 子宫脱垂，中医无此病名，根据其证候表现，分析其病因病机多由于产前或产后劳累过甚，或用力过猛，或怒气伤肝，损伤脾阳，以致脾气下陷，少腹下坠而子宫亦下垂。其治则宜益气升阳举陷，方用补中益气汤加减，方中黄芪、党参、白术、焦三仙益气健脾助运；柴胡、升麻升阳举陷；益智仁、补骨脂、菟丝子，补肾而固下元；白芍、当归、石斛滋阴养血；甘草、广木香理气和中。进10剂而症见好转，后以原方略有加减，继服35剂后，使久治难愈之痼疾而获痊愈。

## 6. 少腹痛（巧克力囊肿）

修××，女，29岁，1987年7月23日门诊。

[**主症**] 右侧少腹痛年余，加重3天。

[**病史**] 患者于1985年1月发现右侧少腹痛，经协和医院妇科检查，诊断为“卵巢囊肿”（巧克力囊肿）。于5月份又做腹腔抽脓术，手术后一月内未痛，以后疼痛反复发作，经常服西药棉芬等疗效不好。近3日来少腹痛又加剧，牵掣腰部酸痛，余无异常。

[**诊察**] 舌质红，舌苔薄黄，脉细滑。

[**辨证**] 热郁下焦，气滞腹痛。

[**治则**] 疏肝理气止痛，佐以清热解毒。

[**方药**] 柴胡10克，赤芍、白芍各15克，枳壳10克，甘草

10克，广木香10克，丹皮10克，败酱草30克，蒲公英30克，元胡10克，川楝子10克。7剂。

二诊：进前方3剂后少腹痛止，腰酸痛亦除，余好，舌红苔白，脉细滑，前方大效，原方7剂以巩固之。

[**按语**]“卵巢囊肿”或“巧克力囊肿”，属于西医的病名，中医根据其疼痛部位属于少腹痛，盖少腹乃肝经循行之处，如肝气郁滞，失于疏泄，阻滞肝脉，则少腹疼痛，痛剧则牵掣腰亦酸痛。其治则宜疏肝理气止痛，清热解毒为法，方用四逆散加味，方中柴胡、枳壳、广木香疏肝解郁理气；赤芍、白芍、丹皮、元胡、川楝子凉血活血行气止痛；蒲公英、败酱草、甘草清热解毒和中。进3剂而少腹痛止、腰酸痛亦除，连服14剂后，使年余难愈之少腹痛霍然而愈。

## 7. 妊娠期阑尾炎

例一：

王××，女，32岁，1983年3月7日门诊。

[**主症**] 右侧少腹痛5日。

[**病史**] 患者妊娠已8月，于5日前突然右侧少腹痛，始有发热，经某医院外科检查：血象：白细胞$18.3\times10^9$/L，诊为“急性阑尾炎”，给服西药后热退，但右侧下腹部仍隐痛拒按，恶心，纳差，大便通畅。

[**诊察**] 舌质红，苔白腻黄，脉滑。

[**辨证**] 妊娠毒热内蕴，气血不畅。

[**治则**] 清热解毒，调和气血。

[**方药**] 败酱草30克，蒲公英30克，银花30克，丹皮10克，生苡仁30克，白芍20克，甘草10克，太子参20克，炒白

术10克，焦三仙30克，广木香10克，陈皮10克。4剂。

二诊：右侧少腹痛已减轻，恶心亦除，纳稍增，舌苔薄黄，脉滑，前方2剂，原方减陈皮3剂。

三诊：少腹痛已不显，唯偶有不适，复查白细胞$8.4\times10^9$/L，舌苔薄白，脉滑，原方继进3剂以巩固之。

例二：

石××，女，26岁，1986年8月20日门诊。

[**主症**] 低热伴右下腹痛3日。

[**病史**] 患者妊娠已6月，前日始右侧下腹部痛，拒按，伴低热，体温37.5~38℃，微恶寒，精神差，食少，大便干，3日一行，要求中药治疗。

[**诊察**] 舌质赤，舌苔白黄，脉滑稍数。

[**辨证**] 毒热内蕴，气血不和，以致发热恶寒，右下腹痛拒按，大便干等毒热蕴于下焦之肠痈证。

[**治则**] 清热解毒，和解表里，理气和血止痛。

[**方药**] 生苡仁30克，丹皮10克，白芍20克，甘草10克，败酱草30克，蒲公英30克，广木香10克，柴胡10克，黄芩10克，熟大黄10克，南沙参20克。3剂。

二诊：低热已退，右侧下腹部痛减轻，精神好转，大便已通，唯纳仍差，舌赤苔白，脉滑已不数。原方减柴胡、熟大黄，加焦三仙30克，继进3剂即安。

[**按语**] 急性阑尾炎是一种常见的外科病，中医属于肠痈的范畴。其病因病机乃毒热蕴结血瘀成痈，以致右侧下腹部疼痛拒按，甚则高热呕吐，大便干、不畅，其治疗以清热解毒、凉血行血、理气止痛为法，方用薏苡败酱散、大黄芍药牡丹皮汤加减。案中二例均属妊娠并发肠痈，治疗颇为棘手，活血化瘀药要慎用，故效其法而活用其方。二例方中均用了蒲公英、败酱草、甘

草、苡仁等以清热解毒、消痈；用丹皮、白芍、广木香以凉血养血，理气止痛。但例一伴有脾虚运化失司，故加用参、术、三仙以健脾助运；例二伴有低热便秘，故加用柴胡、黄芩、熟军等以和解表里。由于辨证准确，方药得体，分别服药9剂和6剂而痊愈，收到了事半功倍之效。

## 8. 产后风湿

吴××，女，30岁，1982年6月9日初诊。

［**主症**］四肢关节痛5月余。

［**病史**］患者于今年1月始因产后开窗着凉，恶风，自汗出，腰膝酸软无力，手指及两膝关节痛，心慌气短，眠差梦多，大便溏薄，日1~3次，少腹胀痛，急躁易怒，纳可，曾服中西药罔效。

［**诊察**］舌苔薄白，脉细弦，检查心电图、血、尿常规均正常。

［**辨证**］由于产后失血体虚，肝肾不足，腠理不密，启窗着凉，以致恶风自汗出，腰膝酸软无力，四肢关节疼痛；血虚则肝旺，故急躁易怒；肝木乘脾，而脾虚运化无权，大便溏薄，便时少腹胀痛；血虚则心失所养，而出现心慌气短，寐差梦多；参之以脉，细则为虚，弦乃肝旺之症征。

［**治则**］祛风湿，益肝肾，养心敛汗。

［**方药**］桂枝10克，羌活20克，防风10克，防己10克，川断10克，炒白术10克，牛膝10克，当归10克，甘草10克，桑寄生30克，黄芪30克，陈皮10克，炙远志10克，制香附10克，郁金10克，茯苓10克，炒枣仁15克，生苡仁15克。5剂。

二诊：恶风自汗除，腰腿酸软及四肢关节痛减轻，仍心慌气短，大便日2~3次，为不成形便。昨始又左侧上牙痛，舌脉同前，原方加生龙骨、牡蛎蛎30克（先下），焦三仙30克，鸡血藤30克，白芷10克，5剂。

三诊：牙痛已愈，诸症较前明显减轻，每天大便1~2次，成形，脉略弦，苔薄白，原方减白芷、香附、郁金，9剂。

上方服后病情已基本治愈，四诊时继服原方5剂以善后。

[**按语**] 产后风湿性关节炎，属于中医痹证的范畴。其病因病机多由于产后气血两虚，腠理不密，卫外不固，感受风寒湿之邪之寒痹或湿痹，亦有由于产妇素体阳盛，风寒湿之邪侵入人体后，郁而化热，而致关节痛之热痹。其治则若属于寒湿痹者，方用独活寄生汤、玉屏风散、黄芪桂枝五物汤加减；若属于热痹者，方用桂枝芍药知母汤加减。

本例因产后气血两虚，不慎受风之寒痹，故用独活寄生汤、玉屏风散化裁。方中黄芪、白术、防风益气固表敛汗；桑寄生、川断、牛膝、当归养血益肝肾；桂枝、羌活、防己、甘草理气和中健脾；炙远志、炒枣仁养心安神；制香附、郁金舒肝理气解郁。进5剂而症减，后以原方略有出入，共服药24剂，使数月久治不愈之痼疾而迅即痊愈。

## 9. 产后脉痹不仁

李××，女，26岁，1986年5月20日初诊。

[**主症**] 上肢麻木2月余。

[**病史**] 患者于3月中旬产一男婴，因无人照顾，十余天后即下地活动，干家务事，如做饭、洗衣等，随即出现上肢指端麻木，但未予重视，亦未治疗，逐渐上肢均麻木，不能持重，手不能握物和端饭碗等。曾在×医院服中药惘效，而来门诊求治。

[**诊察**] 舌苔薄白，脉象细缓。

[**辨证**] 产后气血两虚，过早下地劳动及洗凉水等，以致气

血痹阻，脉络不畅，而出现手指麻木不仁之候。

［治则］益气活血，温通脉络。

［方药］生黄芪30克，桂枝10克，当归12克，赤芍、白芍各12克，川芎10克，丹参15克，红花10克，桃仁10克，路路通15克，甘草10克，生姜3片，大枣3枚。7剂。

二诊：上肢麻木明显减轻，已能持物和端碗，仅手指仍有麻木现象，纳便调。前方大效，原方继服7剂而愈。

［按语］产后肢端麻木，中医属于脉痹的范畴。其病因病机，多由于产后气血两虚，营卫失和，脉络运行不畅，以致经脉阻滞，肢体麻木不仁，行走不利，活动受限。其治疗以益气活血、疏通经脉为主，方用黄芪、桂枝五物汤加减，方中黄芪益气；当归、赤芍、白芍、川芎、丹参、红花、桃仁养血活血通络；桂枝、路路通温通经脉；甘草、大枣、生姜和中而调营卫。进7剂后显效，守方继进7剂而诸症若失。

## 10. 产后恶露不尽

李××，女，34岁，1985年3月6日门诊。

［主症］产后恶露不尽2月余。

［病史］患者于1月13日产一男婴后，恶露不尽，伴腰酸痛乏力，腹痛。近6日来新感风邪，咽痛、鼻干、鼻涕中带血丝，余好。

［诊察］舌苔黄腻，咽充血，脉弦滑。

［辨证］产后血虚，不能濡养肝肾，故腰酸痛乏力；然肝为藏血之脏，若肝木失养，统摄无权，以致产后恶露不尽而血瘀腹痛。新感风邪化热，故咽痛、鼻干、鼻涕中带血丝；参之舌脉，弦乃肝旺，滑则为热，而舌苔黄腻，咽红，亦为风热之候。

［治则］补养肝肾，活血化瘀而兼止血，佐以清上焦之热。

[**方药**] 当归12克，白芍20克，生地15克，制香附10克，蒲黄炭10克，五灵脂10克，侧柏炭10克，贯众炭10克，甘草10克，桔梗10克，川断10克，丹皮10克，益母草15克，桑寄生30克。5剂后药尽而愈。

[**按语**] 产后恶露是由于分娩后胞宫内残留的败血和秽液混浊物，一般在10~14天内即可排净。如果淋沥不断，即称之谓恶露。其病因病机主要由于血虚血瘀，致瘀血与秽液停于胞宫，瘀血不除，新血不宁；或气虚不能摄血，脾气下陷，冲任不固等均可引致恶露不尽。其治则因瘀血内停者，方用四物汤、失笑散加减，脾虚下陷，冲任不固不能摄血者，方用补中益气汤、五子衍宗丸加减。

本案因血瘀血热，冲任不固，故投以四物失笑化裁，方中当归、白芍、生地、丹皮、五灵脂、益母草养血凉血、活血化瘀；蒲黄炭、侧柏炭、贯众炭活血止血；桑寄生、川断补肝肾、固冲任；香附理气，使气行则血行；甘草、桔梗宣肺利咽。仅服5剂而恶露即止，诸证悉愈。

# 二 论 著

## 脾胃病证治浅谈

脾胃为“后天之本”，水谷精微生化之源，它对于阴阳的化生，气血的滋长、输布、灌溉脏腑经络、营养四肢百骸以及人体的生长发育，起着决定性的作用。因此说，脾胃是人体的重要脏器，在祖国医学脏腑辨证中占着很重要的地位，历代医家也极为重视。如李东垣的脾胃论，以及张景岳等都在理论与治疗方面积累了宝贵的经验。本人根据多年来在临床实践中的认识与体会，从脾胃的病因、生理病理和治疗方面，作一简要的论述。

### （一）病因

（1）饮食不洁：前人有“病从口入”之说，其主要意思是凡吃了不干净的食物，以及腐烂的东西，均可以引起消化功能紊乱，而罹患胃肠道疾病或胃肠道传染病。

（2）暴饮暴食：《素问·痹论》曰：“饮食自倍，肠胃乃伤。”这就是说吃东西要适可而止，不宜过量，过量就容易损伤脾胃，而致胃脘胀满疼痛，或呕吐泄泻。同时要注意不应吃太热或太凉的东西，因为这些都可以导致脾胃病的发生。

（3）劳倦内伤：李东垣谓：“内伤脾胃，百病由生。”然胃为水谷之腑，十二经之海，脾为气血生化之源，若忧思劳倦，内伤脾胃，则纳减，气血化生功能失常，而诸病从生矣。

（4）精神因素：中医认为精神和情绪与肝心关系较为密切。如果人的精神受到刺激，就会心情不畅，情绪低落，或性情急躁，肝郁火旺，导致脾土受克，生化无权而为病。

（5）六淫之邪：六淫属于外感时邪，如六淫偏胜，均能致病，其中以湿邪为甚。脾为中州湿土，喜燥而恶湿，若乘凉饮冷或坐湿地而伤脾，则易引起四肢困倦乏力，身重，胸腹胀满，纳差，便溏；倘湿聚为痰为饮，则为咳嗽吐痰涎；若湿盛三焦气机不利，水道不通，则水湿外泛而溢于肌肤，而为腹胀水肿等症。

### （二）生理病理

（1）脾胃为后天之本：古人有“脾胃为后天之本”，以及“人以胃气为本”之说。所谓“后天之本”、“胃气为本”，是着重说明脾胃在脏腑器官中的重要意义。由于它的功能是受纳、腐熟水谷、运化、输布、营养脏腑、四肢百骸的作用，以保持人体正常的生长发育；换句话说，它是人体正常生长发育的根本。如脾胃功能失司，运化无权，则会出现纳减、腹胀、呕吐、呃逆、困倦无力、消瘦、泄泻等。若胃气败或胃气绝，则可危及生命，是以古人又有“有胃气则生，无胃气则死”之说。

（2）主纳化：《素问·经脉别论》曰：“饮入于胃，游益精气，上输于脾，脾气散精，上归于肺，通调水道，下输膀胱，水精四布，五经并行。”说明饮食通过胃的消化后，还有赖于脾的化生，将营养物质转化为精血，输布于脏腑经络，濡养四肢百骸，以维持人体正常生理功能。然而这种运化过程，是脏腑的阴阳气血之间相互依赖，相互制约的过程，如周慎斋认为“胃气为中土之阳，脾气为中土之阴，脾不胃气之阳，则多下陷，胃不脾气之阴，则无转运，而不能输于五脏”。就是说脏腑之间的脾胃运化功能失调时，即会出现病理状态。如胃阳不振，则食欲减退，食后胃脘胀满疼痛，或出现呃逆上气、嗳气吞酸；脾运化无权，则食后腹胀、腹痛、泄泻、四肢倦怠乏力、消瘦，甚则浮肿等。

（3）主升降：升和降有两种含义，一是指脏腑的生理机能，如脾主升，胃主降，所以有“脾升则健，胃降则和”之说。一般在正常情况下，脾之清气上升，胃之浊气下降则无病。一是指脏腑病理变化，如脾之清气不升，中阳失司，不能腐熟水谷，则会导致腹泻，即“清气在下，则生飧泄”之谓也；若脾气虚而下陷，则容易引起脱肛、子宫脱垂等；如胃之浊气上逆，则恶心呕吐，纳谷不化，食后腹胀满，所以说：“浊气在上，则生䐜胀。”倘湿热内蕴，导致清阳不升、浊阴不降，而出现低热、头晕、胸闷、恶心、不思食、身重、倦怠无力、大便溏薄等湿热证。

（4）主统血：夫脾为气血生化之源，又主统血。所谓统血者，是指脾对血液有统摄管辖之权，在脾功能正常的情况下，血液循常道而输布于全身，以营养脏腑百骸。如脾虚统摄无权，则血外溢，而出现鼻衄、齿衄、肌衄、发斑、咯血、吐血、便血、崩漏等。

（5）主肌肉、开窍于口、其华在唇：《素问·六节藏象论》曰：“脾胃……仓廪之本，营之居也……能化糟粕，转味而出入者也，其华在唇四白，其充在肌。”说明脾胃是人体的主要消化器官，是气血的发源地，即食物入胃后，将食物的营养成分，通过消化和吸收，并化生血液，输布于全身，并将消化后的糟粕排泄于体外。同时脾开窍于口，主肌肉，如脾胃功能正常，则肌肉得到濡养而丰满，口唇色泽亦显红润，倘脾胃虚弱，则肌肉瘦削，甚则废而不用，临床上常见的疾病有营养不良、疳积、肌无力、肌肉萎缩、眼睑下垂等。

（6）喜燥恶湿：脾喜燥而恶湿，因为脾为“太阴湿土，得阳始运”。就是说明阴湿没有阳燥来彼此相互制约，就不能完成其生理功能的使命。如脾虚不能化湿，湿困中州，则头晕头胀，胸闷，神倦乏力，嗜睡，纳差，食后腹胀等；若脾阳不振，湿聚为痰为饮；若湿蕴大肠，则肠鸣腹泻，大便溏薄，小便短少，即经云："湿胜则濡泻。"若脾虚土不制水，水湿泛滥，溢于肌肤，而出现肿胀或浮肿等。

## （三）辨证论治

脾胃病的症状比较复杂，兼夹证亦较多，因此给治疗上带来一定的困难，但是只要我们在治疗过程中，抓住主要矛盾，掌握寒热虚实的辨证要领，既要有法有方，又不可拘泥于一法一方而灵活运用，才能事半功倍矣。

(1) 脾失健运

主证：食欲减退，神倦乏力，腹胀便溏，下肢轻度浮肿，面色萎黄，消瘦，舌体胖有齿痕，舌质淡，舌苔薄白，脉细缓无力，治当健脾益气助运，方用参苓白术散加减。常用药物如党参、白术、茯苓、甘草、山药、莲子肉、苡仁、扁豆、鸡内金、陈皮、砂仁、神曲等。

(2) 脾阳虚

主证：恶寒，四肢厥冷，恶心，纳差，腹痛喜按，腹泻便溏，完谷不化，舌苔薄白，脉沉细弱。治当温阳健健止泻，方用理中汤或附子理中汤，常用药物如党参、白术、炙甘草、炮姜、附子、肉豆蔻、焦三仙等。

(3) 脾阴虚

主证：热病伤阴，或呕吐泄泻而致脾胃阴津耗损，口渴烦急，自汗，神倦乏力，纳差，大便干燥，小便短少，舌质红，苔光津少，脉象细数。治当清热养阴健脾，方用沙参麦冬汤、人参乌梅丸加减，常用药物如人参、沙参、山药、莲子肉、乌梅、黄连、石斛、竹茹、木瓜、甘草、玉竹、生麦稻芽等。

(4) 脾气下陷

主证：脾虚气脱，中阳不运，而致久泻、久痢、脱肛、胃下垂、子宫脱垂、遗尿等。治当补脾益气，升阳健脾，固脱，收摄下元，方用补中益气汤，诃子散、桑螵蛸散、缩泉丸加减。常用药物如黄芪、党参、白术、陈皮、升麻、柴胡、枳壳、当归、炙甘草、桑螵蛸、益智仁、乌药、诃子、炮姜、肉豆蔻、赤石脂、罂粟壳等。

(5) 脾不统血

主证：脾虚则气不摄血，统摄无权，以致血不循经行于脉中而溢于脉外，故证见鼻衄、齿衄、咯血、吐血、便血、崩漏、紫癜、发斑等。治当益气摄血，凉血止血，固摄冲任，方用人参归脾汤、补中益气汤、黄土汤等加减。常用药物如黄芪、人参、党参、白术、当归、炙甘草、茯神、白芍、赤芍、生地炭、黄芩炭、槐花炭、侧柏炭、地榆炭、蒲黄炭、阿胶珠、陈皮、升麻、白茅根、广三七、炮姜、丹皮、灶心土等。

(6) 寒湿困脾

主证：头沉，身重身痛嗜睡，困倦乏力，胸腹胀满，纳呆，便溏，口苦黏腻，不渴，或渴不喜饮，舌苔白腻，脉细缓而濡。治当温中健脾燥湿，方用桂枝加白术附子汤、平胃散、藿香正气散加减。常用药物如桂枝、白术、附子、厚朴、陈皮、甘草、苍术、藿香、茯苓、车前子、苡仁、炮姜、焦三仙等。

(7) 脾胃湿热

主证：头晕身重，胸腹满闷，恶心，纳差，倦怠乏力，口干不多饮，大便溏薄，小便短少，舌苔白厚或黄腻，脉濡滑。治当清热渗湿健脾，方用三仁汤、二妙丸加减。常用药物如苡仁、杏仁、豆蔻仁、大腹皮、通草、厚朴、姜半夏、滑石、藿香、佩兰、茵陈、黄柏、苍术、黄芩、豆卷等。

(8) 脾胃虚寒

主证：胃痛喜按，饥则痛甚，得食乃安，泛酸，嘈杂，恶心，纳差，舌体胖，舌边有齿痕，舌苔薄白，脉细弦迟。治当温阳健脾止痛，方用黄芪建中汤、香砂六君子汤、良附丸加减。常用药物如黄芪、桂枝、白芍、甘草、生姜、大枣、广木香、砂仁、高良姜、制香附、海螵蛸、元胡面、陈皮、姜半夏、制附片等。

(9) 心脾两虚

主证：头晕、心慌心悸，易汗出，寐差梦多，神倦乏力，纳差，腹胀，便溏，舌体胖有齿痕，舌苔薄少，脉细缓或细弱。治当补益心脾，方用人参归脾丸加减。常用药物如黄芪、党参、人参、茯神、白术、炙甘草、当归、白芍、枣仁、炙远志、陈皮、菖蒲、焦三仙、龙眼肉、柏子仁等。

(10) 脾肺两虚

主证：咳嗽气短，痰多稀白，神倦乏力，纳差，腹胀，大便不成形，易汗出，舌质稍淡，舌苔白腻，脉细缓无力等。治当补脾益肺止咳化痰，方用六君子汤、补肺阿胶散加减。常用药物如党参、人参、白术、茯苓、甘草、陈皮、姜半夏、桔梗、炙远志、杏仁、阿胶、马兜铃、百合、知母、川贝母等。

(11) 脾肾两虚

主证：晨起鸡鸣即泻，泻前腹痛，肠鸣，泻后乃安，纳差乏力，大便溏薄，日1~3次，腰酸痛或酸软，腹部发凉，四肢不温，舌苔薄白，脉沉细或细缓。治当温补脾肾，方用四神丸、理中丸加减，常用药物如附子、肉豆蔻、补骨脂、五味子、吴茱萸、炮姜、炙甘草、党参、生姜、焦三仙等。

(12) 肝脾不调

主证：精神抑郁或易怒，胸闷不舒，善太息，两胁隐痛，腹泻腹痛，泻后痛减，纳差，舌苔白厚，脉弦细缓。治当疏肝解郁，调和脾胃，方用柴胡舒肝散、痛泻要方加减。常用药物如柴胡、白芍、当归、白术、茯苓、甘草、陈皮、广木香、制香附、郁金等。

(13) 肝胃不和

主证：脘腹胀痛，食后满闷，胸胁窜痛，嗳气吞酸，恶心，纳差，舌苔白腻，脉弦细或弦滑等。治当和肝胃理气止痛。方用四逆散、二陈汤加减。常用药物如柴胡、枳壳、白芍、甘草、元胡、制香附、郁金、陈皮、陈半夏、煅瓦楞等。

(14) 食滞伤胃

主证：饮食不节，暴饮暴食，脘腹胀满，腹痛拒按，呕逆嗳气，口臭，不思饮食，大便秘结或腹泻，舌尖赤，舌苔厚腻，脉缓滑或实而沉。治当消食导滞助运，方用保和丸、香砂枳术丸加减。常用药物如陈皮、厚朴、枳实、广木香、砂仁、莱菔子、大腹皮、槟榔、山楂、神曲、鸡内金、姜半夏、煅瓦楞等。

(15) 胃热消渴

主证：口渴喜饮，能食善饥，心烦，易汗出，消瘦，尿频数，舌质红，舌苔黄厚、津少，脉细滑或数滑。治当滋阴清热，益气，生津止渴。方用人参白虎汤、增液汤、六味地黄汤加减。常用药物如黄芪、人参、沙参、玉竹、生地、熟地、山药、丹皮、山茱萸肉、枸杞子、菟丝子、生石膏、知母、黄连、花粉、葛根等。

(16) 胃火

主证：口腔糜烂，鼻干唇干，齿痕，红肿疼痛，口干喜饮，大便秘，尿少黄，舌尖红，舌苔黄剥，口颊及舌体疱疹性溃疡，脉滑或数。治当清胃热泻火，方用清胃散、玉女煎加减。常用药物如黄连、生地、生石膏、竹叶、玄参、升麻、连翘、丹皮、熟地、五倍子、银花、牛膝等。

(17) 胃寒热夹杂证

主证：平素脾胃虚弱，运化无权，饮食内停，热邪乘虚入里，结于心下而为胀满疼痛。若胃气上逆，则嗳气吞酸；脾气下降，则肠鸣腹泻，舌苔薄黄，脉细弦滑。治当健脾泻热除痞，方用半夏泻心汤化裁。常用药物如半夏、黄连、黄芩、干姜、党参、甘草、陈皮、海螵蛸、元胡等。

(18) 胃阳虚

主证：胃脘疼痛，喜按喜暖、肢冷，神倦乏力，纳差，饥则痛甚，食后则安，嗳气泛酸，腹胀便溏，舌质淡，舌苔薄白，脉沉细。治当温胃理气止痛，方用吴茱萸汤、良附丸加减。常用药物如吴茱萸、党参、干姜、甘草、高良姜、香附、制附块、陈皮、煅瓦楞等。

(19) 胃阴虚

主证：口干咽燥，渴不多饮，五心烦热，胃脘胀满痛，泛酸杂嘈，大便干，小便赤，舌质红，舌苔黄剥，脉细滑数。治当清热养阴和胃，方用一贯煎、益胃汤加减。常用药物如沙参、麦冬、生地、川楝子、枸杞子、石斛、元胡、姜半夏、甘草、海螵蛸、生麦稻芽等。

## 论“血瘀”和“活血化瘀治则”与“异同病治”的探讨

“活血化瘀治则”是祖国医学用来治疗“血瘀”、“气郁”、“气滞”等引起的“血行失常”的一个重要方法，它的应用范围较为广泛，而且是中医学在辨证论治中“异病同治”的主要特点之一。根据现代医学的实验研究，初步证明“活血化瘀”治则在临床上确有实用价值，是今后中西医结合，发扬祖国医学遗产的一个重要组成部分。为此笔者将近年来在临床实践中应用“活血化瘀治则”与“异病同治”的认识和体会，作一初步的探讨。

### （一）"血瘀"的含义

关于"血瘀"的含义，一般来说，是血在脉络中的循行状态受到某些病理因素的影响，造成"血凝而不流"、"血瘀滞不行"等而引起"血行失常"，亦即现代医学所指的静脉血循环发生障碍，导致局部或全身的病理改变。但是这种认识是有一定的局限性的，中医学认为"血瘀"的含义范围比较广泛，并非局限于现代医学所指的"静脉血循环障碍"中的"血"，而是与"气"密切相关的，因此，"血瘀"实质上包含了"气"、"血"两个方面的因素。如有关"气血"学说方面提到"气为血之帅"、"血为气之母"、"气行则血行"、"气滞则血瘀"等"气血"因果关系。

这种因果关系又是什么呢？就是说，"血"是人体从饮食物中吸取的精微（阴血），"气"是人体脏腑百骸各个部分的功能活动（阳气），然而这种从饮食物中摄取的营养物质，要靠"气"的功能来推动；"气"的功能活动，又要靠"血"来供养。它们之间是相互制约，相互依存，而达到"气血调和"则无病，反之则"气血失调"，而诸病丛生矣。如临床上常见的冠心病、心绞痛、痛经、跌打损伤、肝脾肿大、四肢疼痛麻木、外科疖肿、肿瘤等很多系统疾病均有"血瘀"证候的表现。但是在辨证论治过程中，虽然其病因和病机以及病变部位各不相同，病的诊断又各异，只要是由于"血瘀"、"气郁"、"气滞"等引起的，体征方面又有"血瘀证"的表现，都可以用"活血化瘀"治则。运用这一治则，是以中医辨证论治的理论为基础，是以证为中心。在临床上，无论什么病，只要主要证候相同，就可以运用同一方法治疗，即"异病同治"治则。如果从现代医学来认识"血瘀证"和"活血化瘀"治则，是与现代医学的病理生理以及药理学基础相吻合的，如梁子钧氏等在"从血液流变学和血流动力学探讨中的‘血瘀’和‘活血化瘀’”一文中提到：“各种‘血瘀证’具有血液循环和微循环障碍以及成为它们的产生基础的血液流变性和血液黏度异常这一共同的病理变化，这可能是‘活血化瘀治则’能够异病同治的病理生理学基础。各种‘活血化瘀’药物具有改善血液流变性和血液黏度异常，纠正血液循环和微循环障碍，以达到增加血流量，即‘血脉流通’的共同作用，这可能是‘活血化瘀治则’能够‘异病同治’的药理学基础。”

由此可以看出，“活血化瘀治则”是一种扶正祛邪，增强机体防御和抗病能力，消除各种损伤和障碍现象，控制疾病的发展，促进机体的康复，亦即中医所谓的“血脉流通”、“气血调和”，从而达到疾病获愈的目的方法。

### （二）“血瘀”的病因病机

（1）气滞血瘀：血气为人体物质与功能活动的基础，古人有“气为血帅”、“血随气行”、“气滞血瘀”的生理病理学说。如《素问·调经论》曰：“五藏之道，皆出于经隧，以行气血，气血不和，百病乃变化而生。”说明了气血失调可以引起诸多疾病的发生。然而在气血因果关系上，则是病于气者亦可病于血，如《灵枢·百病始生》曰：“若内伤于忧怒，则气上逆，气上逆则六输不通，温气不行，凝血蕴里而不散，津液湍渗，著而不去，而积皆成矣。”我在临床上常常见到心胸狭窄，性情急躁，或情绪低落的人，多有瘀血现象，其病因多由“气”而引起，如“肝郁气滞”、“肝阳上亢”、“心血瘀阻”、“痛经”、“闭经”、“崩漏”等。

（2）血寒凝结：盖血喜温暖而恶寒凉，寒则血凝泣。如《素问·调经论》曰：“血气者喜温而恶寒，寒则泣不能流，温则消而去之。”《灵枢·痈疽》曰：“寒邪客于经络之中，则血泣，血泣则不通。”说明了寒邪侵袭人体脏腑经络后，则血脉凝而不流，涩而不通，而为寒痹（风湿性关节炎）、寒痛、寒经、阴斑等。

（3）血热发狂发斑疹：斑疹的发生，多由于温邪侵犯营血所致，斑为热迫血分，疹为热犯气营。如叶天士《外感温热篇》曰：“……营分受热，则血液受劫，心神不安，夜甚无寐，或斑点隐隐……”仲景《伤寒论》曰：“太阳病不解，热结膀胱，其人如狂，血自下……”由此可见，外感表邪未解，化热入里侵犯营血，深入下焦膀胱，热与血结，脉络不通，则少腹急结，满而绞痛或发狂。斑疹则是由于温邪侵犯营血，邪热迫血外溢于肌肤而发斑发疹。如斑疹伤寒、流行性脑脊髓膜炎、泌尿系感染、结节性红斑、丹毒、麻疹、荨麻疹等。

（4）劳伤积血：由于郁怒、劳倦内伤或跌仆损伤等造成内出血或郁血，一般在当时无出血现象，而在过后出现瘀血的病症。如《灵枢·贼风》曰：“若有所堕坠，恶血在内而不去。”《神农本草经疏》曰：“蓄血俗名内伤，或积劳，或多怒，或饱后行房，或负重努力，或登高坠下，或奔逐过急，皆致蓄血。”说明情志不遂、大怒等内因可以引起郁怒伤肝，劳倦伤气，气积日久，血必内郁而成内伤之症，而跌仆损伤等外因可以引起血瘀于内而致局部青紫肿痛，甚则运动障碍等。

（5）各种出血症：出血症有由于心肝火旺而迫血妄行，如咯血、吐血、鼻衄、齿衄；有由于肝不藏血，脾不统血之便血、痔疮出血、崩漏，以及产后恶露不尽；有由于机械性损伤之出血，如开胸、剖腹、人工流产，以及其他手术等均有造成出血或血瘀之可能。清代唐容川认为各种出血，均属于离经之血，是已经排出体外的一种瘀血。如他在《血证篇·瘀血》里提到：“吐衄便漏，其血无不离经，凡系离经之血与营养周身之血已睽绝不合……虽清血鲜血亦是瘀血。”不难看出，所谓离经之血，不论是内因或外因而造成的出血症，其血已经离开血管，或渗出至内脏的都是瘀血，对于人体是有损害的一种致病因素。

## （三）“血瘀”的辨证与治则

“活血化瘀治则”是以“证”为中心，而“证”又是中医对于某一特定疾病状态的病理、生理、临床表现和诊断的高度概括。“活血化瘀治则”在临床应用中，既要注意矛盾的普遍性，又要注意在疾病发展过程中矛盾的特殊性。就是说，在辨证时，不要局限于某一个证，还必须把某些病结合起来进行综合分析，要因时、因地、因人、因病而异，而给予辨证论治，才能收事半功倍之效。

（1）益气活血法：中医认为气为血帅，血随气行，临床上常常由于气虚不能推动血行而有“血瘀”症者。如脑栓塞后遗症及某些心血管疾患等，治宜益气活血化瘀或理气止痛。方用补阳还五汤、桃红四物汤加减，常用药物如黄芪、党参、黄精、赤芍、川芎、当归、生地黄、丹参、红花、桃仁、地龙、降香、檀香、鸡血藤、制乳香、没药等。

（2）理气活血法：盖气行则血行，气滞则血瘀，因气滞而引起的血瘀，多由于精神抑郁或大怒伤肝，肝郁气滞等导致的神经系疾患，如神经官能症、癔病等。治宜疏肝理气，活血化瘀法，方用柴胡舒肝散、血府逐瘀汤、菖蒲郁金汤加减。常用药物如柴胡、制香附、郁金、赤芍、白芍、川芎、丹参、红花、桃仁、酸枣仁、珍珠母、生龙骨、牡蛎、首乌藤、蒲菖等。

（3）活血祛风解毒法：古人有“治风先治血”、“血行风自灭”之说，所以在治疗中，治“风”药一般均与“活血”药同用。但风多易化热，如风化热内蕴血分，迫营血外溢发于肌肤而为斑疹，临床上常见的有丹毒、结节性红斑、过敏性紫癜、荨麻疹等。治宜祛风清热解毒、活血化瘀消斑疹，方用消风散、清瘟败毒饮、消斑青黛饮等加减。常用药物如荆芥穗、防风、葛根、芦根、生地、赤芍、丹皮、知母、生石膏、广犀角、元参、红花、炮山甲、大青叶、黄连、栀子、银花、连翘等。

(4) 活血祛风散寒通络法：这里两个意义，一为风寒湿三气合而为痹。痹者，关节脉络痹阻之意，如风湿性关节炎、类风湿关节炎。一为急性热性病后毒热侵袭脑络，神识不清，语言不利，经脉拘急，肢体不用，如流行性乙型脑炎后遗症、中毒型脑病等。治宜祛风散寒、活血化瘀、开窍通络法，方用乌头汤、独活寄生汤、钩藤熄风饮、桃红四物汤、止痉散、菖蒲郁金汤加减。常用药物如制乌头、制附块、桂枝、桑寄生、赤芍、白芍、生地、熟地、当归、川芎、红花、羌活、独活、防风、蝉衣、天麻、钩藤、僵蚕、全蝎、蜈蚣、乌梢蛇、菖蒲、郁金、制南星、牛膝、鸡血藤、杜仲、黄芪等。

(5) 活血止血法：由于血热妄行而致各种出血症，如鼻衄、齿衄、吐血、咯血、便血、尿血、跌仆损伤引起的内出血，以及外伤出血等。治宜活血化瘀、凉血止血法，方用犀角地黄汤、小蓟饮子、十灰散、桃红四物汤、复元活血汤等加减。常用药物如广犀角、生地、赤芍、丹皮、白茅根、仙鹤草、桑皮、黄芩、当归、红花、桃仁、炮山甲、制乳香、没药、三七面、白及、栀子、侧柏炭、地榆炭、槐花炭、荷叶、大蓟、小蓟、蒲黄等。

(6) 活血消肿散结法：由于各种感染而引起的炎症，充血性疼痛，如疖肿、溃疡、静脉炎、肠痈（阑尾炎）、肝脾肿大（痞块）等。治宜活血化瘀、消肿散结、清热解毒，方用活命饮、散肿溃坚汤、大黄牡丹皮汤、四妙勇安汤等加减。常用药物如当归尾、炮山甲、皂角刺、王不留行、赤芍、三棱、莪术、红花、桃仁、丹参、玄参、白芷、制乳香、制没药、丹皮、大黄、广木香、黄芪、连翘、银花、蒲公英、败酱草等。

(7) 活血软坚法：因气血失调，气滞血瘀，瘀积日久，形成肿块，如肿瘤、癌症等。治宜理气破气、活血化瘀、软坚散结法，方用大黄䗪虫丸、抵当汤、下瘀血汤、白花蛇舌草汤等加减。常用药物，根据目前有关国内资料报道，通过动物试验，证实具有抗肿瘤及抗癌药物如川芎、赤芍、当归尾、红花、桃仁、丹参、三棱、莪术、香附、郁金、川楝子、元胡、乳香、没药、水蛭、䗪虫、蜈蚣、全蝎、夏枯草、皂刺、黄药子、草河车、半枝莲、白花蛇舌草、昆布、海藻、五灵脂等。

（8）活血调经法：由气滞、气郁、血瘀或肝肾不足而引起的月经不调、崩漏、闭经、痛经等。治宜疏肝解郁、活血调经、破血通经法，方用桃红四物汤、胶艾四物汤、大黄䗪虫丸、失笑散等加减。常用药物如当归、川芎、生地、熟地、赤芍、白芍、红花、桃仁、阿胶珠、藕节炭、蒲黄炭、郁金、柴胡、制香附、益母草、元胡、水蛭、䗪虫、黄芪、女贞子、旱莲草等。

## 论中风病（脑血管意外）证治

脑血管意外是老年人常见的多发病，大多与动脉硬化有关，其临床证候表现为突然意识障碍和肢体瘫痪等，中医认为本病属于中风的范畴。现将其发病病因、病机、症状、治疗阐述于下。

### （一）中风非风论

祖国医籍中所载的中风病，其发病多由于外中风邪所致，这种认识是比较局限和片面的。中医辨证论治的特点是审证求因，按因论治。中风病常为急性发作，可突然出现意识障碍，不省人事，语言謇涩，鼻鼾喉鸣，一侧肢体偏瘫。其病因多为素有高血压病而肝阳偏亢，肝阳挟痰浊上扰脑络。究其肝阳之所以偏亢，实乃肾阴亏损所致。《内经》有“年四十阴气自半”之说，所谓阴气自半者，是指肾阴已逾半，阴虚则阳失所潜，水不能涵木，然肝为刚脏，需借肾水以涵濡之，若肾阴虚则肝阳升而上逆，挟气血以上冲脑络，而突然发病。由此看来，中风病之病因，绝不能与《难经》《伤寒论》中之中风外因论混为一谈，后之历代医学家，尤其在唐宋以前学者多认为是外中风邪所致，而治疗多以小续命汤、麻黄续命、桂枝续命、葛根续命、白虎续命、附子续命等，与《伤寒论》中之六经辨证牵强附会，鲜不误人乎！金元之刘河间、李东垣、朱丹溪等学者，对中风病之因虽提出了主火、主气、主痰的论点，但在治疗方面，仍离不开小续命汤等方剂的范畴。迄至明清诸名医又提出了真中，类中，内、外因等论点，是既不敢否定外风，而又同意存内因之说。这种各抒己见、模棱两可的说法，后之学者，若无真知灼见，就会茫然无所适从欤！

（二）病因病机

中风这一病名，在祖国医籍中《内经》中虽无明确记载，但对本病的病因病机已有简单的描述，如《素问·调经论》曰："血之与气，并走于上，则为大厥，厥则暴死，气复返则生，不返则死。"这与本病发病的病因、病机的描述是相吻合的。夫人体之气血，上下循环，周流不息，气行则血行，气止则血止。若血随气上，气血亢盛，上冲脑络而致脑充血，出现猝然晕仆，不省人事，甚则暴脱致死。如通过抢救治疗，使气血通畅，而上逆之气能下行，则血亦随之下行，即为气返则复生。若气血上行极而不已，又未能及时治疗或抢救，就会造成脑之脉络不通，血管破裂出血，如出血不止，即为气不返则死。《素问·生气通天论》曰："阳气者，大怒则形气绝，而血菀于上，使人薄厥。"明确指出了肝阳亢盛之人，易于动怒，怒则气上，而血亦随之而上，造成血菀于上，则出现气血瘀滞，血管阻塞，导致神志不清或昏迷。这是临床上最常见的高血压病人，因恼怒而突然发生的脑血管病，由此可见，恼怒是本病发病的原因之一。《素问·通评虚实论》曰："仆击偏枯……肥贵人则膏粱之疾也。"这里又指出了膏粱厚味的肥胖人，容易患半身偏枯之病。我在临床上所见到的本病患者，大多为肥胖人，因此，膏粱厚味，是易患本病的体质因素之一。总的说来，本病发病的病因，大多与膏粱厚味，体质肥胖，阴虚肝亢，易于动怒有关；其病机多为血随气上，气血上冲，脑之络脉瘀阻，造成脑血管充血、阻塞、出血等脑血管意外诸病。

### （三）辨证论治

中医辨证论治的特点是以证为主，再结合其病因病机而判断疾病，然后给以得体的方药，才能收到满意的疗效。根据中风病的临床证候表现和我个人多年的临床经验，将中风病分为中经络、中脏腑两个证型而给予辨治。

1. 中经络　临床证候较轻者为中经络，似属于现代医学脑血栓形成、脑血管痉挛。本病来势较缓，多在安静状态和睡眠时发生，一般不会出现意识障碍，仅舌体发硬，语言不利，口眼歪斜，嘴角流涎，肢体欠灵活或半身偏瘫等症状，主要由于在动脉硬化的基础上，脑动脉内膜病变而引起的血管腔狭窄或闭塞，导致血流缓慢，脉络瘀阻，而形成的脑血栓形成和脑血管痉挛，出现半身不遂或偏瘫症状。其证有虚证和实证。实证治宜平肝潜阳，活血化瘀通络，虚证治宜补气养血，疏通脉络。

（1）实证：患者素体健壮肥胖，湿痰壅盛，或素有高血压史。若肝阳上亢，肝郁化热，热灼津液为痰，血热痰壅，上冲于脑，阻塞脑之脉络，而致语言謇涩，口眼歪斜，肢体活动不灵或半身不遂，脉弦滑数，治宜平肝潜阳、活血通络化痰。方用平肝活血通络汤（自拟方）。钩藤 15 克，菊花 12 克，生石决明 30 克，生龙骨、牡蛎各 30 克，寄生 30 克，地龙 15 克，生地 30

克，夏枯草15克，川芎12克，黄芩10克，丹参15克，胆星10克。语言不利加菖蒲10克、郁金10克；浊痰甚加天竺黄10克、橘红10克；肢体活动不灵加路路通15克、丝瓜络15克、桑枝30克；热盛加寒水石30克、生石膏30克、龙胆草10克。

（2）虚证：患者素体虚弱，气血双亏，筋脉失于濡养，以致腰膝酸软，四肢无力。若因劳累或生气后，气随血行，上攻脑络，使脑之脉络瘀滞，亦可导致语言不利，肢体活动不灵或半身偏瘫，脉象弦细或沉细。治宜益气活血通络，方用加味补阳还五汤。生黄芪30～60克，川芎10克，当归10克，红花10克，桃仁10克，地龙15克，赤芍12克，菖蒲10克，郁金10克，路路通15克，肉苁蓉15克，人参再造丸1丸，日服2次。气虚甚者加党参30克、炒白术10克、何首乌15克；腰膝酸软加枸杞子10克、菟丝子10克、仙灵脾15克；大便干燥加火麻仁30克、石斛15克；湿痰盛者加陈皮10克、姜半夏10克、天竺黄10克；下肢浮肿加苡仁15克、茯苓30克、车前子15克。

2. 中脏腑

中脏腑这一病证，汉张仲景《金匮要略》中作了简单的描述。如“邪入于腑，即不识人，邪入于脏，舌即难言，口吐涎”。中医所说的中脏腑，似属于脑溢血类疾病，常突然发病，来势迅猛而出现晕仆，不省人事，呕吐，鼻鼾痰壅，二便失禁，半身偏瘫等。一般均由于血压突然升高，肝阳偏亢，上冲脑络，致脑动脉硬化之血管壁破裂出血，而引起一系列症状。从临床证候来看，中脏、中腑常可同时出现，依据其临床证候的不同，又可分为闭证和脱证，但闭证与脱证又可兼见或交替出现。

（1）闭证：其证突然晕仆，不省人事，口眼歪斜，牙关紧闭，鼻鼾痰壅，两手握拳，面赤唇暗，一侧肢体活动失灵，或呈全瘫状态，脉弦滑数，或沉弦伏，此阴虚肝旺，肝风内动，肝风挟痰热上冲脑络，致血管破裂之脑出血症。治宜平肝潜阳，清热化痰通络，开窍醒神。方用平肝清热豁痰汤（经验方）。龙胆草10克，黄芩10克，炒栀子10克，生石决30克，生龙骨、牡蛎各30克，生石膏30克，知母15克，菖蒲10克，郁金10克，天竺黄10克，胆南星10克，广犀角6克。如四肢厥冷，不省人事，先用苏合香丸灌服或鼻饲以开之；如四肢已温，仍热盛神昏者，去苏合香丸，加用安宫牛黄丸以清热开窍醒神；痰盛者加竹沥水30克，猴枣2克；热退去生石膏、知母、龙胆草、栀子、广犀角；肢体偏瘫加地龙15克，川芎10克，赤芍12克，红花10克，桃仁10克，桑枝30克，赤芍12克，路路通15克，仙灵脾15克；出现气虚者加生黄芪30～60克；头晕加菊花15克、白芍20克、钩藤15克。

（2）脱证：其证突然晕仆不语，口开眼合，手撒，鼻鼾喉鸣，四肢不温或厥冷，自汗出，二便失禁，面色晄白或面赤如珠，脉细沉或沉伏，或浮大无根，肢体活动不灵或偏枯不仁等一系列虚脱之症。治宜益气扶阳固脱为主，方用参附固脱汤。人参10克，五味子10克，山萸肉30克，熟地30克，生龙骨、牡蛎各30克，制附片10～20克（先煎），苏合香丸一粒灌服或鼻饲。如肢厥已回减制附片，仍语言謇涩、昏睡加菖蒲10克，郁金10克，桑枝30克，路路通15克；痰多加橘红10克，胆星10克；二便失禁减熟地加补骨脂10克，益智仁10克，炮姜10克，诃子10克；肢体瘫痪加生黄芪30克，红花10克，桃仁10克，地龙15克，丹参15克。

## 略论哮喘

哮喘病是以呼吸急促、胸闷发憋、喘咳、喉间哮鸣有声，甚至张口抬肩，不能平卧为临床特征的一种反复发作性疾病，中医称为哮证。因哮必兼喘，历代医家一般称为哮喘病。哮喘病包括现代医学的支气管哮喘、喘息性支气管炎等，是一种常见病和多发病，严重地影响了人类的健康和生命。该病反复发作，缠绵难愈，其发病机理甚为复杂，现代医学对其发病机制（尤其是支气管哮喘），至今尚未完全阐明，亦无满意和特效的病因疗法。

中医药治疗哮喘病的历史悠久，历代医家对其发病病因病机均有精辟的见解和有效的治疗方药。随着近年来对哮喘病的深入研究，发现多数患者均有正气不足（特别是肾气不足）的症状，并伴有免疫功能降低或紊乱，以及微循环障碍等现象，使人们越来越重视人体内在环境、体质因素在哮喘发病过程中的重要作用。因此，许多学者均主张以补法为主，增强机体抵抗力治疗哮喘病，减少其发作和缓解发作时的症状都有较好的疗效。

### （一）历代医家对哮喘病的认识

早在两千多年前的《内经》中就有“喘促、上气”的记载，但喘促、上气不完全指的是哮喘病。喘促、上气是以呼吸急促、气息上逆的一个症状，在临床上很多疾病均可出现类似的症状，一般最常见的如急性渗出性胸膜炎，心源性、肺源性心脏病，胸水，腹水，肺气肿，急性肺炎，急、慢性支气管炎等。如《内经·大奇论》中曰“肺之雍，喘而两胠满”；《阴阳明论》曰：“犯贼风虚邪者……阳受之则入六腑……则身热，不得卧，上为喘呼”等类似对哮喘病的描述。《举痛论》曰“劳则喘息，汗出，外内皆越，故气耗矣”则类似肺气肿的症状。《痹论》曰“心痹者，脉不通，烦则心下鼓，暴上气而喘”则类似心脏病的喘息。《水热穴论》曰：“故水病下为胕肿，大腹，上为喘呼。”则类似水肿病引起的喘息。

《金匮要略》中谓“咳而上气，喉中水鸡声”、“咳逆上气，时时唾浊，但坐不能眠”；《外台秘要》中谓“久患气嗽，发时奔喘，坐卧不得，并喉里呷声，气欲绝”，这些描述均由咳嗽引起的类似喘息性气管炎和支气管哮喘。至元《丹溪心法》中始以“哮喘”作为独立病名，并在《脉因症治》中谓喘虚实，“虚喘由肾虚，亦有肺虚”等，指出其病变部位主要在肺与肾。《景岳全书》中亦云喘有“虚证和实证”之分，又云：“哮有风根，遇寒即发，或遇劳即发等，亦名哮喘。”所谓哮有宿根，可能是描述哮喘时的过敏原。

明清医家对哮和喘在临床上的不同表现更有明确的描述，如李梴《医学入门》中谓：“呼吸气促者谓之喘，喉中有响声者谓之哮。”又说：“哮以声响言，喘以气息言。”《医学正传》中谓：“喘促喉中如水鸡声谓之哮，气促而连续不能以息者谓之喘。”由此可见，哮是气为痰阻，主要在于喉中有声响，喘是气道不利，主要在于气急奔迫，但喘不兼哮，而哮可以兼喘。由于哮常兼喘，所以在临床上一般都称为哮喘病。

对于哮喘病的治疗，历代医家都有许多独到之处，但以张景岳“发时治标，未发治本”的影响较大，如《景岳全书·喘促》中说：“未发时以扶正为主，即发时以攻邪为主。扶正者，须辨阴阳，阴虚者补其阴，阳虚者补其阳，攻邪气者，须分微甚，或散其风，或温其寒，或清其痰火。”这些治疗法则，一直为后之医家所推崇。

现代医学对慢性喘息性支气管炎和支气管哮喘的研究证实有免疫功能异常和与过敏因素有关。如有的学者提出“哮喘反复发作不能囿于发时治标之说”，采用标本兼治法并与单纯治标法进行了对比，其结果前者疗效明显优于后者。所以很多中西医学家都认为补益正气、改善体质、标本同治是治疗哮喘病的重要手段。如姜春华教授说：“中医过去有一个清规戒律，即发时治标，平时治本。我过去也照这个规律办事，后来在临床上发现，发作剧烈，服治标药无效，不管新久可以标本同治，止喘药与培补药可以并用，收到较好的效果，看来有些陈规是可以冲破的。”我们从1985年以来所观察的220例左右的哮喘病人中，有181例属于肺肾两虚型，约占80%左右，采用调补肺肾法，取得90%以上的疗效。对其中55例治疗前后作了免疫球蛋白的变化比较，治疗前55例患者的免疫球蛋白的均值均不正常，或呈紊乱现象，治疗后IgG、IgM恢复正常，经统计学处理与治疗前差异有极显著性意义，IgA明显下降，但未正常，经统计学处理差异无显著性意义。并对55例治疗前后甲皱微循环加积分值变化对比，治疗前55例微循环检查中形态、流态、外周状态均有不同程度障碍，其中以流态最为严重，治疗后形态、流态均有明显好转，经统计学处理差异有极显著性意义，但外周状态改善不明显。说明本病绝大部分病人机体抵抗力低下，免疫功能异常紊乱，微循环障碍，因此在治疗时应重视调整机体，稳定内环境，改善微循环，增强体质和抗病能力，是取得疗效的重要环节。

（二）病因病机

1. 外寒内饮　其人素有痰饮内停，或病后阴虚，或遇新邪引动而触发，以致痰饮壅盛阻塞气道，上气急促，使呼吸之气失于流畅，而喉鸣有声，发为哮喘，正如叶天士《临证指南》说：“宿哮沉痼，起病于寒入肺腧，内入肺系，宿邪阻气阻痰。”指出了外感寒邪内停宿饮而致的哮证。

2. 痰热壅肺　若人素体阳盛，或过食肥甘而生痰生热，或感风热之邪，或感寒邪失于宣散郁久化热，热蒸液聚，致热邪炼液成痰，内郁于肺，壅阻气道，发为哮鸣。杨仁斋《直指方》说：“……惟夫邪气伏藏，痰涎浮涌，呼不得呼，吸不得吸，于是上气促急堵塞肺浣，激动争鸣，如鼎之沸而喘之形状具矣。”说明了外邪与痰热涌塞气道而致的哮喘。

3. 脾虚痰盛　前人有“脾为生痰之源”之说，若由于恣食甘肥、酸咸、生冷等而伤中，致湿痰上壅肺络而发病。孙宿东

《赤水玄珠》云："有自幼童时被酸咸之味或伤脾，或抢肺，以致痰积气道，积久生热，妨碍升降而成哮症，一遇风寒即发……有饮食厚味伤脾不能运化而发者，伤脾则津液不得布散而生痰涎，壅塞经遂，肺气为之不利则胸满腹痛，盗汗潮热，昼夜发哮，声如拽锯。"等均细致描述了饮食伤脾，运化失司，津液化生痰涎，壅塞气道，肺气不利而发生的哮喘病。

4. 肺肾气虚　盖肺主气，司呼吸，肾为气之根，司摄纳。若因久病久咳而伤肺气，肺气虚，气无所主，日久穷必及肾，肾气受损，则根本不固，气失摄纳，上逆抢肺，肺气不利，发为哮喘。

综上所述，哮喘病的病因为痰浊阻塞气道，呼吸不利所致，其诱因为外感风邪，以及恣食甘肥，情志不遂，劳倦等均可诱发，其病机在发作时因外邪而引动痰浊，痰随气升，气因痰阻，相互搏结，阻塞气道，管道狭窄，肺气升降不利，导致呼吸困难，气息急促，痰浊壅阻而发出的鸣响，即为哮喘。其病变部位在肺，其本在肾，关键在脾，为什么呢？一般来说，哮喘病的发生，多与痰浊壅阻之内因有关，夫痰何以生？当责之于脾，"盖脾为生痰之源，主运化。"痰乃由津液所化，津液源于水谷，赖脾气敷布，上输于肺，以养肺系，如脾土虚弱，不能为胃行其津液，津不行则聚而为痰，上贮于肺，"肺为贮痰之器"，是痰浊内伏之由也。更因哮喘病缠绵难愈，肺气日耗，则机体抗病力差，病久及肾，肾虚而纳藏之职失司，元气不固，上逆侮肺而为喘促之证。由此可见，哮喘病的诱因繁多，病机复杂，临床证候多虚实互见，所以在治疗中，当辨明标本缓急，虚实寒热，处方用药方能得心应手。

## （三）辨证论治

### 1. 寒哮

素有痰饮内伏，新感风寒而触发，其证喘促气急，喉间如水鸡声，咳嗽痰多清稀，或呈泡沫状痰涎，端坐呼吸，气息不利，胸闷发憋，自汗出，面色晦暗，唇青，口不渴，或渴喜热饮，恶寒肢冷，小便清长，舌苔薄白或白滑，脉细弦或浮紧。症属痰饮内阻，气道不利，兼感风寒之寒哮，治当散寒蠲饮，宣肺平喘，方用小青龙汤加减。主要药物为炙麻黄10克，桂枝10克，白芍10克，甘草10克，细辛3克，五味子10克，姜半夏10克，干姜10克，炒杏仁10克，炙款冬花10克，炒苏子15克，射干10克。

2. 热哮

由于肺热壅盛，或外感风邪化热，以致喘促咳嗽，胸闷发憋，气粗息促，声如拽锯，或高热面赤，烦躁自汗，或渴喜冷饮，痰多色黄黏稠，小便赤热，大便干燥，舌质红，舌苔黄腻或燥，脉弦滑数。症属痰热交阻，肺失清肃，气息不利，发为热哮，治当清热涤痰，降气平喘，方用麻杏石甘汤定喘汤加减，主要药物为炙麻黄10克，炒杏仁12克，甘草10克，生石膏30克，姜半夏10克，南沙参20克，炙款冬花10克，桑白皮10克，炒白果12克，黄芩15克，炒苏子15克，川贝母6克，马兜铃10克，银花30克，炒葶苈20克。

3. 肺肾虚哮

哮喘日久，肺肾两虚，喘促发憋，胸闷气短，呼多吸少，动则哮甚，气不得续，甚则不能平卧，痰鸣声嘶，心悸自汗出，口唇青紫，舌质暗红或淡，舌苔白或薄白，脉象沉细或细弦滑。症属久病肺肾两虚，肾不纳气。治拟补肾益肺定喘，方用补肾益肺平喘汤（经验方）。主要药物为太子参30克，麦冬10克，五味子10克，陈皮10克，姜半夏10克，炒苏子15克，地龙15克，补骨脂10克，磁石30克，乌梅15克，胎盘6克，桃仁10克，杏仁10克，鱼腥草30克。

4. 脾虚痰哮

素有脾虚，消瘦，纳差，哮喘咳嗽痰涎壅盛，吸促气短，精神倦怠，大便不成形或腹泻便频，或下肢浮肿，舌质淡，舌苔薄白或厚腻，脉细缓或细滑。症属脾虚痰壅，阻塞肺络，气痰搏结，呼吸不利而致哮喘，治宜健脾化痰平喘，方用六君子汤合三子汤化裁。主要药物为党参 30 克，炒白术 10 克，茯苓 10 克，甘草 15 克，陈皮 10 克，姜半夏 15 克，炒苏子 15 克，炒白芥子 10 克，炒葶苈子 20 克，乌梅 15 克，补骨脂 10 克，白芍 20 克，防风 10 克，诃子 10 克。

常用平喘药

地龙：清热平喘，降压活络，药理试验有平喘作用，并治半身不遂、关节疼痛以及高血压病等。

款冬花：润肺止咳，化痰平喘。药理试验有镇咳作用。

五味子：敛肺益肾，止咳平喘。药理试验酸性部分有明显的止咳和祛痰作用。常用于咳嗽气喘，并治自汗盗汗、神衰等。

蛤蚧：滋补肺肾，平喘止咳。药理试验与激素作用相似。常用于肾虚不纳气之哮喘、肺气肿，以及虚劳（肺结核）咳嗽。

葶苈子：祛痰平喘，泻肺利水。药理试验有平喘作用。常用于支气管哮喘、咳嗽痰多、浮肿尿少。

胎盘（紫河车）：补肾益精平喘、养血。药理试验能增强机体免疫力和抗过敏作用，常用于肺肾两虚之哮喘、咳嗽、贫血、盗汗、遗精阳痿等。

洋金花：止咳平喘，麻醉镇痛。（有大毒）现知含生物碱，主要为莨菪碱，有麻醉和镇痛作用，常用于支气管哮喘、咳嗽、风湿等，一般用量每日 1 ~ 2 分。

诃子：敛肺化痰，止咳平喘，涩肠止泻。药理试验有缓解平滑肌痉挛的作用，常用于慢性支气管炎、哮喘、咳嗽，并治慢性痢疾、肠炎、脱肛等。

冬虫夏草：滋补肺肾，止咳平喘。药理试验有显著扩张支气管平滑肌而有平喘作用，常用于肺肾虚喘、肺结核咳嗽咳血，并治盗汗、自汗、遗精、阳痿等。

补骨脂：温肾壮阳。常用于老年肾虚不纳气之哮喘，并治遗尿、尿频，阳痿，五更泻等。

杏仁、马兜铃、苏子、麻黄均有止咳平喘的作用。

加减：

过敏体质：加乌梅、黄芩、苍耳子。

血瘀肺络：加桃仁、丹参、赤芍。

气虚：加黄芪、人参、黄精。

阴虚：加生地、麦冬、玄参。

阳虚：加附块、肉桂、干姜。

热甚：加生石膏、知母、黄芩、银花、连翘、鱼腥草。

## 温胆肠加减治疗癫狂症30例临床观察

近年来笔者在临床上应用温胆肠加减治疗癫狂症，取得较好疗效，现报道如下。

### （一）临床资料

本组30例均为门诊病例，男8例，女22例，年龄14~49岁。其中30岁以下者21例，占70%；病程半月~10年，其中半月至1月者8例，1月以上至1年者10例，1年以上至5年者8例，5年以上至10年者2例，10年以上者2例；有明显精神受刺激者25例，原因不明者5例；30例患者均有不同程度的表现出躁狂骂詈，坐卧不安，哭笑无常，失眠多梦，语无伦次，沉默寡言，表情淡漠，精神不集中，幻视幻听，多疑健忘，心慌心烦等症状，其中16例确诊为精神分裂症或其他精神病；30例患者中，属癫症者26例，狂症者4例；以往未用过任何药物治疗者8例，单纯用过中药者3例，单纯用过西药（奋乃静、安坦、安定、巴比妥、氯丙嗪等）者13例，同时用过中西药物治疗者6例。

### （二）治疗方法

30例患者均以温胆汤加减治疗（竹茹、陈皮、姜半夏、茯苓、甘草、枳壳、炙远志、菖蒲、炒枣仁、生龙骨、牡蛎、珍珠母、麦冬）。痰涎壅盛者加天竺黄、胆南星、明矾、礞石滚痰丸等；肝郁气滞者加柴胡、香附、郁金、川芎等；痰热伤阴者加南沙参、生地、白芍等；热甚心烦者加黄连、黄芩、栀子、大黄、龙胆草、生石膏等；躁扰不安者加莲子心、朱砂、琥珀等；躁狂奔走者加生决明、生铁落等。

### （三）治疗结果

30例患者中，近期临床治愈（精神症状完全消失，能坚持全日工作）13例，占43%；显效（主要精神症状基本消失或显著减轻，能坚持一般轻工作）5例，占17%；有效（部分精神症状消失或好转）8例，占27%；无效（主要精神症状无变化）4例，占13%。总有效率达87%。疗程最短者16天，最长者224天，平均78.7天（4例无效病例疗程均在100~200天）；4例无效病例中，有3例病程在8年以上，似可说明病程越长，疗效越差。服用本药后，19例服用过西药的患者，有11例（狂症3例，癫症8例，其中2例无效，病程最长者8年，最短者20天）停服西药；2例逐渐减量，最后停服西药；6例一直继续服用西药。

### （四）病案举例

王×，男，14岁，1979年5月14日初诊。

患者于4月22日因与同学闹意见后，感到语言不利，思维不能用语言表达，烦躁，时有恶心呕吐，曾下颌小抽3~4次，即到附近就医，症见好转。1周前又下颌抽搐，去某医院急诊，疑为脑炎而收入住院，脑脊液检查为阴性，除外脑炎，但精神症状逐渐加重，精神抑郁，表情淡漠，两眼发直，自知力和计算力差，问非所答，时而痛哭流涕，大喊大叫，甚则动手打人，寐差，食欲不振，口干，大便干，给服西药镇静剂等不见好转而出院，出院时诊断为精神分裂症青春型。就诊时患者两眼发直，默默不语，呈痴呆状，烦躁，坐立不安，面赤，目微赤，苔白黄腻，脉弦滑数（心率112次/分）。证属情志不遂，肝失调达，肝郁化火生痰，痰火扰心。治当平肝清热化痰安神。处方：竹茹、炒枳壳、郁金、黄芩各9克，酒军、茯神各15克，陈皮、甘草、炙远志、菖蒲各6克，姜半夏12克，炒枣仁24克，制礞石30克，生龙骨、牡蛎各15克，5剂。

二诊：患者精神症状明显好转，烦躁，痛哭流涕，喊叫和打人等症均消失，谈笑自然，情绪及睡眠均好转，纳增，大便已畅，但仍口干乏力，头晕耳鸣，舌质稍赤，苔薄白，脉滑稍数，前方去酒军，加麦冬12克、朱砂2克。

上方续服5剂后诸症悉除，唯偶有情绪不好，以后共随诊8次，服药55剂而愈。

（五）体会

癫狂症在临床上是属于两个不同类型的疾病。癫是疯疯癫癫，喜怒无常，沉默寡言，喜静嗜卧，语无伦次，如痴如醉；狂是躁狂易怒，不寐不饥，神识昏愦，不避亲疏，打人骂人，妄见妄言，逾垣上屋等。其病因多为七情内伤，或其他原因引起的气血痰郁；病机是肝郁化火生痰，上扰神明，累及脾肾等脏。盖肾为水火之宅，阴阳之根，如七情郁结，气郁化火，火旺伤阴，肾阴虚损，水不济火，心火独亢，则躁狂不避亲疏，打人骂人，或登高而歌，或弃衣而走；肾虚则肝旺克脾，脾土受戕，则脾气不升，运化失司，水不化津而生浊痰，上扰清窍，则神明逆乱，语无伦次，哭笑无常。总的说来，其病因病机为本虚标实，虚实互见，痰热夹杂，其虚多涉及心肝脾肾，其实多为气、痰、火。温胆汤用以"急则治标"，方中半夏燥湿化痰，降逆和中止呕消痞；茯苓利水渗湿，健脾宁心安神，药理试验有镇静作用；甘草补脾益气和中；竹茹清热和胃化痰；陈皮理气消痰温胃而止呕逆；枳实降逆破气消胀。全方温凉并用，清热而不寒，化痰而不燥，适用于胆虚痰热上扰，心神不宁，神明逆乱等症。

## 小儿四时伤风感冒的辨证论治

中医所称之"伤风感冒"，与现代医学的普通感冒或流行性感冒在症状上基本一致的，前者临床症状表现较轻，后者则为感冒重症。流行性感冒，虽然在祖国医学里找不到这个病名，但根据其临床证候的表现，历代医家对有关伤风、冒风、冒寒、感冒、时感等的记载，大致与流感相类似，而且对于病因、症状、治疗、预防以及它的传染性，均有较为详细的描述，特别在治疗上积累了极其丰富的经验，笔者在临床治疗中，对此病亦有较深刻的体会，兹分别叙述于下。

### （一）病因

"伤风感冒"四时皆可发病，尤以春、夏、冬三季较为多见，它的致病因素，古人虽由于当时条件所限，但在长期和疾病作斗争中，早已观察到"天行时气"、"乖戾之气"和"疫疠之气"等为其致病的主要原因。但气候反常，如春应温而反寒，夏应热而反凉等等，以及人体元气不足，或饮食内伤，热邪抑郁等，均可导致本病之发生。

（1）天行时气之感染：如《诸病源候论》云：“时气病者，人感乖戾之气而生，病无少长，多相染易……”程钟龄《医学心悟·论疫篇》亦云：“若夫一人之病，染及一室……此乃病气相传染，其气息俱从口鼻而入。”其所谓“邪自口鼻而入”、“时气”、“疫疠”等，这不但说明了古人已认识到它的传染性，而且明确地指出了它的传染途径。但是，这些描述，虽然不单纯指的是感冒或流感，但已包括本病在内。

（2）体质强弱与气候之关系：《素问·骨空论》云：“风者百病之始也。”说明了人体的致病因素，主要是由于外界风邪侵袭而成，也就是说人体与外界气候是息息相关的。如果外界气候的变异（虚邪贼风），必定影响人体内在生理机能和病理变化，亦即人体和自然界的统一性，正与《内经》“天人合一”的道理是一致的。至于外界气候和人体内在因素（即体质的盛衰和抵抗力的强弱）的关系，如《素问·评热病论》云：“邪之所凑，其气必虚。”《灵枢·岁露论》亦云：“贼风邪气，乘虚伤人。”这就是说人体在抗病能力强（正气旺盛）的情况下，则不易感受外邪，倘在虚弱（正气不足）的情况下，常常易受外邪贼风的侵袭。

（3）素有内热，蕴于肺胃，往往由于外邪引动内热而触发：如李中梓《医宗必读》对伤风病篇的记载：“其人素有痰热，壅于手太阴、阳明之经，内有窠囊，则风邪易于外袭，若为之招引者然，所以风乘火势，火借风威，互相鼓舞也。”《中国医学大辞典》亦云：“重衣厚被，肺家壅热生风，外又与风邪相袭……”这里都说明了人体内蕴痰热，可以招引外界邪风而发生本病。

此外，关于汗出当风，洗浴换衣，均可诱发伤风病。然亦有由于暴饮暴食或过食甘肥，而致胃肠功能紊乱（脾胃运化无权）

呕吐泻泄，亦可引外邪相袭而发病，此即导致本病发病之诱因。

（二）症状及诊断

伤风感冒的一般症状，初起是发热头痛，鼻塞声重，时流清涕，咳嗽，喷嚏，微恶风寒或不恶风寒，为风邪侵袭肌肤腠理常有之症状。若脉浮紧，发热不恶寒无汗，头痛，全身酸痛，为外感夹寒证；若发热不恶寒有汗，咳嗽头晕心烦，口渴喜饮，小便短赤，或有恶心呕吐，舌白或微黄，脉浮濡而数等，为外感夹暑证；若发热微恶风寒，咳嗽流涕，腹痛泻泄，大便酸臭，或有呕恶等，为外感夹食证；若发热微恶风寒或不恶风寒，有汗，口微渴或渴不喜饮，轻咳流涕，舌苔薄黄，脉浮数等，则为风温证；若头晕身重疼痛，四肢困倦，胸闷不饥，午后身热，舌苔白或厚腻，则为湿温证。

有关伤寒伤风的记载，早见于汉张仲景《伤寒论》中：如“太阳病，发热汗出，恶风脉缓者，名为中风；太阳病，或已发热，或未发热，必恶寒体痛呕逆，脉阴阳俱紧者，名曰伤寒”。明确提出了伤风与伤寒的鉴别。伤风感冒证候和发病机理的描述，以张景岳《伤风论证篇》所载为详：“伤风之病，本由外感……邪轻而浅者，此犯皮毛，即为伤风，皮毛为肺之合，而且通于鼻，故其在外则为鼻塞声重，甚者并连少阳阳明之经，而或为头痛，或为憎寒发热，其在内者则多为咳嗽，甚则邪实在肺，而为痰为喘。有寒胜而受风者，身必无汗，而多咳嗽，以阴邪闭郁皮毛也；有热胜而受风者，身必多汗，恶风而咳嗽，以阳邪开泻肌腠也。”这里细致地阐述了伤风感冒的症状与病理机制，以及病邪之侵袭，在表在里，寒胜热胜，而机体所表现的症状则异。至于风温、暑温、湿温等，清代叶天士、吴鞠通等对此病的源流，都有详细的记载，兹不赘述。

总的说来中医所称的伤风感冒病是比较广泛的，它不但包括了普通感冒和流行性感冒在内，而且包括了其他呼吸道感染疾患，如急、慢性支气管炎，和一部分扁桃体炎之初期等均属于伤风感冒病的范畴。

（三）治疗

1. 治疗原则　有关伤风感冒的治疗原则，在徐灵胎《医学源流论》里指出："盖伤风之疾，由皮毛以入肺，肺为娇脏，寒热皆所不宜，太寒则邪气凝而不出，太热则火灼金而动血，太润则生痰饮，太燥则耗精液，太泄则汗出而阳虚，太涩则气闭而邪结。"这里说明了伤风感冒，虽然是一个很普通和常见的疾病，往往因失治或治不经心，贻误而成为难治之症。因此，医者首先在思想上不应忽视，临证时要认真诊察，细心辨证，而处方用药则要清灵活泼，不可呆板拘滞，避免用药太过偏寒偏热或攻补不当，否则均可生变，而致毫厘千里之失。但又不可拘执于前人所言，而畏首畏尾，亦能贻误病机。总之只要我们在临床上能细心诊察，因时制宜，灵机应变，庶可不致有差。

2. 辨证立法　由于外感病有四时气候之不同，病情轻重和体质强弱之差异，故立法亦殊。在熊兰坪评琴书屋里指出：如"经云春伤于风，又云春伤于温，谓春日伤风其气已温，须防夹入春温一症，温邪忌汗故也；夏伤于湿，当佐以去湿，夏易感暑，当佐以清暑，秋伤于燥，辛温药应少用；冬伤于寒……用药辛散些不妨，但冬温症非所宜耳"。这里说明了发病于春，春日受风，其气已温，温邪则忌发汗，且春主升，为生发之机，是以春日外感，亦不宜大发汗；夏天阳气弛张，温盛为热之候，且正夏之时，易感暑邪，暑必兼湿，在治疗上当以清暑祛湿为宜；倘秋感燥气，燥易化火，火盛则伤津，辛温药自非所宜，当以甘寒养阴生津之法为主；而冬伤于寒者，冬日风寒凛冽，寒邪当令，辛温散寒药应首当其冲；如系冬温，辛温药岂能妄投，当以辛凉轻宣表散为主。有关以上这些治疗法则，我们在临床上如能灵活运用，当收事半功倍之效。

（1）春伤于风：风邪袭人从口鼻而入，其症先有鼻塞声重，流清涕，喷嚏，继之发热恶风，四肢困倦乏力，咳嗽有痰，或干咳无痰，或头晕头痛，咽喉红肿疼痛，脉浮而数，舌苔薄白或微黄，为温邪上犯手太阴肺，证属春温，法以辛凉解表，取微汗以退热。如热退身凉，其病即解，方用辛凉平剂银翘散。若头痛甚者加桑叶、菊花、蔓荆子；咽痛者加山豆根、射干、干青果；咳甚痰多加炒杏仁、瓜蒌仁、浙贝母、枇杷叶；口渴加花粉、鲜竹茹；热甚加生石膏、黄芩、麦冬；如有抽搐者加钩藤、僵蚕；食滞加莱菔子、焦三仙；伤油腻者加焦山楂肉。如身有微热，咳嗽痰少，鼻塞流涕者，宜用辛凉透表之轻剂桑菊饮。若发热盛而咳嗽喘促，舌苔白或微黄，为风邪化热入里，邪犯太阴、阳明两经，宜用麻杏石甘汤以辛凉透表，甘寒清里。倘风热相搏于内，上熏清窍，而为目赤咽痛，唇干口渴，下结大肠，而致便燥不畅，宜用凉膈散辛凉宣发，苦寒咸寒清里，使表解里和而病获愈。

（2）夏伤于暑：初起发热恶寒，汗出或无汗，咳嗽流涕，舌白不渴，或渴不多饮，而有腹痛泻泄，脉濡缓。此属暑湿伤脾胃也，法以辛温发汗，芳香化湿，醒脾和胃，解暑之藿香正气散。若发热不恶寒，无汗，咳嗽痰少，头晕胸闷，面赤口渴，舌苔白腻，但右脉洪大，左脉反小者，此暑邪内闭不能外达，宜用新加香薷饮，取其辛凉宣散肺络，使暑邪从表散，以免暑病初起，引邪深入。若已经发汗或未发汗而汗不止，烦渴而喘，舌苔黄，脉洪大有力者，为热邪传里，侵犯太阴、阳明两经者，宜用辛凉重剂白虎汤。胸膈闷者加藿香、佩兰、郁金；津伤者加生地、麦冬、花粉；脉洪大而芤者加人参；湿甚者加苍术、苡仁；热入心包、神昏谵语者加安宫牛黄丸、紫雪丹等芳香开窍、清热醒神之品。若病邪传至少阳经，寒热往来，头晕目眩，胸胁满闷或胀痛，口苦咽干，恶心不思食，脉浮缓而弦，宜用小柴胡汤以和解少阳半表半里之邪；然亦有热邪久羁，午后潮热，口渴引饮，脉左弦细，热邪深伏阴分者，宜用青蒿鳖甲汤以芳香通络，清热养阴。

（3）秋伤于燥：燥乃秋金燥烈之气也，若感燥气者，其症发热或热不甚高，咳嗽无痰，咽痛声哑，舌苔微黄，右脉数大，邪犯手太阴气分者，初起必在肺卫，宜用桑杏汤轻轻解表以清气卫之燥，桑菊饮亦可与之。若燥气化火，侵犯太阴、阳明，热灼肺胃，咳嗽咽干，口渴舌赤，大便干，小便短少，脉细数，阴液大伤者，宜用沙参麦冬汤清胃热而养肺阴。倘咳喘甚而有稠痰者，宜用清燥救肺汤。痰多者加贝母、瓜蒌仁、青竹沥；燥渴加花粉、鲜芦根、鲜石斛；血热加生地黄、粉丹皮、白茅根；热甚加犀角、羚羊粉、寒水石之类。

（4）冬伤于寒：冬日寒气偏胜，若风寒外束，肌肤腠理闭塞，其症必恶寒发热，无汗，头痛身痛及肢腿酸痛，脉浮缓或浮紧，此为伤风感寒症，宜用荆防败毒散或葱豉汤，辛温发汗，疏散肌表之风寒，使邪从汗解，从表散。若咳嗽而喘盛者，宜用华盖散解表宣肺，宁嗽平喘。而体质虚弱者，宜用参苏饮、苏子降气汤驱邪扶正，使邪去而正不伤，咳甚加瓜蒌仁、炙杷叶；夹食加砂仁、炒神曲、炒鸡内金。如系冬温，其治疗原则按温病方药而灵活运用。

总的说来，伤风感冒的治疗方法和方剂是很多的，在临床运用上，由于有四时气候之不同，人体之强弱各异，因此既不可生搬硬套而拘于一法一方，又不可庞杂无章。这就是说，根据不同情况，有用一法一方的，或以一法而用复方的；亦有寒热并用，或解表攻里兼施等等。如果医者能够因时制宜，随机应变，掌握辨证施治的原则，才能收到满意的疗效。

# 麻疹顺逆险辨证论治临床探讨

## （一）麻疹的病因和病机

祖国医学对麻疹发病的病因认识，大致可以下两方面：①天行时气温毒疫疠之感染，如“麻疹之发，多在天行疠气传染，沿门履巷，遍地相传……”。指出了本病是由于外因非时疫疠之气的传播所引起，而且能相互感染的一种疾病。②胎毒内蕴。认为胎毒是麻疹发病的内因，是由母体遗传给胎儿的一种热毒。如吴溏根云：“人生胎毒是此病之火药，天时君火是此病之火线，非此引之不发。”这又进一步说明了“胎毒”、“天时”二者必须互相接触，才会引起发病；并指出了“君火当令”，亦是引起本病发病的原因之一。

关于麻疹的病机，本病由于外感时邪的触发，故初起有恶寒发热、咳嗽喷嚏、鼻流清涕、目赤流泪、羞明等上呼吸道感染充血症状；毒邪内蕴肺胃，郁于血分，发于肌肤而为疹；肺与大肠相表里，肺移热毒于大肠，则有泻痢。若泻不甚，为毒邪有外达之机；如毒邪闭肺，肺络郁阻，则高热喘促、鼻煽，喉中痰声漉漉，而为麻疹喘；如热邪化火，内犯神明，窜入心包者，则神昏谵语；如逆传足厥阴肝，则肝风内动而抽搐；如热邪壅盛，营血受损者，则舌干质绛，口渴津少，或咽哑声嘶，或口舌生疮；如热毒内炽，肾阴大伤，虚火上炎者，则牙龈腐烂而出血，耳窍流脓；如正虚毒邪内陷，气阴两伤，则面色䀮白或灰暗，额出冷汗，四肢不温，疹色紫暗或灰淡，而成内闭外脱之症。

## （二）麻疹顺、逆、险的辨证

麻疹的临床症状，根据其病程经过来看，一般是发热 4 天，出疹3天，收没3天的3个阶段。但由于患儿体质的强弱，病毒之轻重，治疗之当否，以及调护等因素的影响，故在证候表现方面，就有顺、逆、险之异。

（1）顺证：麻疹初期发热和缓（多在38～39℃之间），恶寒，咳嗽喷嚏，鼻流清涕，眼泪汪汪，目赤羞明等。发热三四天后，疹点先见于两颊及耳翼前后；继之由脊背颈项，逐渐遍及全身，最后达于四肢，身有微汗，疹点如玫瑰色，密度均匀，日二三度潮红，渐出渐透。经三四天后，发热逐渐下降，皮疹逐渐依次消退，症状亦随之减轻，皮肤呈糠秕样落屑，留有棕褐色瘢痕，患者此时神清气爽，食欲自如，无其他不适者，很快就可恢复正常。

（2）逆证：其证候的逆变有四：①风寒外袭，则肌肤腠理郁闭，疹毒不能外达，症见发热恶寒无汗，咳嗽气粗，喘闷不宁，四肢发凉，大小便清白，舌苔薄白，脉浮缓等；②毒热内闭，症见壮热无汗，肌肤灼热，疹色暗红或赤紫，疹形模糊或稠密；或隐陷不出，烦渴引饮，甚则气喘闷乱，神昏，谵语，抽搐，大便干燥，小便短黄，脉浮洪面赤，唇干齿燥，舌苔黄厚或无津等；③正气虚弱，正衰则不能托邪外出，症见面色㿠白，身热或热不甚高，食少神疲，疹色淡红或隐而不露，唇青，呼吸不利，舌苔淡白或微黄，脉细数或细弱；④过用寒凉泻下，其症发热无汗，大便频泻，而致里虚疹隐不出，或回靥过快，喘促烦急不宁等。

（3）险证（包括主要并发症）：①麻疹喘：主要为麻疹透发不齐，或肺胃热毒壅盛，致疹毒郁遏于肌腠；或疹出而收没太早，致疹毒内陷；或疹出之际冒寒而致肺气壅塞，高热咳嗽，气急喘促，鼻煽；如热邪炽盛，逆犯心包，而神昏谵语，烦躁不安；若热邪窜入厥阴肝，则抽搐痉挛；倘系素体虚弱之儿，正不胜邪，容易形成内闭外脱之症，往往不易抢救，其症面色㿠白或青灰，额出冷汗，四肢逆冷，脉搏微弱，呼吸浅表等阴阳离决之征象。②呛咳：由于疹出不透，热毒蕴遏肺胃，上攻咽喉，而致高热，喘促，咳嗽声嘶，咽喉部红肿焮痛，舌质赤，舌苔黄厚或干燥无津，唇赤干烈，脉洪数等；麻疹后期则可出现喘促，面色青紫，舌质干绛，或起芒刺，脉搏细数等热毒壅盛、阴枯液竭之象。③走马牙疳：为疹后心胃火毒炽盛，发为牙疳，其症牙龈腐烂，易出血，甚则穿唇崩鼻，牙齿脱落，其症最为危重。

### （三）麻疹的论治

麻疹的治疗，依据中医辨证论治的原则，在初期以宣肺透表为主，药用辛凉；疹已出透时，以清热解毒为主，药用辛凉甘寒；在疹回收阶段，以养阴清余热为主，药用甘寒养阴或甘凉滋阴之法。至于逆险证，应依其症情之不同进行处理，如闷疹不出，表闭者仍须透表，热毒壅盛者则宜大剂清热解毒，津伤者则宜养阴生津，正虚者宜扶正，阳脱者宜回阳固脱，阴脱者宜扶正救阴等法因势利导。总之，在临证时要灵机应变，活而不乱，才能符合辨证论治的原则。

（1）辛凉透表法：麻疹初期治疗，以宣透发表为主，促使其疹毒由内透达于外，但忌早期过用寒凉，以防疹毒滞遏不能外透，致疹点郁闭，或迟迟不出，而造成严重的合并症。因此，“初期宜透”，宜辛凉透表之法，方宗银翘散化裁，药用荆芥穗、薄荷、银花、连翘、牛蒡子、浙贝母、蝉衣、鲜芦根、前胡、粉葛根、炒杏仁、鲜生地等。如表实无汗者加淡豆豉、葱白；咽痛者加干青果、山豆根；鼻衄者加白茅根、粉丹皮；口渴者加花粉；呕者加青竹茹；小便短黄加木通、滑石。

（2）清热解毒法：出疹期，疹出稠密鲜红，面色红润，壮热有汗，烦躁口渴，舌质赤、苔黄腻，脉洪数，为疹毒内蕴肺胃，火热燔灼之候，宜辛凉甘寒清热兼苦寒解毒之法，方宗竹叶白虎汤化裁及安宫牛黄丸、紫雪丹之属，药用淡竹叶、生石膏、麦冬、生地、黄芩、黄连、银花、鲜芦根、鲜茅根、连翘、川贝母、炒杏仁、蝉衣。如见喘促鼻煽，胸高气促，呼吸不利者，以麻杏石甘汤加减，药用麻黄、炒杏仁、生石膏、黄芩、川贝母、炙杷叶、麦冬、炙桑白皮、鲜芦根、鲜茅根、鲜生地、银花、鱼腥草，痰声漉漉加天竺黄、炙远志、猴枣散。如肺胃心经火热内燔，上攻咽喉，而致咽喉疼痛，声嘶咽哑，饮水即呛，方宗清咽利膈汤化裁，吹锡类散或玉钥匙，吞服六神丸，药用薄荷、连翘、银花、马勃、僵蚕、桔梗、麦冬、牛蒡子、干青果、浙贝母、生石膏、玄参、炒栀仁。如毒热上冲而成牙疳者，方宗清营汤、三黄石膏汤化裁及犀黄至宝丹，药用广犀角、生地、丹皮、黄连、连翘、银花、生石膏、麦冬、竹叶、玄参、炒栀子、薄荷，并以青黛散涂口腔。

（3）养阴清热法：麻疹已透而逐渐收没，发热已退或有潮热，诸症日趋好转，唯余热未尽。此时一方面要注意养阴清解余热，另一方面要注意调护，促使其早日恢复健康。肺胃阴伤者，宗沙参麦冬汤、清燥救肺汤化裁，药用沙参（或太子参）、麦冬、桑叶、川贝母、石斛、枇杷叶、阿胶珠、白茅根、黄芩；阴虚潮热者，宗青蒿鳖甲汤、泻白散化裁，药用青蒿、生地、制鳖甲、知母、地骨皮、黄芩、丹皮、花粉、桑皮、白薇、川贝母、连翘、银花。

（4）扶正生津法：由于素体本虚，或病后高热持续不退，耗伤营血，或经汗下清而身热不减，汗出口渴，舌赤少津，脉虚大或细数者，宜扶正驱邪。方宗生脉饮竹叶石膏汤化裁，药用人参（或沙参）、麦冬、生石膏、生地、竹叶、花粉、鲜芦根、银花、连翘、川贝母。

（5）平肝熄风法：麻疹已出或出不透，壮热不退，气急喘促，神昏谵妄，手足抽搐，为热邪逆犯神明及足厥阴肝之象，法宜清热解毒平肝熄风，佐以芳开。方用羚羊钩藤饮化裁及安宫牛黄丸之类。药用羚羊角、钩藤、桑叶、菊花、蝉衣、生地、麦冬、生石膏、川贝母、黄芩、僵蚕、石决明。

(6) 育阴潜阳法：邪热内陷，发热久羁不退，或因误表，或因妄攻，消烁真阴，唇干齿燥，舌质绛赤，苔光无津，或如镜面，脉细数而软，手足蠕动，有阴虚欲痉之候。法宜育阴潜阳，方宗大定风珠、三甲复脉汤化裁，药用制龟板、生牡蛎、制鳖甲、阿胶珠、生杭芍、生地、麦冬、炙甘草、山萸肉、羚羊粉。

(7) 升阳透表法：由于体弱正不胜邪，不能鼓舞疹毒透发于外，以致疹迟迟不出，或出不透，或手足心不露点，或疹点淡红稀疏，或呈灰暗色，舌质淡，脉细软。法宜升阳益气透表，方宗升麻葛根汤、补中益气汤化裁。药用升麻、粉葛根、赤芍、生草、党参、黄芪、红花、紫草、当归、三椿柳。

（四）讨论与体会

(1) 辨别麻疹顺、逆、险，证是关键。其辨别要点：①症情：发热和缓，身有微汗，疹出均匀齐透，继之热退，疹亦渐收没，神清气爽，饮食自如，二便调和为顺；反之，高热持续不退，神昏谵语，以及四肢逆冷疹出不透等皆为逆险之症。②疹之透没：一般以发热三四天后渐出渐透渐没者为顺。若一齐壅出，或随出随没，或闷闭不出，或收没过早过迟者，为逆险。③疹之形色：疹色宜红润松活，均匀透布，隐隐于皮肤之下，累累于肌肉之间为顺。若疹点细小，蚊迹蚤斑，深红赤紫，或灰暗淡而内陷者均为逆险之征。

(2) 麻疹治疗以宣透解毒为主，更应注重清热养阴。古人认为麻疹为“瘟毒”，为“阳邪”，为“热证”。尤其小儿乃“稚阳之体”和“阳常有余，阴常不足”的生理特点，以阳从阳，阳盛必伤阴。若患有严重合并症和高热持续不退之患儿，伤阴亦更为显著，故在治疗过程中，在宣透解毒的同时，尤应重视养阴清热。因此，不论疹之透齐与否，只要有明显的伤阴和热毒壅盛现象，均应以清热解毒、养阴生津为重点，否则就会导致阴伤液竭而化源迨尽，变症百出，险象丛生。

（3）麻疹亦须重视“扶正驱邪”。“扶正即所以祛邪”，是古人治疗疾病的原则之一，但对麻疹患儿尤其是有严重合并症的是否适用呢？有人认为疹为阳邪，忌用温燥补气以及扶正助邪之说，亦有人认为正虚不能胜邪，不能鼓舞疹毒透发于肌表，则宜兼扶正气。笔者根据多年来在临床实践的体会，认为应依据辨证施治原则，掌握时机。如在疹出期正虚不能鼓舞疹毒透发于外，宜宣透佐以扶正；若疹已透或回收阶段，正虚邪热羁留不退者，则宜采用扶正清热养阴之法；倘正盛而邪实者，应以祛邪为先。因此，不难看出，“祛邪”、“扶正”二者都很重要，只要我们在临床上能细致地观察病情，认清虚实，谨守时机地来运用它，就能收到满意的疗效。

## 小儿泻泄论治

泻泄是儿科临床上最常见的一个症状，是消化道功能失调的一种病理表现。祖国医学对于泻泄这个病包括范围很广，如急、慢性肠炎，消化不良，肠结核等许多疾病所导致的腹泻都属腹泻的范畴。

祖国医学对泻泄的认识，早在《内经》中已有详细的记载：如“春伤于风，夏生飧泄，邪气留连，乃为洞泻”；又云“饮食自倍，肠胃乃伤”；《诸病源候论》亦谓：“冷热不调，饮食不节，使人阴阳清浊之气相干，而变乱于肠胃之间。”这些都细致地描述了外感风邪、冷热不调或饮食不节等均可影响胃肠消化功能紊乱，亦即能导致脾胃升降失司，运化无权而致泻泄。在证候类型上，历代医家均有很多发挥，将泻泄分为“热泄”、“冷泄”、“伤食泄”、“积泄”、“水泄”、“脏寒泄”等。但据我们在临床实践中的体会，小儿泻泄，大致可以分为伤风泻、伤暑泻、湿热泻、寒泻、伤食泻、脾虚泻、肾泻等几种，兹分述于下：

（一）伤风泻

风为百病之长，若风邪客于肌腠，入于肠胃，以致运化失常。其主症为：发热恶寒无汗，咳嗽流涕，呕吐泻泄，大便溏薄，纳差，舌苔薄白，脉浮缓或数。治宜解表醒脾和胃助运，方用藿香正气散化裁。

病案1：董××，女孩，3岁，日来身发高热无汗，体温高达39℃以上，喷嚏，鼻流清涕，咳嗽少痰，腹泻。今日大便已3次，为不消化物，舌苔薄白，脉浮数。为外感伤食，治当解表健脾止泻。处方：藿香6克，苏叶6克，陈皮4.5克，甘草4.5克，川厚朴6克，焦白术6克，桔梗6克，黄芩6克，炒神曲9克，焦军4.5克，生姜3克，大枣2枚，1剂。药后发热已退，仍流涕，咳嗽咽哑，曾鼻衄1次，腹泻未见好转，且有腹痛下坠感，舌苔微黄，脉滑稍数，为表解而邪热入里，拟清肺胃，佐以助运。处方：桑叶9克，炒杏仁4.5克，黄芩6克，六一散9克，牛蒡子4.5克，桔梗3克，生杭芍6克，生稻芽9克。2剂而愈。

（二）伤暑泻

由于触冒暑邪，或饮食不慎而伤及脾胃所致，其症发热无汗，烦渴引饮，大便溏薄夹黏液少许，小便短赤，神倦纳差，舌苔白或薄黄，脉濡数等，方用黄连香薷饮化裁。

病案2：张××，男孩，2岁，1日来发热，体温39.3℃，呕吐甚频，腹泻日4次，大便薄溏，时诉腹痛，纳差，口渴喜饮，夜寐不安，舌尖红，苔根黄稍腻，脉濡数。症属暑湿热秽浊之气，挟食滞蕴阻中州，脾胃两伤，故发热呕吐泻泄，法以清热解暑理脾和胃。处方：藿香9克，香薷3克，粉葛根6克，青竹茹3克，法夏6克，车前草9克，六一散9克，陈皮3克，黄连4.5克，银花12克，厚朴4.5克，服2剂热退，诸症悉愈。

（三）湿热泻

内蕴湿热，外感风邪，风热相搏，扰乱于肠胃之间，而致暴注下迫。若热甚则症现面赤气粗，渴喜冷饮，腹痛泻泄，肛门灼热，苔黄，脉滑数等，治宜清热利湿，方用大分清饮化裁；若湿甚则症见腹泻稀水，夹有泡沫，腹胀，小便短少，舌苔白或腻，脉濡滑，治宜健脾燥湿分利，方用胃苓汤化裁；若兼表邪，则症现发热微汗，呕吐，腹泻便溏，带黏液，舌苔黄，脉浮数，治宜解表清里和胃止泻，方用葛根芩连汤化裁。

病案3：赵××，3岁，患儿十余日来腹泻便溏薄，日7～8次，无黏液及脓血，伴有腹痛，昨始发热，体温39.4℃，有汗，鼻流清涕，清晨呕吐3次，舌苔黄稍腻，脉浮数。症属脾失健运，食滞泻泄，日久生热，复感风邪，法以解表清里和胃助运。处方：葛根9克，藿香9克，黄芩9克，黄连3克，六一散12克，鲜芦根15克，青竹茹6克，川朴4.5克，炒神曲9克，焦军4.5克，2剂。紫雪丹1克，日2次。二诊：发热退，呕逆止，腹泻减轻而大便转稠，仍不消化，仍腹痛阵作，纳差，舌中心苔黄，脉缓滑，此表已解而湿热未彻之候，拟清利助运。处方：黄芩9克，六一散15克，川朴6克，陈皮4.5克，焦山楂、槟榔各9克，炒神曲9克，焦白术6克，2剂即安。

（四）伤食泻

乳食不按时，暴饮暴食，伤及脾胃而致腹泻。若为食积，其症呕吐泻泄，乳食不化，嗳气，肚腹胀痛拒按，不思饮食，舌苔厚腻或黄，脉沉实或滑，治宜消导助运，方用保和丸合枳实导滞丸化裁；若积久成疳，形容消瘦，发槁面黄，腹泻时作，肚见青筋，舌质淡苔薄白，脉沉细。治宜健脾益气，消疳积而助运，方用木香槟榔丸或消疳理脾汤化裁。

病案4：杭××，10月，女孩，患儿1月前曾食冷肉少许，食后腹泻，大便日5~6次，味酸臭带黏腻及泡沫，有腹痛后重感，食纳尚可，曾服西药磺胺嘧啶及合霉素未效，舌苔薄白，脉细数。症属伤于肉食，滞阻中州，日久生热，下注大肠而为泻泄，拟清热导滞消积。处方：黄连2.5克，黄芩4.5克，枳实3克，车前子6克，焦山楂、槟榔各6克，川朴3克，焦军3克，焦麦芽6克，生草1.5克，2剂而痊。

### （五）虚寒泻

由于受寒饮冷，伤及脾胃之阳，运化无权而致泻泄。若为受寒症，则腹泻稀水，完谷不化，小便清长，腹痛绵绵，或呕吐，恶寒肢冷，舌质淡，脉细沉，治宜温中回阳，方用理中汤化裁；若为虚寒证，久泻不止，便下澄澈清冷，腹痛喜按，唇淡苔薄，脉细弱无力，治宜温中补虚止滴，方用诃子散化裁。

病案5：张××，女孩，11岁，患儿半年来纳差，形瘦，神倦无力。近十余日来腹泻，腹痛喜按，大便日4~5次，完谷不化，稀水样，小溲清长，面色微黄，舌净无苔，脉细少力，四肢清冷，颜面及下肢轻度浮肿，症属脾气素虚，脾阳不振，以致运化无权，纳谷减少，大便频泻稀水，脾虚则水化为湿，溢于肌肤而为浮肿，法以温中散寒，俾得离照当空，则阴霾自散。处方：制附子3克，党参9克，焦白术9克，炮姜3克，炒神曲9克，连服5剂。二诊：浮肿消失，腹泻亦明显好转，大便日2次，转黄稠，精神增进，唯食纳稍差，有时腹痛，舌苔净，脉沉细，仍步原方加减。党参9克，焦白术9克，炙甘草6克，干姜4.5克，炒神曲9克，伏龙肝9克，煨诃子6克。3剂症平。

（六）脾虚泻

脾主运化，胃主受纳，若脾虚则运化失司，而致泻泄。若脾虚则症现面色萎黄，四肢无力，食少倦怠，腹泻便溏，谷物不化，舌苔薄白，脉细缓，治宜补脾助运，方用参苓白术散化裁；若泻泄日久，气虚下陷，脱肛，苔薄少，脉细无力，治宜升阳益气，方用补中益气汤化裁。

病案6：赵××，女孩，4岁，患儿痢后逐渐消瘦已半年余，体重10.5kg，近20天来腹泻，大便日4~6次，纳谷不化，无黏液及脓血，便时脱肛，食纳尚好，舌净，脉细缓。症属脾虚，健运失常，阳气下陷，治以补脾助运，升阳益气。处方：升麻3克，黄芪9克，焦白术9克，党参9克，当归6克，炙甘草4.5克，煨诃子6克，陈皮4.5克，白芍6克，焦麦芽9克，炮姜1.5克。3剂。二诊：进前方后脱肛已愈，腹泻亦明显减轻，日2~3次，大便转稠，纳增，舌苔薄白，脉沉缓，原方减诃子、炮姜，继服3剂而愈。

（七）肾虚泻

肾为先天之本，肾之真阳不足，命门火衰，则后天之生化无权，健运失司，导致泻泄，且反复发作，其症多在天将明时腹泻数次。如张景岳云："肾泻者，每于五更初或将天明时即洞泻数次，有经月连年不愈者，或暂愈而复作者。"治宜温补肾阳，方用四神丸化裁。

病案7：尹××，男孩，10月。患儿腹泻已2月余，时轻时重，1月前因腹泻加重，住某院16日基本治愈出院。出院后3日，腹泻又作，来门诊治疗而好转，近来又出现每晨3~4点即开始腹泻，日 6~7 次，稀黄水便，午后即不泻，纳尚可，舌苔根微白，脉缓小，症属脾虚不运而泻泄，日久肾阳亦损，导致五更泻，治以温肾理脾。处方：补骨脂 4.5 克，炒吴茱萸 2 克，肉豆蔻 6 克，五味子 1.5 克，干姜 3 克，焦白术 6 克，灶心土 9 克，大枣 2 枚，3 剂泻止病愈。

## 中医对“非典”的认识与防治的探讨

“非典”是由冠状病毒引起的急性传染病，其传染性极强。正如《内经》云：“五疫之至，皆相染易。”这说明瘟疫的传染性；柏栗山《伤寒瘟疫条辨》中更明确指出，在瘟疫大流行时期有“延门合户”相互传染性极强的描述。“非典”的临床症状，发病很突然，开始为发热恶寒、头痛、周身肌肉酸痛、乏力、干咳无痰、痰中带血丝、胸憋闷不舒；中期为高热、呼吸急促、咳痰黏稠不易咳出、心跳加快、烦躁不安等；晚期则可出现高热持续不退、胸憋闷而喘促、浊痰壅盛、呼吸不畅，甚至出现呼吸和循环衰竭、神志昏迷等危候。根据“非典”上述临床证候的表现，与中医学的温病与瘟疫病之发展过程、由表及里、即由卫分而气分而营血极其相似。虽然“非典”病毒早已被控制，但我愿将过去治疗乙型脑炎、病毒性肺炎之经验和认识，对其辨证与防治作一简介。

### （一）辨证论治

1. 早期　表里两解法

“非典”早期症状主要为发热，畏寒，头痛，周身肌肉酸痛，乏力，干咳少痰，或痰中带血丝，胸憋闷不舒，舌质稍红、苔薄白或微黄，脉浮而数。为表邪郁闭于肺，宜用辛凉透表，宣肺开郁而解毒，运用银翘散、小柴胡汤、升降散加减。

处方：荆芥10克，薄荷6克，银花20克，连翘20克，茅根、芦根各20克，南沙参20克，甘草10克，桔梗10克，柴胡20克，黄芩15克，生石膏30克，姜下10克，升麻10克，僵蚕10克，豆豉10克，葱白3寸。

2. 中期 清热解毒，逐秽化浊法

"非典"中期，高热持续不退，口渴烦躁，胸憋闷而咳嗽喘促、咳痰不畅，甚至出现呼吸急速，心律加快，神志昏迷，谵语，舌质赤、苔黄厚而腻，脉浮数急。此为瘟疫之邪已入气营，充斥三焦，宜用人参白虎汤、清瘟败毒饮加减。

处方：西洋参6克，知母15克，生石膏60克，麦冬15克，生地20克，玄参15克，羚羊粉0.6克（分冲），赤芍15克，丹皮10克，黄芩20克，川黄连10克，炒栀子10克，胆南星10克，茅根、芦根各30克，鱼腥草30克。

紫雪散1瓶，日服3次。

神志不清或谵语者，用安宫牛黄丸，每次服1/2丸，日服2~3次。

3. 晚期

（1）育阴潜阳法：

"非典"晚期，正气已虚，阴津大伤，热入营血，低热，虚风内动，手足瘛疭，神昏谵语，烦躁不安，口唇干，舌质赤绛，无津，脉细数急或细弱，或虚大。此为正气大伤，肾阴亏竭，肝风内动之势，宜用三甲复脉汤、生脉饮加减。

处方：生龟板30克，生牡蛎30克，生地20克，炙甘草10克，西洋参10克，麦冬15克，五味子6克，白芍20克，炙远志10克，菖蒲10克，枣仁30克，山萸肉15克，女贞子15克。

（2）扶正救逆法：

"非典"到了病危阶段，出现呼吸和循环衰竭者，其症呼吸急促或气息微弱，喘憋痰鸣，神志不清，手足厥冷，面色灰暗，唇青紫绀，脉微弱或脉伏，此为危候。

处方：

阴亏竭者：西洋参10克，麦冬15克，五味子10克，山萸肉30克。

阳亏竭者：人参或西洋参10克，制附片15克，可用鼻饲法。

（二）预防

“非典”是一种发病急骤，传染性极强的急性传染病。当这种病发生时，预防是很重要的一环。首先谈谈用中药预防的问题。《内经》曾说：“正气存内，邪不可干。”就是说，只要是身体健康，病邪就不可能侵袭人体。又云：“精神内守，病安从来?”这就告诉我们要把心态调整好，对这种烈性传染病，既要在思想上重视它，又不能恐慌。我们要以健康的、科学的良好心态生活着，我们的免疫系统才会避免病邪的侵袭。《内经》上还说：“邪之所凑，其气必虚。”这又说明身体虚弱，抵抗力或者免疫力低下者，病邪才能乘虚而入。但是在本市发病高峰期，在中药预防上，出现了全民吃汤药的不正常现象，而且有部分人服药后有不良反应，如上火、腹泻、胃脘不适等等；同时这些药物没有经过筛选，没有进行过实验研究，没有科学依据来支撑，因此就谈不上对“非典”预防上有否针对性，造成在药物上、经济上不必要的浪费。当然对于一些密切接触者，包括亲属、朋友和医护人员，还有年老体弱者，也应当采取一些药物的预防措施，不过也很难提出对“非典”有针对性的药物，只能说是增强体质和提高免疫力，以期达到预防“非典”的侵袭。

1. 中药方

处方：黄芪15克，防风10克，白术10克，党参15克，麦冬10克，生甘草6克，山药15克，山萸肉10克，女贞子10

克，枸杞子10克，佩兰10克，苡仁米15克，银花15克，管仲15克，板蓝根30克。

方中生黄芪、防风、白术乃预防感冒之常用药；参、芪、术、草益气健脾；山药、山萸肉、女贞子、枸杞子滋阴补肾；苡仁米、佩兰芳香化浊利湿；银花、板蓝根、管仲清热解毒；麦冬滋阴清热生津，以防补而不伤阴。

2. 食物类

（1）维生素类食物：

维生素A：对于维持呼吸道黏膜的完整性有重要作用，可以抵御病菌的侵害。富含维生素A的食物有：动物肝脏、奶油、蛋黄；还有蔬菜水果，如菠菜、空心菜、胡萝卜、南瓜、柑橘等。

维生素C：是人体免疫系统所必需的元素，能抑制病毒的合成，有抗病毒的作用。富含维生素C的食物有：如黄瓜、青椒、番茄、豆芽菜、柑橘、山楂、柠檬、猕猴桃等。

维生素E：有“血管清道夫”的美称，它有抗氧化和防病的作用。富含维生素E的食物有如谷类、肉类、植物油、乳制品、杏仁、花生等坚果。

（2）养生类食物：

根据中医养生学来看，“非典”是一种病毒“瘟疫”之邪侵入人体，因此，这个时期应该多吃一些清热解毒、养肺润肺的养生食品是非常必要的，下面略推荐几种。

绿豆：中医认为，绿豆性凉，能清热解毒，所以在“非典”时期，多喝一些绿豆汤或绿豆粥是大有益处的。

洋葱：洋葱中的微量元素硒有抗氧化作用；同时，洋葱还有防治感冒和杀菌防腐作用。

真菌类：蘑菇、香菇、银耳、黑木耳等，它们含有多糖类物质，可以提高免疫力，还有抗病毒、抗癌的作用。

绿茶：其性凉，它含有茶多酚、类黄酮等，有清热消食、杀菌抗氧化的作用。

3. 坚持锻炼身体

每逢春夏之际，不冷不热，室外空气好的时期，是积极参加运动锻炼身体的大好时机，而且户外或公园内绿草成茵，树木枝繁叶茂，百花盛开，空气格外新鲜，参加你力所能及的运动，以增强体质和抗病能力。同时要注意气候变化增减衣服，防止感冒及其他疾病以可乘之机。

# 三 经验教训

## 1. 阳虚外感，误用寒凉

付××，女，40岁，1981年12月8日初诊。

[主症] 头痛、咳嗽咽痛50余天。

[病史] 50天前始感冒头痛、咳嗽、咽痛，时轻时重，口干不喜饮，曾经某公社医院服中药及复方新诺明等不见好转，前来门诊治疗。余视其感冒久治不愈，查其证有风邪化热之势，拟辛凉解表法，方用银翘散加生石膏、山豆根。连服3剂后，不但病情未见寸效，且有加重之势。据诉服后胃凉如吞冰水之状，后背及胸部均发凉。目前除头痛、咽痛、轻咳外，并周身酸痛，腰痛，大便时干，月经提前。

[诊察] 脉象沉细，舌苔薄白。

[辨证] 患者外感风寒后，由于治疗不及时和治疗不当，以致50余天不愈而来诊治。初诊时余认为感冒久治不愈，有风邪化热之势，采用辛凉解表之银翘散加生石膏、山豆根，服后胃凉如冰，胸背亦发凉，并周身酸痛腰痛，显系寒凉冰伏，表里俱寒之坏证。

[治则] 宜辛温以解在表之风寒，辛热以温在里之真阳。

[方药] 生麻黄10克，桂枝10克，白芍10克，甘草10克，陈皮10克，姜半夏10克，干姜10克，羌活10克，细辛3克，生姜4片，大枣4枚。3剂。

二诊：头痛、身痛、咽痛、咳嗽、胃及胸背部发凉如冰之状明显减轻，精神好转舌苔白厚，脉沉细，风寒有疏泄之机，真阳有来复之象。原方加制附片10克（先煎）以增强温阳之功，继进3剂。

三诊：诸症已除十之八九，脉仍沉细，苔转薄白，原方减羌活3剂。

四诊：病已基本治愈，唯胸背稍凉，神倦乏力，纳呆，不敢进冷食，舌脉同前。脾阳未复之候，拟温中健脾法。

[**方药**] 党参15克，干姜10克，炙甘草10克，制附片10克（先煎），焦三仙30克。5剂而愈。

[**按语**] 外感病是一种常见病多发病，如治疗得当或治疗及时，就会很快治愈；若治疗不及时或不当，就会使病程延长，或病情由轻转重，甚至成为坏病。本例即是由于治疗不当，使病程延长至50余日不愈，来门诊后，余从咳嗽、咽痛、口干等现象，误认为表邪未解，入里化热，故用辛凉解表之银翘和甘寒清里之生石膏等以表里两解。药后患者胃凉如冰，胸背亦凉、周身酸痛、腰痛、脉沉细等表里俱寒之坏证，即改用小青龙汤加减，方中生麻黄、生姜、羌活以祛风散寒，发汗解表；桂枝、干姜、细辛以温通在里之阳；陈皮、姜半夏止咳化痰；甘草、白芍、大枣酸甘化阴而和阳，以防温散太过。进3剂而诸症大减，原方略有加减继进6剂而病情基本治愈。唯脾阳尚未全复，故改用附子理中汤加味，以温中健脾，而促正气之来复。

## 2. 冬温误用寒凉、表邪内陷

胡××，男，50岁，1977年12月10日初诊。

[**主症**] 感冒发热3日。

[**病史**] 3日来发热，午后较高，体温达39℃以上。曾服西药退热镇静剂不见好转，伴咳嗽痰多，咳重时胸痛，鼻塞流涕，头痛，恶风有微汗，口干不喜饮，纳呆，精神较差。

[**诊察**] 舌质红，苔白微黄，脉浮数。

[**辨证**] 冬温之邪外袭，失于表散，以致高热不退，头痛恶风，有微汗；肺司呼吸，开窍于鼻，今肺气不利，宣肃失司，则鼻塞流涕，咳嗽痰多，咳甚则引胸痛；发热虽较高，但口干而不欲饮，乃邪尚在表而未入里故也；查之舌脉，脉浮为邪在表，数则为热盛，苔白微黄，均为表热盛而邪有入里之势。

[**治则**] 辛凉解表，宣肺止咳化痰。

[**方药**] 荆芥穗9克，防风9克，菊花9克，桔梗9克，豆豉9克，丝瓜络9克，桑叶10克，炒杏仁12克，瓜蒌仁12克，连翘15克，银花20克，葱白3寸。3剂。

紫雪丹4瓶，发高热时1瓶。

二诊：进前方2剂后，发热、头痛、咳嗽胸痛、鼻塞流涕均明显减轻，但于第三日发热虽退，而出现畏寒、胃凉如冰，大便溏泻，腹胀满，不思食，神倦乏力，舌苔薄白，脉象沉细。详询其因，患者在6小时内，连服紫雪丹2瓶，据云自服紫雪丹1瓶后即感胃脘部发凉，因病人期其早愈，6小时后又连服1瓶，此后出现恶寒，胃凉如冰，大便溏泻，腹胀满。余思乃误用寒凉，表邪内陷，而成为表里俱寒之坏证，当散表寒而温中回阳，桂枝去芍药加附子汤主之。

[**方药**] 桂枝9克，甘草9克，生姜3片，大枣3枚，制附片9克（先煎），焦三仙30克。2剂。

三诊：畏寒已除，胃脘部亦不发凉，腹泻胀满均消失，食欲精神增进，舌苔薄白，脉细缓，病情已愈，不需再剂，嘱饮食调理之。

[**按语**] 冬温乃温热之邪，早期高热不退，鼻塞流涕，咳嗽，口干饮不多，舌苔白，脉浮数等，审脉辨证，邪仍在表在卫，当先解表，表解而里自和。余投以辛凉解表之银翘散、葱豉汤化裁，进2剂而诸症减，再剂而病必除。但由于过早使用芳香开窍苦寒清热之紫雪丹，且连续服用2次，致使表邪内陷，伤及

脾胃之阳，因之胃凉如冰，背亦恶寒而发凉，且大便溏泻，神倦乏力，脉沉细等表里俱寒之坏证。如不及早温散表寒、回阳救逆，就有厥脱之虞。急用桂枝除芍药加附子汤，方中桂枝、甘草、生姜、大枣以散在表之寒；加附块以温煦在里之阳，仅进2剂使表寒散而里阳复，诸证若失矣。余细析之，本例过用寒凉，致表邪内陷，能非医者之咎欤！因此，医者在临证处方用药时，必须遵循仲师遗训，必须先解表而后清里，以及表未解不可早用或过用寒凉而成坏证之经验教训，是应引为借鉴的。

## 3. 湿热误治案

汤××，男，27岁，1981年7月23日初诊。

[**主症**] 头晕、头沉、头痛8月余。

[**病史**] 患者8月来经常头晕、头沉、头痛，头如裹物之状，神倦乏力，寐差，曾到某医院检查脑电图正常，一直服西药罔效。

[**诊察**] 舌苔白厚，脉象细弦，血压96/74mmHg。

[**辨证**] 血不养肝，风阳上扰清窍。

[**治则**] 养血柔肝，祛风清眩。

[**方药**] 川芎15克，生地15克，白芍15克，菊花12克，甘草10克，羌活10克，白芷10克，生蔓荆10克，南沙参20克。3剂。

上方服完又随诊3次，均依原方略有出入继进16剂后，除头痛睡眠有好转外，而头晕、头胀、头沉，似绳索紧裹之状如故，且舌苔转黄稍腻，脉象细滑。余细思之，为何服药近20剂，除某些症状有好转，而主要病情未见寸效，岂非认证有误？如从某些症状看，似属血不养肝，血虚风动，但从头晕、沉、胀，头如裹物之状等，又非血虚风动所能解释，审脉辨证，似属湿热中阻，清阳不升。夫湿热乃黏腻之邪，湿热蕴于中州，阻碍清阳上升，而浊阴亦不能降，故头晕沉胀，如绳索紧裹之状，显系清阳不能宣发于外，若用养血柔润之阴药，与黏腻之湿邪互结，而有痼结不解之势，又焉能取效？当以三仁汤轻宣上焦肺气，盖肺主一身之气，气化则湿热亦化矣。

［**方药**］苡仁15克，蔻仁6克，姜半夏10克，炒杏仁10克，厚朴花10克，菊花12克，川芎10克，竹叶10克，通草6克，白蒺藜10克，连翘15克，佩兰10克，藿香10克，滑石30克。5剂。

上方服完后，头晕沉胀，如绳索紧裹之状已有明显减轻，仍神倦乏力，脉细弦，苔薄白黄，原方加南沙参20克以益气健脾，连进12剂而诸症消失。

［**按语**］本例由于初诊辨证有误，因而用药罔效，连续随诊4次，未能及时认真审察和更换药方，并认为其效不显，是病久而药力未能达到病所故也，岂非医者之咎乎！可见辨证不易，而细心认真审察病情更不易，临床上往往被主观武断贻误，是值得借鉴的。盖头晕一证，有血虚、气虚、肝阳、风寒、风热、湿温、湿热、痰浊之分。

本例为湿热头晕头沉头胀，头如裹物之状，所谓“因于湿，首如裹”是也，与阳亢、风热头晕有相似之处，应注意鉴别。当然，湿热与湿温亦有异。湿温临床表现为身热恶寒，周身疼痛，胸闷不饥不渴，但与湿热在治疗上并无大异，所以本例选用三仁汤化裁，方中苡仁、藿香、佩兰、滑石、连翘淡苦合化、渗湿清热；杏仁、蔻仁辛温泻肺降气，开胸利膈和胃，有升清降浊之功；川芎、菊花、白蒺藜祛风活血而止头痛。服5剂后使病情大见好转，由于方药切合病机，仅服药十余剂而迅即获愈。

## 4. 黄疸、湿温误治案

刘××，男，45岁，1983年10月20日初诊。

［**主症**］周身黄疸月余，发热10余日。

［**病史**］月前始目黄及全身发黄，恶心纳差，右胁下隐痛阵发，腹胀肠鸣，大便干色灰白，2～3日一行，小便色深如浓茶，曾在××医院检查尿三胆阳性，转氨霉450U，麝浊18U，麝絮（+++），黄疸指数20U，诊断为急性传染性黄疸型肝炎，给服西药维生素、云芝肝太、肝太乐等病情不见好转，于10余日前始又发热，体温在38～39℃之间，无汗，不渴，身目发黄较前加重，检查白细胞$8.4\times10^{9}$/L，中性粒细胞72%，淋巴细胞26%，单核细胞2%，又给注射水剂青霉素等发热不退，余症亦不见减轻，且有日渐加重之势，乃邀诊于余。

［**诊察**］急重病容，精神萎靡，面色暗黄，巩膜橘黄色，周身皮肤亦发黄，舌质赤，苔白黄腻，脉细弦滑而浮，体温39.2℃，腹胀，肝肋下1.5cm，有压痛。

［**辨证**］湿热内蕴肝胆，迫胆汁外溢于肌肤，以致目黄及周身发黄，高热持续不退；肝胆湿热乘脾犯胃，则舌苔黄腻，恶心纳差，神倦乏力；湿热下注膀胱，则溲少如浓茶而短少，结蕴于大肠，则大便干结；参之以脉，脉浮为表邪未解，弦为肝脉，滑为肝胆湿热，细为正虚之候。

［**方药**］茵陈30克，炒栀子10克，黄芩10克，柴胡15克，甘草10克，姜半夏10克，白术10克，茯苓15克，南沙参20克，车前子15克（包煎），焦三仙30克，焦军10克，陈皮10克，板蓝根30克，5剂。

二诊：高热不退，体温持续在39～40℃之间，有微汗，心慌气短，卧床呻吟，声细无力，恶心，饮食少进。近3日来出现